Best Body
Plan

ISBN 978-3-517-09538-7

1. Auflage 2016
© für die deutsche Ausgabe: 2016 by Südwest Verlag, München, in der Verlagsgruppe Random House GmbH, Neumarkter Str. 28, 81673 München

Das vorliegende Buch ist eine Übersetzung aus dem Polnischen.
Titel der Originalausgabe: Żyj zdrowo i aktywnie
© Copyright für die polnische Ausgabe branded by Burda Publishing Polska Sp. z o.o.
© Copyright by Anna Lewandowska

Alle Rechte vorbehalten. Vollständige oder auszugsweise Reproduktion, gleich welcher Form (Fotokopie, Mikrofilm, elektronische Datenverarbeitung oder andere Verfahren), Vervielfältigung und Weitergabe von Vervielfältigungen nur mit schriftlicher Genehmigung des Verlags.

Der Verlag weist ausdrücklich darauf hin, dass im Text enthaltene externe Links vom Verlag nur bis zum Zeitpunkt der Buchveröffentlichung eingesehen werden konnten. Auf spätere Veränderungen hat der Verlag keinerlei Einfluss. Eine Haftung des Verlags ist daher ausgeschlossen.

Hinweis: Das vorliegende Buch ist sorgfältig erarbeitet worden. Dennoch erfolgen alle Angaben ohne Gewähr. Weder die Autorin noch der Verlag können für eventuelle Nachteile oder Schäden, die aus den im Buch gegebenen Hinweisen resultieren, eine Haftung übernehmen.

Redaktionsleitung: Dr. Harald Kämmerer
Projektleitung: Stefanie Heim
Grafikdesign poln. Ausgabe: Maciej Szymanowicz
Übersetzung und Producing dt. Ausgabe: Rotkel Textwerkstatt, Berlin
Ernährungsberatung poln. Ausgabe: Beata Smulska
Ernährungsberatung dt. Ausgabe: Julia Icking
Rezeptberatung dt. Ausgabe: Regina Rautenberg
Bildredaktion: Bele Engels

Bildnachweis: Marta Wojtal (Cover, S. 2–5, 14, 29, 37, 92, 97, 99, 113, 115–120, 123–124, 126, 131, 134–135, 139, 142–143, 148–150, 152–153, 156–158, 162–163, 165, 172, 176–178, 182–183, 187–189, 191–197, 200–201, 203, 205, 211, 218, 221, 231, 234–249, 251, 259); Witold Kwieciński (S. 10, 213–217); Przemek Chudkiewicz (S. 21, 253); Jacek Poremba (S. 6, 270); Anna Lewandowska (S. 8, 9–11, 18, 28, 138, 160, 180–181, 184, 224, 227); Shutterstock.com (restliche Fotografien)

Danksagung: Superlinia – Die Autorin und der Verlag danken dem Magazin Superlinia für die Abdruckerlaubnis der Tabelle mit GI- und GL-Werten sowie der Firma SOHO Factory für die Zurverfügungstellung von Stühlen.

Umschlaggestaltung: zeichenpool, München, unter Verwendung eines Fotos von © Marta Wojtal

Druck und Bindung: DZS Grafik, Ljubljana

Printed in Slovenia

FSC® MIX Paper from responsible sources FSC® C112556

Verlagsgruppe Random House FSC® N001967

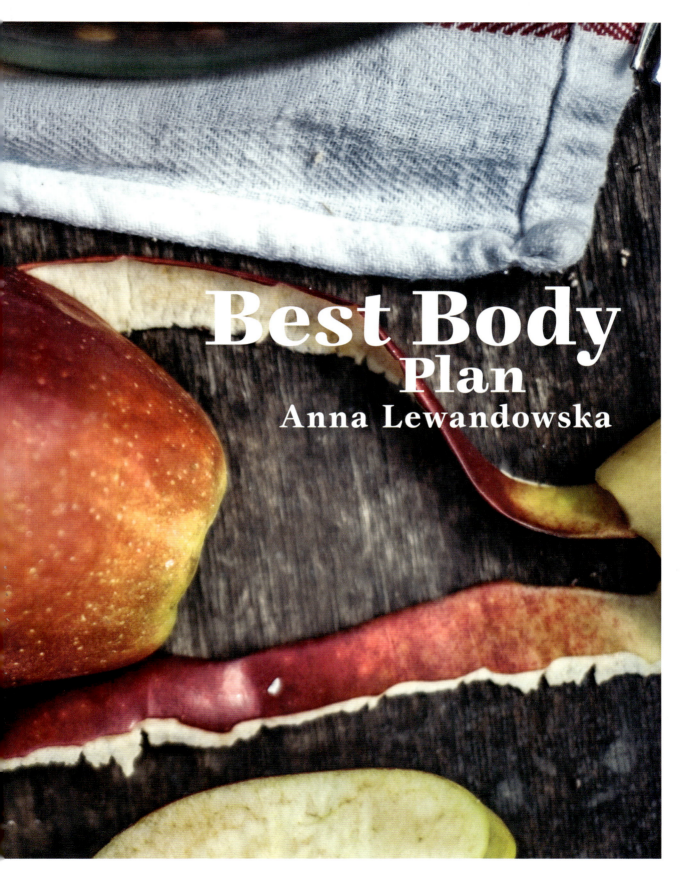

INHALTSVERZEICHNIS

Einleitung	8
Warum lohnt es sich, gesund zu leben?	12
Wie stellt man sein Leben auf ein gesünderes um?	22
Über das Abnehmen	30

ESSEN → *Die 1. Säule der Gesundheit* — 36

Das Verdauungssystem	38
WAS ESSEN?	43
▶ Kohlenhydrate	44
▶ Ballaststoffe	46
▶ Proteine	48
▶ Fette	54
▶ Vitamine	58
▶ Mineralstoffe	76
Die Haaranalyse	84
Supplementierung	86
KOMBINATION VON NAHRUNGSMITTELN	91
Gewusst wie: Mahlzeiten zusammenstellen	92
▶ Der Glykämische Index	100
▶ Schwarze Liste	106
DETOX	110
REZEPTE	114

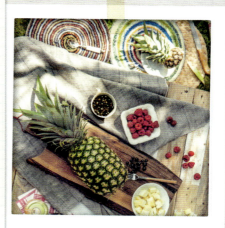

INNERES GLEICHGEWICHT → *Die 2. Säule der Gesundheit* — 204

SPORT → *Die 3. Säule der Gesundheit* — 210

Traditionelles Karate – Eine Lebenskunst	214
TRAINIER!	220
Wichtig: Richtig regenerieren!	232
Trainingsbeispiele	234
▶ **WORKOUT 1:** Stärkung der Bauchmuskulatur	234
▶ **WORKOUT 2:** mit Kurzhanteln	238
▶ **WORKOUT 3:** Training mit dem eigenen Körpergewicht	244
LASST UNS LAUFEN!!!	250

Grundsätze des gesunden Lebens	261
Danksagung	270
Literatur	272

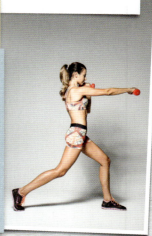

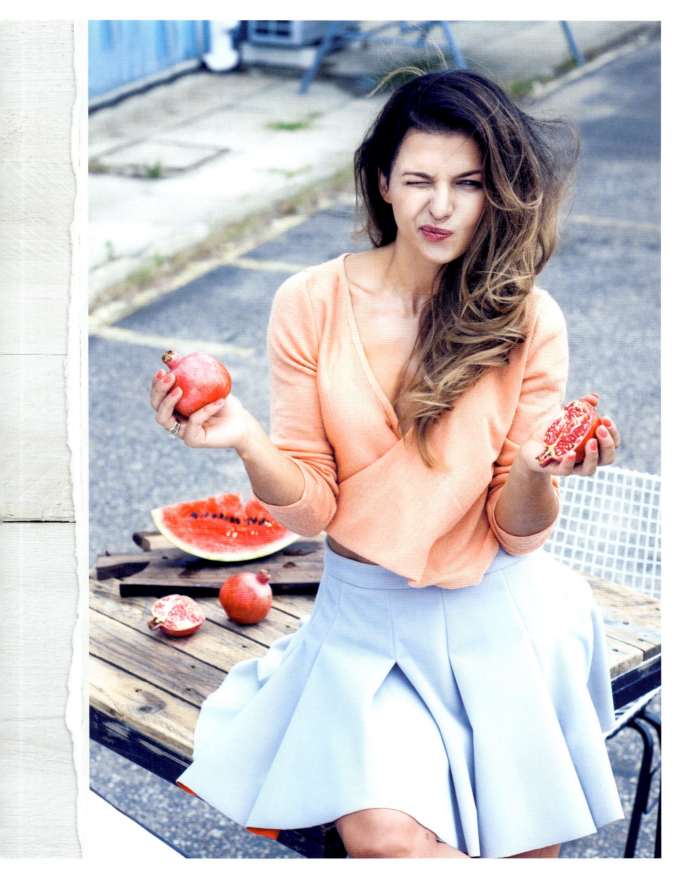

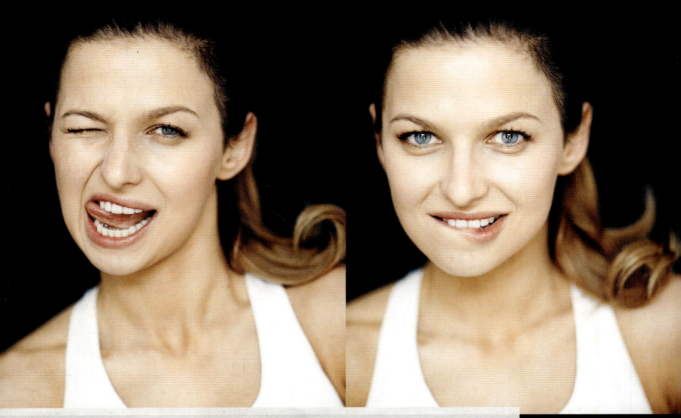

Mode ist ein vergängliches Phänomen.

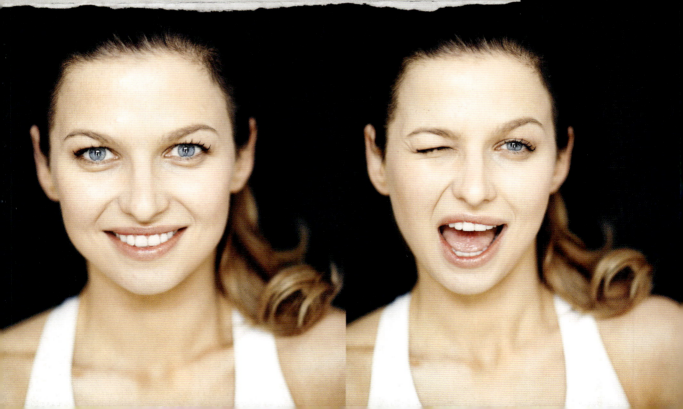

Ich träume davon, dass ein Großteil der Menschen **gesund** lebt.

Für immer.

Einleitung

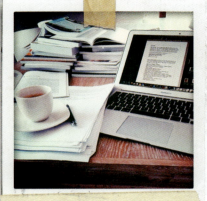

healthy plan by Ann **hpba.pl**

Schon als Jugendliche habe ich begonnen, mich für gesunde Ernährung zu interessieren. Es ging dabei nicht ums Abnehmen, denn als Sportlerin hatte ich nie Figurprobleme. Ich wollte wissen, in welchem Maße das, was ich esse, meine Kondition beeinflusst.

Ich fing an, jede Menge zu lesen und das erlangte Wissen umgehend in meiner Küche zu testen. Im Studium erkannte ich dann endgültig, in welchem Ausmaß ich selbst über meine eigene Gesundheit bestimme. Ich war erstaunt, als ich herausfand, dass gesunde Ernährung nicht nur meine sportliche Fitness verbessern, sondern auch meine Stimmung regulieren und meine Allergien spürbar lindern kann. Gesund zu leben mit all den dazugehörigen Aspekten wurde allmählich zu meiner Leidenschaft.

Ich hoffe, dass dieses Buch noch mehr Menschen von einer gesunden Lebensweise überzeugen kann und sich als Motivator und Ratgeber bewährt. Es beinhaltet notwendige Informationen und viele Gründe, für die es sich lohnt, den eigenen Lebensstil zu ändern.

Woher stammen die hier enthaltenen Informationen? Unter anderem aus den Quellen, die ich im Literaturteil aufgelistet habe. Dazu gehören wissenschaftliche Lehrbücher und Publikationen von Forschern, die ausgehend von ihren eigenen und den Untersuchungen anderer beschlossen, ihre Erkenntnisse über die Auswirkungen von Ernährung und Sport auf die Gesundheit zu teilen. Aus solchen und ähnlichen Büchern, aus Fachartikeln im Internet sowie aus sehr vielen Gesprächen mit Ärzten schöpfe ich das Wissen und die Motivation für die Veränderungen in meinem Leben.

Aber auch die Erfahrungen von Freunden unterschiedlichsten Alters – Berufssportler wie Amateure –, die sich irgendwann für eine gesunde Lebensweise entschieden und erstaunliche Ergebnisse erzielt haben, inspirieren mich. Einige von ihnen sind immer wiederkehrende Erkältungen losgeworden, andere haben Schlafprobleme überwunden

↳ DIES IST EIN BUCH FÜR ALLE, DIE EINE ANTWORT AUF DIE FRAGE SUCHEN: „WIE LEBT MAN GESUND?"

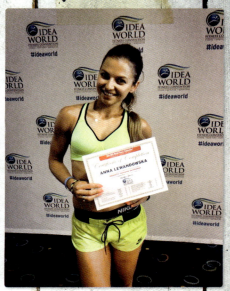

oder beschwerliche Krankheitssymptome besiegt oder erheblich mildern können. Manche haben überzählige Kilos verloren; wirklich alle sehen besser aus. Sowohl ihre Erfahrungen als auch mein eigenes Wohlbefinden haben mir bewiesen und beweisen mir jeden Tag aufs Neue, dass sich der Einsatz für die eigene Gesundheit auszahlt. Die Allergien meiner Kinderzeit und das Asthma, das mich damals plagte, habe ich längst hinter mir gelassen. Damals war ich fragil, anfällig für jeden Keim und immer erkältet. Sport und ein auf mich abgestimmter Essensplan verhalfen mir zu Gesundheit und Lebensfreude. Außerdem weiß ich: Indem ich ein solches Leben führe, beuge ich Krankheiten vor – auch den sogenannten Wohlstandskrankheiten Diabetes, Bluthochdruck, Arteriosklerose oder Depression.

Dies ist ein Buch für alle, die eine Antwort auf die Frage „Wie lebt man gesund?" suchen. Ich möchte ihnen nahebringen, was und wie man essen sollte und wie man sich mit Sport in Schwung bringt. Da es sich dabei um ein sehr weites Feld handelt, beschränke ich mich hier auf die Grundlagen, die wichtigsten Aspekte, und zähle darauf, dass Leser, die sich bewusst sind, wie viel von ihrer eigenen Einstellung abhängt, nach dem eigenen Weg zur gesunden Lebensweise suchen.

Mit diesem Buch, liebe Leserin und lieber Leser, möchte ich dich von einer gesunden Lebensweise überzeugen. In einem Interview habe ich einmal gesagt, dass ich mir wünsche, mit einer wachsenden Zahl Gleichgesinnter die Gesundheit zur Mode zu machen. Inzwischen nehme ich diesen Wunsch zurück. Mode ist ein vergängliches Phänomen. Ich träume davon, dass ein Großteil der Menschen gesund lebt. Für immer.

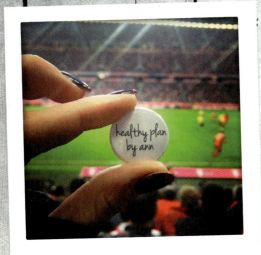
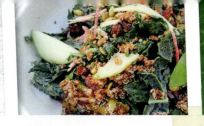
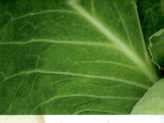
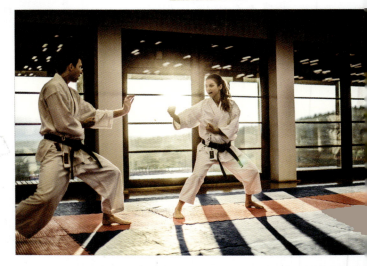
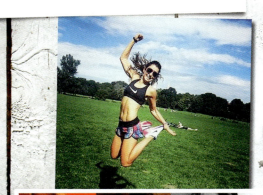
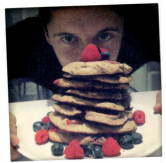
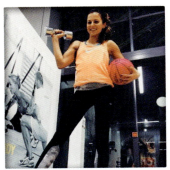
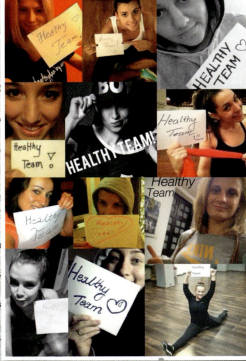
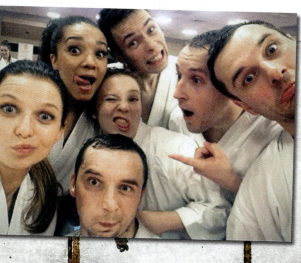

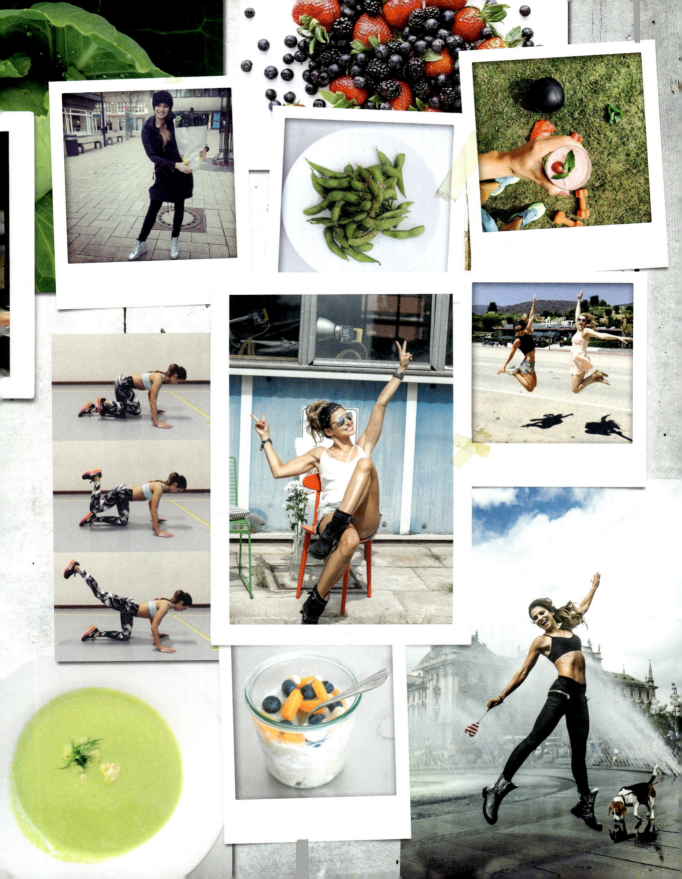

Warum

lohnt es sich, gesund zu leben?

Ein gesunder Lebensstil bedeutet in erster Linie, tagtäglich Regeln einzuhalten, die dir ein positives Allgemeinbefinden verschaffen, dir Lebensenergie spenden und Krankheiten vorbeugen. Das „Einhalten von Regeln" wird mancher mit harter Disziplin assoziieren, wie es bei strengen Diäten der Fall ist. Das ist jedoch ein Irrtum. Klar: Eine gesunde Lebensweise verlangt im täglichen Leben die Anpassung an bestimmte Vorgaben. Wenn du aber wirklich lange und gesund leben möchtest, dann werden diese Grundsätze keineswegs zum Gegner, mit dem du täglich kämpfen musst. **Wenn du sie in deinen Alltag integrierst, dann werden sie einfach Gewohnheit.**

Welche Vorteile bringt dir der Umstieg auf eine gesunde Lebensweise? Enorme!

Ich zähle hier nur ein paar auf, und du kannst aus dieser Liste die für dich wichtigsten auswählen – die, die für dich zur Motivationsgrundlage werden können.

WENN DU GESUND LEBST, KANNST DU:

- länger leben
- dauerhaft überflüssige Kilos verlieren
- jünger aussehen
- mehr Lebensenergie haben
- über ein gutes Allgemeinbefinden verfügen
- Diabetes vermeiden
- das Risiko einer Krebserkrankung reduzieren
- Impotenz vermeiden
- Arteriosklerose und Herzerkrankungen vorbeugen
- Schlaganfälle vermeiden
- die Konzentration des „schlechten" Cholesterins senken
- eine gute Kondition entwickeln und halten, genauso wie straffe Muskeln und die Beweglichkeit des Körpers
- die Knochendichte erhalten
- den Blutdruck regulieren
- das Risiko von Depressionen verringern
- das Risiko einer Alzheimererkrankung verringern
- ein gutes Sehvermögen erhalten
- die Notwendigkeit von Medikamenten reduzieren
- zahlreiche chirurgische Eingriffe vermeiden
- die Beschwerden bereits bestehender Krankheiten lindern oder ganz loswerden
- die körpereigenen Abwehrkräfte stärken
- mehr Lebensfreude besitzen

Notiere hier deine persönlichen Erfolge, die du auf jeden Fall nach der Umstellung deiner Lebensweise bemerken wirst :)

Eine kurze, aber eindrucksvolle Liste! Es genügt schon, wenn du deine Ernährungsweise änderst und regelmäßig moderat Sport treibst – dann kannst du von all diesen Vorteilen profitieren. Entscheide selbst, ob dich diese Liste überzeugt. **Es ist dein Leben, und du bestimmst jeden Tag seine Qualität.**

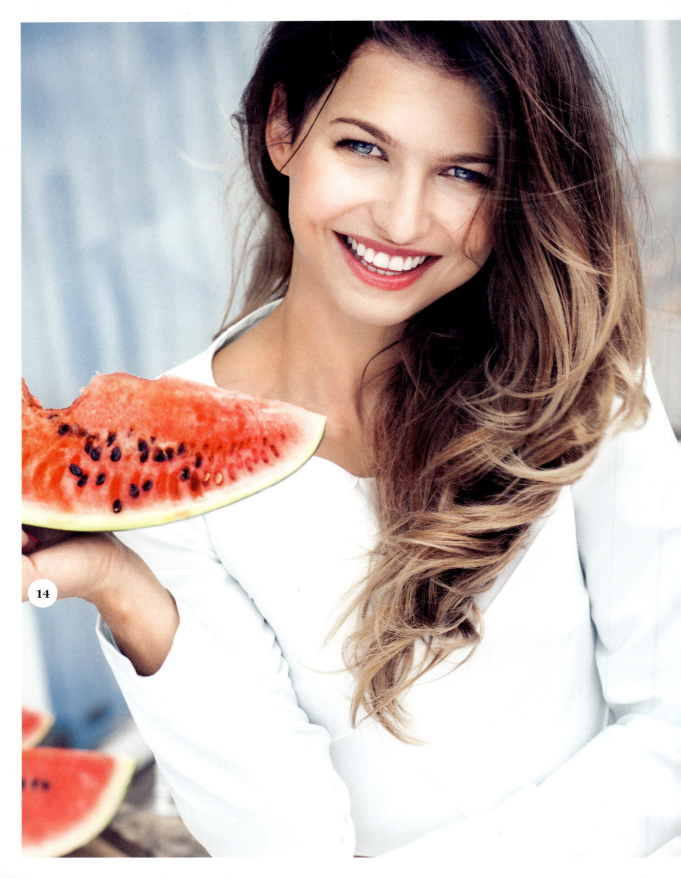

Wenn du dein Leben zu einem gesünderen machen willst, brauchst du Folgendes:

Das Bewusstsein, dass deine Gesundheit von dir selbst abhängt

Du denkst, weil du noch jung bist, ist es noch nicht an der Zeit, dir den Kopf über deine Gesundheit zu zerbrechen? Na klar, die Gesundheit ist ja einfach da. Und auch, wenn du vorangeschrittenes Alter mit Erkrankungen assoziierst (Eltern, Großeltern usw.), dann hast du gefühlt noch 100 Jahre vor dir, bevor diese Zeit auch für dich kommt. Zwar ertappst du dich dabei, dass das Lernen oder Arbeiten dir manchmal schwererfällt als sonst, weil die Konzentration nach 15 Minuten in den Keller absackt; und ein Bekannter hat sich letztens darüber beklagt, dass er Probleme mit dem Einschlafen hat – aber das sind ja nur Kleinigkeiten. Ich bitte dich: Betrachte diese Kleinigkeiten als Gesamtbild, schau dich um und überleg: Wer kann sich besser um deine Gesundheit kümmern als du selbst? Diese Frage betrifft alle, sowohl die unter als auch die über 40, 50, 70 ... Jedes Alter eignet sich dazu, sich für einen gesunden Lebensstil zu entscheiden. Aber: Je früher das passiert, desto besser.

Körperbewusstsein

Im Alltag denkst du überhaupt nicht an ihn. Er ist einfach da, und das war's. Manchmal tut etwas weh, dann konzentrierst du deine Aufmerksamkeit auf den Bereich, der schmerzt. Aber der Körper ist ein brillanter und sehr komplizierter Mechanismus, den uns die Natur nur einmal für ein ganzes Leben schenkt. Diese wunderbare Maschinerie ist bemüht, dir bestmöglich zu dienen; aber wenn sie vernachlässigt wird, erleidet sie schlussendlich eine Störung – sie beginnt, krank zu werden. Sie schickt dir häufig Signale, die du ignorierst: Schmerzen, Muskelkrämpfe, Sodbrennen, Probleme mit der Haut oder eine gedrückte Stimmung sind deutliche Alarmzeichen. Hör auf sie und reagier darauf. Und hab deinen Körper gern, auch wenn du der Meinung bist, dass dein Aussehen weit vom Ideal entfernt ist. Sag ungesundem Essen und schlechten Gewohnheiten Goodbye, ernähre dich richtig, trainiere regelmäßig, und positive Veränderungen kommen von selbst. Vor allem aber gewinnst du Gesundheit und Lebensenergie.

Vorstellungskraft

Schließ die Augen und stell dir dich in 5, 10, 20 und mehr Jahren vor. Gut möglich, dass es nicht das erste Mal ist, dass du dir ausmalst, wie es in Zukunft um deine Karriere, deine Familie oder deine Freundschaften bestellt sein wird. Aber bist du auch in der Lage, dir deine physische und psychische Zukunft vorzustellen? Denk darüber nach, ob du es schaffen wirst, deine beruflichen Ziele zu erreichen und dir deine Wünsche zu erfüllen, wenn dein Gesundheitszustand zu schwanken beginnt. Beschwerden durch mögliche Krankheiten, das schrittweise Nachlassen von Energie und Konzentrationsfähigkeit können die Umsetzung deiner Pläne durchkreuzen. Sicherlich siehst du dein zukünftiges Selbst in bester Gesundheit, mit einem Lächeln im Gesicht und einer tadellosen Figur – super! Kümmere dich darum, dass das Wirklichkeit wird – fang jetzt mit dem gesunden Leben an!

Wissen

Das ist ein Faktor, der für mich persönlich zu den elementarsten zählt, um gesund zu leben. Als ich als Jugendliche gelesen haben, dass Gebratenes ungesund ist, wollte ich unbedingt wissen, warum – allen anderen scheint es doch auch nicht zu schaden! Also habe ich begonnen, nach Antworten zu suchen und bin dabei auf weitere Überraschungen gestoßen. Ich habe immer mehr über die Eigenschaften verschiedener Produkte in Erfahrung gebracht, wollte wissen, warum dieses gut und das andere schädlich ist. Das Wissen über die Funktionen des Organismus hilft mir täglich bei der Entscheidung, was ich essen soll, und motiviert mich, systematisch zu trainieren. Ich habe einfach keine Lust mehr auf Supermarkt-Süßigkeiten und andere ungesunde Produkte. Auch meine Geschmacksnerven reagieren anders und senden mir das Signal „Lecker!" vor allem bei gesundem Essen. So widerstehe ich allen Verlockungen, die ungesund für mich sind.

Ruhe

Das innere Gleichgewicht zu bewahren ist eine Säule der Gesundheit. Wir leben in Zeiten der Hektik, des Multitaskings und der damit einhergehenden Frustration. Ich möchte dich nicht überreden, deine Karriere aufzugeben, deine Familie zu vernachlässigen oder auf deine Hobbys zu verzichten. Ich möchte dich lediglich dazu ermuntern, dir Zeit zu nehmen für Entspannung, sportliche Aktivität und bewusste Ernährung. Ich kenne einen Workaholic, der letztlich zugeben musste, dass er sein

Gehalt nur noch für Ärzte und Therapien ausgibt. Er ist auf die Bremse getreten, hat sein Leben umgekrempelt und jetzt genießt er sein Leben mit seinen Lieben, die er beinahe verloren hätte.

Halte einmal pro Tag inne, denk positiv über dich selbst, lass Wunschträume zu. Ich weiß, es ist trivial, aber viele dieser Träume hatten früher einen konkreten Inhalt. Ein Augenblick nur für dich selbst, etwas Meditation, eine entspannte Stunde, die du mit deinem Liebsten oder deiner Liebsten nicht vor dem Fernseher verbringst, sondern in der ihr euch einfach unterhaltet oder ein Spiel spielt, ist eine unschätzbare Investition in deine Psyche.

Um dein Leben positiv zu verändern, brauchst du Ruhe. Die Umstellung auf eine gesunde Ernährung sollte schrittweise erfolgen. Du musst dich selbst und deinen Organismus langsam an einen neuen Speiseplan gewöhnen. Dasselbe gilt für sportliche Aktivität. Wenn du diesen Prozess als Kampf begreifst, den du sofort gewinnen musst, dann wirst du schnell frustriert sein und rasch aufgeben. Geh es ruhig an, dann wirst du viel Freude beim Erreichen weiterer Ziele haben.

Selbstachtung

Das Wort „Selbstachtung" verschwindet leider in letzter Zeit immer mehr von der Bildfläche. Es ist ein wichtiges Wort. Ich möchte dich zur Selbstachtung anhalten. Wenn du diese Eigenschaft förderst, fällt es dir leichter, auf die Qualität deines Lebens achtzugeben.

healthy plan by ann

> Danke vielmals für die schnelle Antwort :). Für nächste Woche plane ich einen Arztbesuch, aber jetzt bin ich ein wenig aufgeregt …
>
> **Syli**   *Antwort*
> 25. Mai 2014 (Edit)
>
> Ähm … also um mich zu motivieren, musst du schon hier aufkreuzen, mich von der Couch ziehen, mir in den A… treten und mich an der Leine rausziehen, damit ich etwas laufe ;(ich fühl mich miserabel, ich glaube, mein Hintern ist größer geworden … sind das schon Anzeichen einer klinischen Depression?

Ein problematischer Kommentar, nicht wahr? Schon die deftige Sprache zeigt, wie sehr Syli sich selbst weder mag noch achtet. Ich erhalte viele ähnliche E-Mails. Es kommt vor, dass Frauen sich selbst und ihren Körper mit regelrecht vulgären

Begriffen belegen. Das ist traurig. Und schädlich, weil es weitere negative Emotionen nach sich zieht. Und es entwickelt sich ein Teufelskreis: „Ich ziehe mich da selbst nicht raus, weil es sich nicht lohnt, jemandem zu helfen, den man nicht mag oder regelrecht nicht ausstehen kann." Die Schlussfolgerung ist simpel: Beginne, dich selbst zu achten. Du hast es verdient, weil du ein einzigartiger, vollwertiger Mensch bist, dem Aufmerksamkeit und Wertschätzung zustehen. Fang an, dich selbst zu mögen, ungeachtet dessen, wie unvollkommen du dir erscheinst; **behandle dich selbst wie dein eigenes Kind**. Und hilf dir selbst!

Wenn du deine Einstellung zu dir selbst nicht änderst, kann sich dein Leben nicht zum Positiven hin wandeln. **Nur du** kannst deine Haltung beeinflussen. Dies kann sehr, sehr schwierig sein. Aber die Effekte sind grandios: Es lebt sich leichter, man ist endlich glücklich, und – was wichtig ist – die Reaktionen deines Umfelds auf dich verändern sich ebenfalls. Die Menschen spüren deine gute Energie und antworten auch mit ebensolcher – dies ist vielfach überprüft! :)

Vertrauen

Ich meine hier das Vertrauen in kompetente Fachleute, Ärzte und Ernährungsberater sowie in Forscher, die in den vergangenen Jahren bewiesen haben und nach wie vor beweisen, dass die richtige Ernährung verbunden mit der Pflege des inneren Gleichgewichts sowie einer maßvollen sportlichen Betätigung einen enormen –

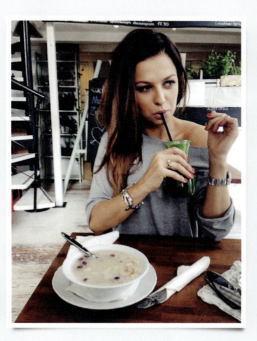

mehr noch – einen entscheidenden Einfluss auf die Lebensqualität und Gesundheit hat. Mir ist aufgefallen, dass es Menschen gibt, denen es schwerfällt, in diese Erkenntnisse zu vertrauen. Ernährungsgewohnheiten, die noch aus der Kindheit stammen, sind für sie die einzigen Orientierungsmarken. Das wäre nicht weiter schlimm, wenn die heutigen Produkte in den Supermarktregalen dieselben wären, die unsere Großeltern und Urgroßeltern einst verwendet haben. Doch leider hat das Argument à la „Mein Großvater aß sein Leben lang Weißbrot mit Schmalz und lebt noch immer" angesichts der immer weiter zunehmenden Industrialisierung der Lebensmittelproduktion, genetischer Modifikationen, des Vollpumpens von Naturprodukten mit künstlichen „Verbesserern" und des Fütterns von Nutztieren mit Chemie keine Grundlage mehr. Ich bin auch auf Verschwörungstheoretiker gestoßen, die hinter jedem Artikel zu gesunder Ernährung eine Verschwörung von Lebensmittel- und Pharmaunternehmen wittern, die auf diese Weise angeblich versuchen, neue Bedürfnisse bei ihren Kunden zu wecken. Was soll's, der Punkt ist, dass die Mehrzahl der Publikationen zu gesunder Ernährung vom Konsum stark verarbeiteter Lebensmittel und von der Einnahme von Nahrungszusätzen ohne ärztliche Konsultierung abrät; folglich sind besagte Konzerne eher die Verlierer, wenn mehr Menschen über gesunde Ernährung aufgeklärt sind.

Vielleicht ist die Zeit gekommen, den Experten Glauben zu schenken? Ich bin bei Weitem keine Expertin, ich lerne noch immer, aber ich vertraue Fachleuten, und aus eigener und der Erfahrung von Bekannten kann ich mit Nachdruck sagen: Es lohnt sich, dieses Vertrauen aufzubauen. Nur so kann die Umstellung hin zu einem gesunden Leben gelingen.

Mut

Ja, Mut ist unentbehrlich, denn es gibt eine Menge Menschen, die Veränderungen fürchten, in der heutigen unruhigen Zeit sogar immer mehr. Gewohnheiten bilden eine Art Kokon, aus dessen Sicherheit man sich nicht hinaustraut. Hinzu kommt die Angst vor dem Scheitern, dass es nicht klappt – eine irrationale Angst, denn was soll schon nicht klappen? Auch wenn du am Anfang nicht die angepeilte Anzahl Übungen schaffst, dann schaffst du sie mit Sicherheit in drei Wochen oder drei Monaten. Ähnlich ist es mit der Angst vor der Meinung anderer. „Ich kann nicht joggen, weil ich sicher ausgelacht werde, wenn ich nicht mehr kann", „Ich gehe in kein Fitnessstudio, weil da nur schlanke Mädels und muskulöse Typen rumlaufen, und ich werde mich einfach nur schrecklich fühlen" usw. Jemand, der so denkt, hockt also weiter in seinen vier Wänden, futtert die nächste Portion Eis und ist auf keinem Weg irgendwohin.

ICH DRÜCKE DIE DAUMEN!

SPRICH AUFRICHTIG MIT DIR SELBST ÜBER DEINE ÄNGSTE. FRAG DICH, OB DIESE ÄNGSTE SINN ERGEBEN UND WOHIN SIE DICH FÜHREN. WIRF DEINE ANGST DANN AUS DEM FENSTER UND ZIEH SPORTKLAMOTTEN AN. VERÄNDERE DEIN LEBEN ZUM BESSEREN.

Zusätzlich ist hilfreich:

Unterstützung durch dein Umfeld

Die Unterstützung deines Umfelds hilft *zusätzlich*. Man kann seine bisherigen Gewohnheiten selbstverständlich auch allein hin zum Besseren ändern. Dies betrifft vor allem Menschen, die allein leben. Andere von uns müssen gar gegen Nörgeleien oder eine regelrecht ablehnende Haltung aus der Familie kämpfen und beharren trotzdem auf einem gesunden Lebensstil.

Klar, am einfachsten ist es, wenn der gesamte Haushalt die guten Vorsätze gemeinsam einführt. Besonders wertvoll ist dies für Kinder. Wenn sie von Anfang an mit gesunden Gewohnheiten aufwachsen, fällt es ihnen als Jugendliche und Erwachsene leichter, auf schädliche Nahrungsmittel und Getränke zu verzichten. Aber auch wenn die eigenen Mitbewohner negativ reagieren: Gib nicht auf. Ich bin überzeugt, dass du deine Mitmenschen inspirieren wirst. Es macht nichts, dass sie dich zunächst wie einen Sonderling betrachten. Wenn sie die positiven Effekte deiner Umstellung sehen, fangen sie selbst damit an. Ich weiß so einiges darüber.

Wenn die Familie ablehnend eingestellt ist, bemüh dich um Unterstützung von Freunden und Bekannten. Tausch Rezepte aus, das vergrößert den Spaß am Kochen, und gemeinsam Sport zu treiben, birgt viele Vorteile.

Der Glaube an sich selbst

Es ist ein Minimum dieses Glaubens notwendig, um zu beginnen. Ohne wird's schwierig. Leider gibt es Menschen, die zwar überzeugt sind, dass es sinnvoll ist, gesund zu leben, die ihre Lebensweise aber trotzdem nicht ändern. Sie finden Millionen von Ausreden, um nicht zu trainieren, Tausende Rechtfertigungen, um eine weitere Packung Kekse zu verdrücken, und manchmal halten sie fast wissenschaftliche Vorträge, um den Nutzen von Nikotin- oder Alkoholkonsum zu rechtfertigen oder die Vorteile ihres Übergewichts darzulegen. Diese Menschen glauben nicht, dass ihnen die Veränderung gelingt, weil sie sie fürchten, und bleiben in ihrem Teufelskreis stecken.

Der Glaube an sich selbst und die Überzeugung, dass man das Richtige tut, helfen, auf die Meinung anderer zum eigenen Aussehen oder zur Kondition zu pfeifen. Und nicht nur das: Du wirst feststellen, dass es in deinem Umfeld viele Menschen gibt, die dich anfeuern. Je länger du trainierst, desto häufiger kannst du Verlockungen widerstehen, desto mehr glaubst du an dich selbst. Manchmal kann das dazu führen, dass Menschen viel mehr ändern als nur ihre Lebensweise. Die immer besser werdende Meinung über sich selbst gibt ihnen den Mut, weiterführende Veränderungen und Entscheidungen herbeizuführen, vor denen sie sich bisher gefürchtet haben.

Geduld

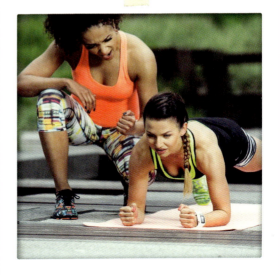

Jahrelang festgefahrene Gewohnheiten zu ändern kann dauern. Es ist schwierig, sowohl Verstand als auch Vernunft von heute auf morgen davon zu überzeugen, dass die neue Ernährungsweise und regelmäßiger Sport besser sind als alles Bisherige. Viele der alltäglichen Verhaltensweisen laufen automatisch ab, wir machen dies und jenes, ohne darüber nachzudenken – weil wir daran gewöhnt sind. Ähnlich ist es mit unseren Assoziationen, zum Beispiel: Erholung = auf der Couch liegen und fernsehen oder Belohnung = eine Flasche Alkohol oder eine Packung Kekse. Um diese schlechten Angewohnheiten abzulegen, muss man in seinem Kopf so einiges neu verkabeln, und das braucht Zeit.

Geduld ist auch notwendig, wenn es um die Erwartung sichtbarer Erfolge geht. Viele Menschen, die sich entschieden haben, ab sofort Sport zu treiben, möchten schon nach einer Woche eine knackigere Figur im Spiegel sehen. Nun, leider sind spektakuläre Erfolge in einer Woche kaum zu bewerkstelligen. Es kommt häufig ganz anders: Der Körper wehrt sich gegen den zusätzlichen Energieverbrauch, legt Vorräte an, und man nimmt zu. Daher sollte man sich mental darauf vorbereiten. Anstatt in Wochen zu denken, stell dir vor, wie wunderbar du dich in einem Jahr fühlen wirst. Es macht nichts, dass du ein Jahr älter sein wirst – dein Körper und dein Geist werden fünf Jahre jünger sein. Und es ist weitaus lohnender, ohne das allwöchentliche Wiegen oder Messen daranzugehen. Hab einfach Spaß am Sport und an deinem Leben. Nur Geduld :)

Wie stellt man sein Leben auf ein gesünderes um?

Zuallererst sollte man sich um die im vorherigen Abschnitt genannten Faktoren kümmern. Wenn du an ihnen arbeitest und sie ständig weiterentwickelst, liefern sie dir ausreichend Antrieb, um deine bisherigen Gewohnheiten abzulegen und an neuen – nämlich gesunden – dranzubleiben.

Wenn du trotzdem Schwierigkeiten hast, dich zu Workouts oder zum Verzicht auf ungesundes Essen zu motivieren, dann lohnt es sich, den Ansporn woanders zu suchen.

Gut möglich, dass das Ziel „Gesundheit" ein zu schwacher Anreiz für einen Lebenswandel ist. Häufig sind kleinere Ziele viel effektiver; denn die Erfolge kann man schon nach relativ kurzer Zeit sehen, messen und spüren. Das kann zum Beispiel Gewichtsverlust bei Übergewicht sein – womöglich die beste Motivation für zukünftige Anhänger eines gesunden Lebensstils (bei hohem Übergewicht unterteile dir den Weg zum Ziel in kleinere Meilensteine). Wenn du nicht abnehmen möchtest: Das Ziel kann beispielsweise sein, die eigene Figur zu verbessern, sodass Schlaffes wieder straff wird, Schwaches wieder stark und kräftig.

Auch wenn ich einerseits zu dauerhaften Veränderungen rate, weil ich überzeugt bin, dass sie nur so nachhaltig Gesundheit, Kraft und Energie fördern, empfehle ich andererseits auch Etappenziele, die kurzfristig dazu anspornen können, am eigenen Aussehen zu arbeiten – à la „sei aktiv und werde fit bis zum nächsten Urlaub". Damit ist es einfach einfacher. Stell es dir so vor: du an einem Strand, deine schlanke Figur, dein straffer Körper. Stell dir vor, wie du dich über eine Einladung zum Beachvolleyball freust und keinen Gedanken an deine Bauchringe oder deine Kondition verschwenden musst. Ein so visualisiertes Ziel ist mit Sicherheit zu erreichen, und darin steckt seine Anziehungskraft und sein Antrieb.

Die Visualisierung ist ein Trick, den es lohnt einzusetzen. Die Visualisierung von sich selbst, wie man ohne größere Mühe eine halbe Stunde joggt, hilft vor allem Laufeinsteigern, wenn sie außer Atem geraten. Wenn du schließlich zum ersten Mal die 30 Minuten am Stück geschafft hast und Lust auf mehr verspürst, dann kannst du „Ich hab's geschafft!" rufen und dir schnell ein neues Ziel setzen.

Sportliche Ziele motivieren ausgezeichnet und bieten praktisch unendliche Möglichkeiten, immer wieder neue Herausforderungen zu finden. Wenn du alle deine Laufziele erreicht hast (manche brauchen dafür mehrere Jahre), dann kannst du es mit Schwimmen versuchen. Und dann trennt dich nur noch eine Fahrradlänge vom Triathlon. Wenn du Yoga praktizierst, verbesserst du mit jeder Sitzung die Haltung und die Elastizität deines Körpers. Und an deiner Technik kannst du feilen, indem du auch die schwierigeren Asanas ausprobierst. Teste auch eine Sportdisziplin, die du noch nie praktiziert hast, und entdecke dadurch neue Herausforderungen und Emotionen. Ein hervorragendes Training ist Tanzen, das man über eine sehr lange Zeit perfektionieren kann (zum Beispiel mit seinem Liebsten!) – und glücklicherweise herrscht kein Mangel an Tanzschulen.

Ich empfehle allen wärmstens, sich so selbst zu motivieren. Ich befürchte nämlich, dass für sehr viele Menschen die Verbesserung des eigenen Aussehens der einzige Antrieb ist, etwas zu tun. Eine solche Herangehensweise führt jedoch häufig zu nichts. Denn sobald plötzlich Klamotten in der Wunschgröße passen, ruhen sie sich wieder auf den Lorbeeren aus. Der Grund ist einfach: Die Motivation ist futsch. Es sollte die Konfektionsgröße M oder S sein – und voilà. Wozu also weitertrainieren? „Okay, also mache ich noch etwas für den Bauch, weil meine Trainerin einen Waschbrettbauch hat, und ich will auch so einen." Ach! „Und Schenkel wie ihre will ich auch haben!" Hier wieder eine Absurdität: Warum soll man wie eine andere Person aussehen wollen? Sieh dich selbst als ein einzigartiges Individuum. Bleib schlank, weil es gesund und bequem ist. Aber quäl weder dich noch andere damit, so aussehen zu wollen wie Frau X: Du hast andere Gene, möglicherweise bist du auch ein anderer Stoffwechseltyp, bist in einem anderen Alter, hast eine andere Körpergröße usw.

Meine Figur ist das Resultat meiner Gene, von gesundem Essen und vor allem täglichem Training – und das schon seit mehreren Jahren. Ich bin sehr zufrieden mit

WICHTIG: Wenn du Veränderungen sehen möchtest, denk daran, dich sowohl gesund zu ernähren als auch Sport zu treiben. Die Fokussierung auf nur eines dieser Elemente wird nicht den erhofften Erfolg bringen.

Verstehe den Weg dorthin nicht als „Qual", die du überstehen musst, bis du die erträumte Figur erhältst oder deinen eigenen Laufrekord knackst. Darin besteht die Falle vieler kurzfristiger Wunderdiäten. Diejenigen, die sich auf eine solche einlassen, harren 1 bis 3 Monate aus und kehren anschließend zu ihren alten Gewohnheiten zurück. Die Effekte sind bekannt: Jo-Jo, Frust, Schuldgefühle usw. Daher ist es ungeheuer wichtig, dich vorab auf nachhaltige Änderungen in deinem Leben einzustellen. Zwing dich nicht zu bestimmten gesunden Speisen, wenn sie dir einfach nicht schmecken – such dir andere. Freu dich nicht darauf, mit dem Trainieren aufzuhören, sobald du abgenommen hast – denk eher daran, welchen neuen sportlichen Herausforderungen du dich stellen kannst, wenn du deine Wunschfigur erreicht hast.

WICHTIG: Wenn du etwas Neues ausprobierst, dann beobachte dich selbst, deinen Körper und seine Reaktionen auf die kulinarischen Innovationen. **Es gibt nicht die einzige, ideale Ernährungsweise für alle**, weil wir genetisch unterschiedlich sind, unterschiedliche Neigungen, unterschiedliche Stoffwechsel und eine unterschiedliche psychische Konstitution haben. Die grundlegenden Prinzipien der gesunden Ernährung, die ich in den folgenden Abschnitten vorstellen werde, gelten für alle. Aber ich bin mir nicht sicher, wie sinnvoll es ist, ausgerechnet dich von Hülsenfrüchten zu überzeugen, wenn sich herausstellt, dass sie deinem Verdauungssystem schlecht bekommen und du ihren Verzehr besser einschränkst. Das Gleiche gilt für eine mögliche Glutenunverträglichkeit. Vielleicht verträgst du Gluten aber auch ganz wunderbar. Probiere aus, variiere, stell dir eine breite Palette an Produkten und Gerichten zusammen, die gesund sind und dir gut schmecken – dann wirst du den Begriff „gesundes Essen" nicht mehr mit „faden Gerichten" assoziieren. Und selbst die Suche nach neuen Geschmacksrichtungen, Farben und Aromen kann zu einem großartigen Spiel werden, einer Reise voller Abenteuer und Entdeckungen.

meiner Figur, bekomme aber auch viel Kritik zu hören: „zu knabenhaft", „zu unweiblich" und Ähnliches. Ich mag und achte meinen Körper, also nehme ich mir die Meinung anderer nicht zu Herzen. Aber dennoch bereitet es mir Sorgen, wenn ich E-Mails von – so vermute ich – sehr jungen Mädchen erhalte, die mich um meine detaillierten Körpermaße bitten, weil sie so aussehen wollen wie ich und ihre eigenen mit den meinen vergleichen. Wozu? Seien wir doch alle gesund, schlank und fröhlich – aber verschieden! Wir sind einzigartig – jeder von uns hat seine eigenen Vorzüge :)

Wenn du vorhast zu trainieren, dann geh von Anfang an mit Köpfchen an die Sache ran. Sich quasi direkt von der Couch auf große sportliche Herausforderungen zu stürzen ergibt gar keinen Sinn. Das endet schnell mit einer Verletzung und entmutigt dich für eine lange Zeit, wieder Sport zu treiben. Bring deinen Körper langsam in Bewegung. Walking oder langsames Laufen mit Pausen, Fahrradfahren, Schwimmen, Tennis, Volleyball mit Freunden, Karate, Yoga – es gibt so viele Möglichkeiten! Wenn du spürst, dass deine Muskeln und Gelenke in Gang gekommen sind, dann such dir sportliche Aktivitäten aus, die dir Spaß machen. Wenn Laufen nicht deins ist, dann musst du dich dazu auch nicht zwingen, nur weil „es jeder macht". Eine meiner Freundinnen liebt Schwimmbäder: Für sie ist kilometerlanges Schwimmen eine Form der Meditation. Mich persönlich langweilen Schwimmbäder ziemlich schnell, obwohl ich die positiven Effekte des Schwimmens durchaus zu schätzen weiß, vor allem für die Wirbelsäule. Ich hingegen bevorzuge Laufen, mein Karate und Tabata.

Das Schöne an diesen Sportarten ist, dass man sie überall und in vielen Variationen ausüben kann. Um sich mit einem Freund für eine Runde Laufen im Park zu

WICHTIG: Dein Kind wird es leichter haben und gesünder sein, wenn du es von Anfang an im Einklang mit den Prinzipien eines gesunden Lebens erziehst. Es ist ein Mythos, dass Kinder Süßigkeiten lieben und Spinat grundsätzlich verabscheuen. Produkte für Kinder werden gesüßt, weil sie den Müttern, die sie kaufen, schmecken und sie an ihre eigene Kindheit erinnern sollen. Ich kenne Kleinkinder, die von Geburt an ohne Zucker leben und dennoch gesund, fröhlich und glücklich sind. Benutz Essen nicht als Erziehungsmethode, belohne nicht mit einem Schokoriegel, bestrafe nicht mit dem Verbot von Keksen. Essen sollte so natürlich sein wie Atmen. Es zahlt sich nicht aus, Essen als Erziehungsdruckmittel zu verwenden; dadurch wird es nur negativ konnotiert. Wenn du deinen Kindern von Anfang an gesundes Essen schmackhaft machst, dann formst du in ihnen positive Gewohnheiten, die es ihnen in Zukunft leichter machen werden, Nein zu einem Hamburger oder einem Eis vom Kiosk zu sagen.

verabreden, um Yoga zu machen oder um ein Fußballspiel mit den Nachbarn zu organisieren, muss man keinen finanziellen Aufwand betreiben.

Und ein Training zu zweit ist ein weiterer Motivator! Es gibt kein Pardon, wenn du dich bereits mit deiner Freundin oder deinem Ehemann (ja, ja!) zu einem gemeinsamen Training verabredet hast. Wie könnte ich ihnen absagen und sie enttäuschen? Auch während des Trainings, wenn der Schweiß tropft, fällt es leichter, die Anstrengung zu ertragen, wenn man jemanden an seiner Seite hat, der ebenfalls tapfer und mit einem Lächeln im Gesicht durchhält, obwohl der Atem kürzer und kürzer wird. Eine großartige Idee ist das Familientraining. Ich weiß, dass es in der heutigen hektischen Zeit schwierig ist, die „Uhren zu synchronisieren", aber vielleicht ist es am Wochenende möglich? Es ist bei Weitem einfacher, gemeinsam die Essgewohnheiten zu verändern, als sich als einzige Person im Haus gesund zu ernähren. Ähnlich ist es mit den Sportübungen. Trainier gemeinsam mit anderen! In der Regel fällt nur eine Person in ein Motivationsloch, dann kann die andere sie wieder herausziehen. Wenn die gesamte Familie ihren Lebensstil auf einen gesunden umstellt, sind zudem insbesondere die Vorteile für Kinder – sofern du welche hast – nicht zu unterschätzen.

WENN DU KINDER HAST, DANN HAST DU DIE IDEALE SPORTMOTIVATION: VORBILD SEIN. SPORTLICH AKTIVE ELTERN ERZIEHEN IHRE KINDER AKTIV. SIE UNTERSTÜTZEN DEN NATÜRLICHEN BEWEGUNGSDRANG, DEN KINDER HABEN, UND LENKEN DIESEN IN SPORTLICHE BAHNEN. DAS VERINNERLICHEN DIE KLEINEN FÜR DAS GESAMTE LEBEN.

Beata   Antwort
Donnerstag, 22. Mai 2014 (Edit)

Und mich hält der Zeitmangel ab. Meine Arbeitszeit verbringe ich nicht in einem Fitnessstudio wie du, Anna. Ich stehe jeden Morgen um 6 Uhr auf und mache mein Kind für die Kita fertig und mich für die Arbeit. Ich komme kurz vor 18 Uhr nach Hause, verbringe etwas Zeit mit meinem Kind (oder auch nicht, weil die Einkäufe erledigt werden müssen), mache das Abendessen und das Kind bettfertig und bereite mir für den nächsten Tag eine Lunchbox vor (immerhin schaffe ich es, mich mit fünf Mahlzeiten ausgewogen zu ernähren), ich räume auf oder bügele oder mache was anderes im Haushalt. Wenn ich fertig bin, ist es 23 oder 24 Uhr. Und dann falle ich ins Bett, weil am nächsten Morgen wieder um 6 der Wecker klingelt …

Mela   Antwort
Donnerstag, 22. Mai 2014 (Edit)

Ausreden ;) Ich habe drei Kinder, einen Job, mein Tag beginnt um 6 und endet nach Mitternacht, aber ich trainiere 5 Mal die Woche jeweils eine Stunde lang. Ich fange nach 22 Uhr an, und zwar in einer Ecke im Zimmer meiner Tochter, die ich mir eingerichtet habe, aber es kam auch schon vor, dass ich in der Küche trainiert hab. Wollen heißt können.

MELA, ICH DANKE DIR FÜR DIESEN KOMMENTAR.

Seid konsequent! Ich wiederhole mich, aber das ist die Erfolgsbasis. Viele Menschen machen, nachdem sie meinen Blog gelesen haben, einen oder mehrere Schritte in die richtige Richtung. Und das war's dann. „Ich habe das Interesse verloren", lese ich in einer E-Mail.

Entscheidend ist, dass man positive Veränderungen VON ANFANG AN auf die richtige Weise angeht. Die folgenden Ratschläge werden hilfreich sein:

▶ Wähle eine körperliche Aktivität, die zu dir passt. Recherchiere am Anfang beispielsweise auf YouTube. Dort findest du eine ganze Menge unterschiedlicher Trainings. Achte dabei aber besonders auf die Kompetenz der Personen, die die Übungen präsentieren. Meine angeheiratete Tante hat lange nach einem passenden Kardiotraining gesucht. Und ist fündig geworden – eine Art Aerobic, die auf Salsa basiert. Die Musik ist es, die ihr den nötigen Kick gibt und dafür sorgt, dass die Übungen nicht mehr quälend sind, sondern ihr großen Spaß bereiten.

▶ Bevor du beginnst, solltest du dir bewusst machen, dass Krisen auf dich zukommen werden. Dass dir „langweilig wird", dass du Muskelkater haben und außer Atem sein wirst. Denk dich jetzt schon in diese Situationen hinein und mach dir Gedanken darüber, wie du solche Krisen am besten überwinden kannst. Stell dir vor, wie du deine Barrieren durchbrichst. Wenn die echten Krisen kommen, werden sie kein unüberwindbares Hindernis mehr sein. Du schaffst es.

▶ Aber nicht alles auf einmal. Ein großer Fehler bei der Veränderung der Lebensweise ist übertriebener Ehrgeiz. Man setzt sich hin und schreibt auf ein Blatt Papier: Ich werde trainieren (hier werden dann die großen Trainingsziele aufgelistet), ab sofort ernähre ich mich gesund und wenn ich schon dabei bin, mein Leben zum Besseren zu wenden, dann widme ich mich auch noch täglich eine Stunde einer neuen Fremdsprache. Der Erfolg ist unwahrscheinlich. Wahrscheinlicher sind hingegen Entmutigung und Frustration.

Denk dran: Du legst Gewohnheiten ab, die dich dein ganzes Leben begleitet haben. Das ist schwierig, aber möglich. Das Wichtigste jedoch ist, dass der Sport ab einem bestimmten Moment zu DEINER GEWOHNHEIT WIRD, ähnlich wie die gesunde Ernährung auch. Und das ist wunderbar!

Und? Konnte ich dich von gesunder Ernährung und Training überzeugen? Ich sehe ein, dass es leichter ist, sich gesund zu ernähren, als sich zu sportlicher Betätigung aufzurappeln. Extra für dich, den resistentesten meiner Leser, habe ich einen Vorschlag: Sobald du diesen Abschnitt fertig gelesen hast, steh auf und zieh Sportsachen an. Nein, nein, du musst nicht trainieren! Zieh die Sportklamotten einfach nur an. Fertig? Super, nun die Socken und Schuhe. Auch fertig? Großartig! Bleib in diesen Klamotten einfach sitzen, aber ohne auf einen Computerbildschirm, in ein Buch oder den Fernseher zu starren. Bleib einfach etwa 15 Minuten lang so sitzen, betrachte nur dich selbst und denk darüber nach, warum sich etwas Training lohnen würde. Stell dir vor, wie du nach einem Monat mit regelmäßigem Sport aussehen könntest. Das war's. Für heute reicht's. Morgen machst du dasselbe: Du ziehst dich um und sitzt eine Weile. Und am darauffolgenden Tag versuchst du es mit ein paar gemächlichen Rumpf- und Kniebeugen ... Oh, du kannst die Knie nicht durchstrecken? Genau, das ist der Punkt ... Versuch es weiter :)

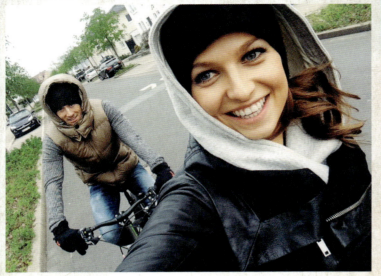
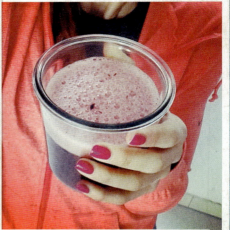

PS: Auf fast alle, die ihre Lebensweise dauerhaft auf eine gesunde umstellen, warten positive Überraschungen. Bei einer meiner Freundinnen verschwand die Allergie, eine andere ist von ihrem glänzenden Haar begeistert – sie wusste nicht, dass die Ernährungsumstellung diesen Effekt haben kann. Jemand ist seine Akne losgeworden, ein anderer hat seine Nebenhöhlenbeschwerden auskuriert. Ich frage mich, welche Überraschungen auf dich warten. Ich bin überzeugt, dass Stolz auf dich selbst und Lebensfreude garantiert sind.

Bei der Gelegenheit möchte ich an die jüngsten Leserinnen unter euch appellieren: Wenn du zwischen 12 und 16 Jahre alt bist, eigne dir schon jetzt gute Lebensgewohnheiten an – als Erwachsene wird es dir so leichter fallen, deine Gesundheit und Figur zu bewahren. Gib dir aber auch die Zeit, dich zu entwickeln, quäl dich nicht mit Diäten und mörderischen Trainings, weil du jetzt und sofort die Figur einer erwachsenen Frau haben willst. Bezieh beim Training deinen ganzen Körper mit ein, denn ein Workout, das nur aus Hunderten von Sit-ups besteht, könnte dir mehr schaden als nutzen (wenn du aber dennoch vor allem Sit-ups machen möchtest, denk an Ausgleichsübungen für die Rückenmuskulatur!). Ernähr dich gesund und treib Sport, am besten mithilfe erfahrener Trainer. Dein Körper braucht Ruhe, um sich entwickeln zu können. Ein bisschen Fettgewebe an den Hüften oder am Bauch ist kein Drama, sondern ein Zeichen dafür, dass du zur Frau wirst. Gewinnst du deinen Körper schon jetzt lieb, wird es dir keine Mühe bereiten, mit ihm zusammenzuarbeiten; du wirst nicht ständig frustriert sein, dafür aber mit mehr Freude leben :)

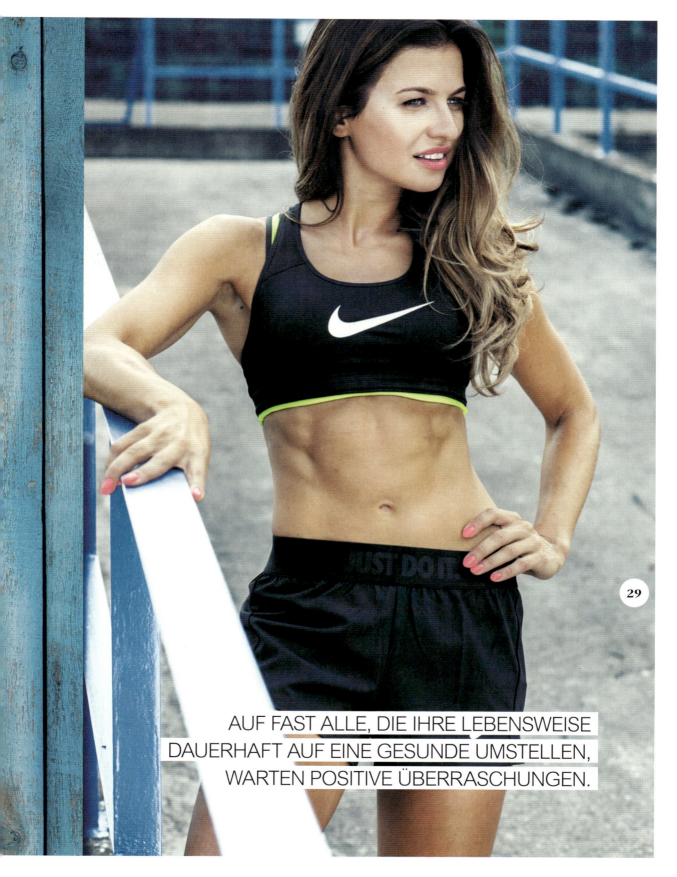

AUF FAST ALLE, DIE IHRE LEBENSWEISE DAUERHAFT AUF EINE GESUNDE UMSTELLEN, WARTEN POSITIVE ÜBERRASCHUNGEN.

Über das Abnehmen

Übergewicht schadet. Jede Art von Übergewicht. Sowohl das für Frauen charakteristische, also das abdominale am Bauch, als auch das periphere an Armen, Beinen und Po, das vor allem Männer, aber auch viele Frauen betrifft.

Die erste Ausprägung, das abdominale Übergewicht, verursacht Atemstörungen inklusive Schlafapnoe, Herzerkrankungen und Krampfadern. Die zweite Ausprägung kann zu Herzinfarkt, Diabetes, Schlaganfall, Degeneration der Wirbelsäule und Bluthochdruck führen. Jede Art von Übergewicht belastet, schädigt die Gelenke und kann mit der Zeit zu Fettleibigkeit werden – einem Zustand, bei dem der Körper keine Möglichkeit mehr hat, normal zu funktionieren.

Leider ist es nicht für jeden einfach, das richtige Körpergewicht zu halten.

Aus einer E-Mail: *Liebe Frau Lewandowska, vielen Dank für die Inspiration. Als ich 6 Jahre alt war, hat ein kluger Kinderarzt zu meiner Mutter gesagt: „Seien Sie achtsam, denn wenn ich den Körperbau Ihrer Tochter betrachte, wird sie dauerhaft zu einem größeren Bauchumfang neigen, was wiederum Erkrankungen bedingt, vor allem der Wirbelsäule." Diese Neigung habe ich von meinem Vater geerbt. Meine Mama hat sich die Worte des Arztes zu Herzen genommen. Während meiner Kindheit habe ich immer irgendwelche Sportarten getrieben. Als Erwachsene habe ich dann mit der sportlichen Aktivität aufgehört; der Effekt ließ nicht lange auf sich warten: Die Wampe kam recht schnell. Und so habe ich mein ganzes Leben lang ab- und zugenommen. Ihr Blog hilft mir, die gesunden Gewohnheiten, die ich mir vor Jahren erarbeitet habe, zu verinnerlichen. Jetzt bin ich 56 und habe die schlanke Figur einer reifen Frau. Und bin gesund! Danke! Beata*

So ist es: Die Neigung zur Gewichtszunahme wird häufig durch die Gene bedingt – einen bestimmten Körper- und Stoffwechseltyp bekommen wir vererbt. Das ist nicht fair. Eine Bekannte hat sich bei mir beklagt: *Anna, ich hab's echt satt, dabei zuzusehen, wie meine Freundin zur Frühstückspause eine Packung warmer Würstchen, zwei Käsebrötchen und Eiscreme verdrückt. Und sie nimmt nicht zu! Sie ist immer noch schlank wie ein Junge, während ich schon vom Anblick ihrer Mahlzeiten zunehme.* Auf den guten Stoffwechsel der befreundeten Arbeitskollegin kann man richtig neidisch werden, aber ganz sicher nicht auf deren Essverhalten – das Wort „schlank" ist nicht gleichbedeutend mit „gesund", und eine solche Ernährung kann zu schweren Erkrankungen führen.

Ein anderer Grund für Übergewicht sind Krankheiten, die den Metabolismus so stark stören, dass es enorm schwierig ist, das normale Körpergewicht zu halten. Auch einige Medikamente fördern die Gewichtszunahme erheblich. Andererseits kenne ich Menschen – auch solche mit starken Schilddrüsenproblemen –, die trotz derartiger Hindernisse gegen ihr Übergewicht kämpfen (passende Ernährung und körperliche Aktivität) und hervorragende Ergebnisse erzielen. Eine häufige Ausrede, um sich vor sportlicher Betätigung zu drücken, sind schmerzende Gelenke und Rückenprobleme – oft gerade durch das Übergewicht verursachte Symptome. Der Teufelskreis: zu viele Kilos – der Rücken schmerzt. Der Rücken schmerzt – ich trainiere nicht.

Der Kommentar einer Leserin meines Blogs:

Hallo – bezüglich Rückenschmerzen – ich habe Skoliose, Kyphose und Diskopathie. Bevor dies „entdeckt" wurde, habe ich auch schon gelitten und nahm an Gewicht zu, weil mir verboten wurde zu trainieren – was die größte Dummheit war. Seit über einem Jahr trainiere ich 6 Mal die Woche, und habe am letzten Sonntag zum ersten Mal in meinem Leben an einer Laufveranstaltung teilgenommen (für eine gute Sache: eine Stiftung, die an Krebs erkrankte Menschen unterstützt). Ich habe 10 km in weniger als einer Stunde bewältigt, meine eigenen Schwächen besiegt, und das Lächeln verschwindet nicht mehr aus meinem Gesicht. Für mich gibt es keine Ausreden. Ich empfehle jedem eine positive Lebenseinstellung, sich im Griff zu haben, nicht aufzugeben – denn nichts ist unmöglich. Viola

Bravo, Viola! Ich rate Menschen, die an einer Wirbelsäulen- oder Gelenkerkrankung leiden, keine Sportarten auszuüben, die ihren Zustand verschlechtern könnten. Aber ich denke, es lohnt sich, einen Arzt zu fragen, ob zum Beispiel Schwimmen möglich ist, ob schnelles Walking oder wenigstens Spaziergänge tatsächlich schaden, ob man es mit einem sanften Ganzkörper-Workout, das die Gelenke nicht belastet, probieren könnte. Unter Anleitung eines erfahrenen Trainers helfen Yoga und Pilates vielen Menschen, ihre Rückenschmerzen zu heilen und anschließend andere sportliche Aktivitäten angehen zu können.

Es kommt vor, dass neurologische Probleme und Störungen des psychischen Gleichgewichts zu Übergewicht führen. Menschen mit einer Depression, die oft den Willen lähmt, stopfen sich voll und geraten in einen Teufelskreis – weil das zunehmende Gewicht die Depression steigert. In einem solchen Fall ist unbedingt die dauerhafte Hilfe eines Arztes oder Therapeuten erforderlich.

Aber seien wir ehrlich: Viele Menschen sind für ihr Übergewicht selbst verantwortlich. Die Zunahme von Büroarbeit, das Ersetzen sportlicher Aktivität durch Fernsehen und Computerspiele, das Irgendwas-und-irgendwie-Essen, Naschen, nächtliche Ausflüge zum Kühlschrank sind für viele Menschen Alltag. Wenn ein Erwachsener so tickt – seine Sache. Das Informationsangebot zum Thema Gesundheit ist riesig, und man muss sich schon anstrengen, um nichts darüber zu erfahren, wie man sich um sich selbst kümmert. Schrecklich hingegen ist es, wenn diese Erwachsenen ihre Einstellung an Kinder weitergeben und ihnen schon von klein auf beibringen, dass Chips super und Süßigkeiten begehrte Leckereien sind und dass „Fleisch auf dem Teller" am wichtigsten ist, also „kannst du die Möhren liegen lassen". Solche Eltern besorgen ihren Kindern auch bereitwillig eine Befreiung vom Sportunterricht, was ich nun gar nicht begreifen kann. Die auf wissenschaftlicher Forschung basierende Wahrheit ist, dass aktive Eltern aktive Kinder großziehen, und hoffentlich wird es von solchen Eltern immer mehr geben, denn uns droht eine Fettleibigkeitsepidemie.

▶ Alle, die übergewichtig sind, möchte ich zum Abnehmen ermuntern. Vor allem ihrer Gesundheit zuliebe. Übergewicht ist häufig eine Krankheitsursache, also ist es gesünder, schlank zu sein. Menschen, die wirklich fettleibig sind, möchte ich dringend raten, unter der Aufsicht eines Arztes und eines Ernährungsberaters abzunehmen, und, sofern die Möglichkeit besteht, die Hilfe eines Personal Trainers in Anspruch zu nehmen. Der Organismus eines fettleibigen Menschen funktioniert nicht mehr ordnungsgemäß. Der stufenweise Verlust einer großen Zahl von Kilos, ohne dass die Gesundheit Schaden nimmt, ist dann nur in Begleitung von Fachpersonen möglich.

▶ Es gibt keine Wunderdiäten, deren Ergebnis lang anhaltend ist.

▶ Sehr schädlich sind einseitige Diäten, die auf für unseren Organismus unentbehrliche Stoffe verzichten.

▶ Ich lehne die Einnahme von Parapharmazeutika sowie Abnehmmedikamenten entschieden ab (es sei denn, ein Arzt verordnet sie). Bei solchen gibt es mehr unangenehme Nebenwirkungen als Freude über eine schönere Figur.

▶ Beim Abnehmen rate ich zur Gelassenheit – nur langsames Verlieren der Kilos ist gesund.

▶ Wurde das Übergewicht nicht durch eine ungesunde Ernährungsweise hervorgerufen, sollte ein Arzt konsultiert werden. Bei der Untersuchung kann zum Beispiel eine Schilddrüsenunterfunktion festgestellt werden, die den Metabolismus verlangsamt und manchmal zu Gewichtszunahme führt.

▶ Ich kann allen nur empfehlen, den eigenen Lebensstil umzustellen und gesünder zu leben (sofern es nicht bereits geschehen ist). Die richtige, vernünftige Ernährungsweise plus sportliche Betätigung im Rahmen der eigenen Möglichkeiten bringen im Ergebnis eine schlankere Figur. Vielleicht nicht sofort; man muss dem Körper Zeit geben, sich den Veränderungen anzupassen. Manche werden am Anfang entsetzt sein, weil sie zunehmen – aber das ist normal. Ein Körper, der es gewohnt ist, übermäßig Kohlenhydrate und Fett zugeführt zu bekommen, reagiert auf den Entzug, indem er Vorräte anlegt. Dies hält aber nur eine kurze Zeit an und betrifft nicht jeden. Wenn es doch passiert, sollte man es durchstehen und nicht aufgeben.

Ich liefere in diesem Buch keinen universellen Ernährungsplan für alle Menschen, die abnehmen wollen. Das liegt daran, dass jeder von uns anders ist. Wir haben unterschiedliche Gene, Körpertypen, Geschlechter und Stoffwechsel und vertragen Lebensmittel verschieden. Wir sind unterschiedlichen Alters, haben unterschiedliche Jobs. Jeder hat einen anderen Energiebedarf.

Geschlecht	Alter in Jahren	Gleichung (Wert in kJ pro Tag)		
Männer	10–17	GU = 0,074	× kg	+ 2,754
	18–29	GU = 0,063	× kg	+ 2,896
	30–59	GU = 0,048	× kg	+ 3,653
	60–74	GU = 0,0499	× kg	+ 2,930
	> 75	GU = 0,0350	× kg	+ 3,434
Frauen	10–17	GU = 0,056	× kg	+ 2,898
	18–29	GU = 0,062	× kg	+ 2,036
	30–59	GU = 0,034	× kg	+ 3,538
	60–74	GU = 0,0386	× kg	+ 2,875
	> 75	GU = 0,041	× kg	+ 2,610

Tabelle mit geschätzten Grundumsatz (GU)-Werten gemäß der Weltgesundheitsorganisation.
(kg – Körpergewicht in Kilogramm / kJ – Kilojoule)

Wenn du auf Diät bist, solltest du weniger Kalorien zu dir nehmen, als du verbrauchst. Aber du darfst nicht weniger essen, als du mindestens zur Deckung deines täglichen Bedarfs benötigst. Denk daran, dass eine ganze Menge Kalorien für den sogenannten GU – Grundumsatz – verbrannt wird, der für alle im Organismus ablaufenden Lebensprozesse benötigt wird: von der Zellerneuerung bis zur Atmung. Zur Berechnung des GU dienen recht komplizierte Formeln, die Geschlecht, Alter, Körpergewicht und Größe berücksichtigen; im Internet findet man aber GU-Rechner, in die man nur die entsprechenden Daten einzugeben braucht. Für den Energiebedarf ist selbstverständlich auch die körperliche Aktivität relevant: Wenn wir Sport treiben, müssen wir auch mehr essen, damit der Körper die Anstrengung bewältigen kann und die sportliche Betätigung ihn nicht auszehrt.

REIN AUF BASIS KALORIENARMER ERNÄHRUNG ABZUNEHMEN IST EIN FEHLER. BESSER IST ES, AUF KÖRPERLICHE AKTIVITÄT ZU SETZEN.

► **Kalorien können auf unterschiedliche Weise zugeführt werden.** Eine Scheibe Brot hat die gleiche Kalorienmenge wie eine große Portion Porridge. Wenn du einen solchen Getreidebrei isst (der während des Kochens Wasser aufnimmt und dadurch aufquillt), füllt sich dein Magen schneller, und das Gehirn signalisiert dir Sättigung. Du bist fertig mit essen und verspürst keinen Hunger mehr. Das Magenvolumen ist von besonderer Bedeutung – vor allem für Menschen, die lange an dessen Vergrößerung „gearbeitet" haben. Versuch also, deine Mahlzeiten so zusammenzustellen, dass du größere Portionen isst, diese jedoch weniger Kalorien enthalten. Dabei hilft selbstverständlich Gemüse – es ist kalorienarm, es sättigt wunderbar und enthält wertvolle Vitamine und Mineralstoffe.

▶ Wenn eine ausgewogene Ernährung und regelmäßige Trainingseinheiten über eine längere Zeit keine Resultate zeigen, kann während der Diät der **Kaloriengehalt der Mahlzeiten** leicht gesenkt sowie **der Glykämische Index** der Lebensmittel stärker berücksichtigt werden.

▶ Wenn es dir Schwierigkeiten bereitet, durchzuhalten und dich dauerhaft gesund zu ernähren, wenn du auf Süßigkeiten nicht verzichten kannst, wenn du vielleicht sogar nächtliche Fressattacken hast, wenn du zwanghaft isst oder dein Gewicht mal runter- und dann wieder raufgeht, empfehle ich eine **Therapie**. Essstörungen können zu einer ernst zu nehmenden Krankheit werden, und es lohnt sich, sie zu behandeln, bevor es so weit kommt.

▶ Mach das Abnehmen nicht zum wichtigsten Gegenstand deines Tages. **Geh es ruhig an.** Verzichte während dieser Zeit nicht auf die Dinge, die du leidenschaftlich gern tust, eher im Gegenteil – entwickle sie weiter! Grüble nicht zwanghaft über dein Gewicht nach, so etwas kann dich in Richtung einer Anorexie oder ähnlicher Erkrankungen führen.

▶ Wenn du vorhast abzunehmen, leg kein Zielgewicht fest, sondern besser **Maße**. Während einer Diät und wenn du aktiv lebst, finden in deinem Körper Veränderungen statt. Im Ergebnis wirst du großartig aussehen und dich bester Gesundheit erfreuen, aber der erträumte Gewichtsverlust bleibt vielleicht aus. Vergleich dein Gewicht nicht mit dem von anderen. Altersgenossen gleichen Geschlechts und einer ähnlichen Statur können unterschiedlich viel wiegen, weil sie ein anderer Konstitutions- oder Stoffwechseltyp sind. Deine Ziele sollten Gesundheit und ein tolles Aussehen sein, nicht das Gewicht, das die Waage anzeigt.

▶ Betrachte Abnehmen nicht als Weg zur Lösung deiner Probleme. Du solltest dir andere Wege der Konfliktbewältigung suchen. Denn verschiebst du wichtige Dinge auf später – „wenn du erst einmal schlank bist" –, machst du einen Fehler.

▶ Stell dich auf die Diät nicht wie auf eine Quälerei ein, die du mit Mühe und Schmerz irgendwie durchstehen musst. Fass das Vorhaben, überflüssige (wirklich überflüssige!) Kilos loszuwerden, als eine Herausforderung auf, die du mit Freude bewältigst. In Krisenmomenten stell dir vor, wie du dich ohne Ballast und in neuen Klamotten einer kleineren Kleidergröße fühlen wirst.

Ich drücke die Daumen!

DIE 1. SÄULE DER GESUNDHEIT

Essen

Eine der drei Säulen der Gesundheit ist die gesunde Ernährung. Beim Einkaufen von Lebensmitteln, bei der Zubereitung von Mahlzeiten und beim Essen sollten wir immer daran denken, dass Lebensmittel unser Kraftstoff sind. Füllen wir Zucker in den Benzintank unseres Autos? Gießen wir unsere Lieblingspflanze mit Reinigungsmitteln? Nein. Warum also wertschätzen wir unseren eigenen Körper nicht und vergiften ihn?

Bei der täglichen Essenswahl hilft mir das Wissen über die Funktionsweisen des Organismus und die Eigenschaften von Lebensmitteln. Dieses Wissen möchte ich hier in möglichst einfacher Art und Weise darstellen, beginnend mit den Grundlagen, also dem Aufbau unseres Verdauungssystems und seiner Mechanismen.

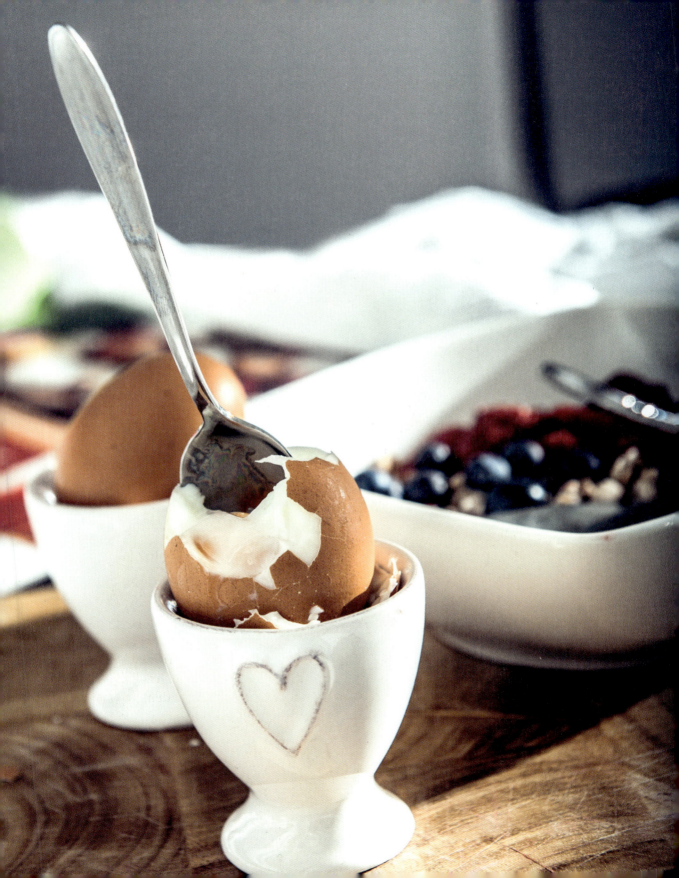

DAS VERDAUUNGSSYSTEM

DIE MUNDHÖHLE

Sie ist der erste Abschnitt des Verdauungstrakts. Hier zerkleinern wir die Nahrung. In der Mundhöhle befinden sich mehrere Speicheldrüsen. Die Unterzungenspeicheldrüse produziert ständig Sekret (bei Erwachsenen sogar bis zu 2 Liter am Tag); die anderen Drüsen reagieren erst, wenn wir etwas riechen, fühlen und schmecken. Dickflüssiger Speichel, der auf das Signal „Nahrung" hin produziert wird, vermischt sich mit dieser und vergrößert dadurch ihr Volumen. Das erhöht die Wirksamkeit von Verdauungsenzymen.

Dieser Speichel enthält Chloride, die Säuren neutralisieren, um Zähne, Mundhöhle und Speiseröhre vor Schäden zu bewahren. Außerdem aktivieren sie ein Verdauungsenzym, das bereits im Mund **mit dem Abbau von Kohlenhydraten beginnt**.

SORGFÄLTIGES ABBEISSEN, LANGSAMES KAUEN UND LANGSAMES SCHLUCKEN BEREITEN DIE NAHRUNG BESONDERS GUT AUF DIE VERDAUUNG VOR.

DER MAGEN

Er ist ein Hohlorgan aus Muskelgewebe mit dicken Wänden und kann sich an das Volumen der verzehrten Nahrung anpassen. Er produziert Magensaft (2–3 Liter pro Tag) und Schleim. Die zerkaute Nahrung gelangt in den Magen, wo sie sich mit dem Magensaft vermischt, der Salzsäure und Verdauungsenzyme enthält. Die Säure wirkt antibakteriell, **verändert die Struktur der Proteine und erleichtert den Verdauungsenzymen die Arbeit**. In der ersten Phase wird der Magensaft abgesondert, sobald ein Reiz die Sinneszellen für Riechen, Schmecken und Sehen sowie alle höheren Nervenzentren stimuliert – sogar dann, wenn wir nur an Essen denken oder darüber sprechen. Die zweite und ergiebigste Phase der Magensaftabgabe beginnt, wenn sich Nahrung im Magen befindet. Wenn die Nahrung an den Dünndarm weitergegeben wurde, hemmen Hormone aus demselben die weitere Abgabe des Magensafts.

FLÜSSIGKEITEN, DIE UNMITTELBAR VOR, WÄHREND UND DIREKT NACH DEM ESSEN EINGENOMMEN WERDEN, VERDÜNNEN DEN MAGENSAFT. ES IST GESÜNDER, WÄHREND DES ESSENS AUFS TRINKEN ZU VERZICHTEN.

DÜNNDARM

Der Dünndarm hat einen Durchmesser von etwa 3,5 cm und eine Länge von ca. 5–6 m. Der erste Abschnitt des Dünndarms ist der **Zwölffingerdarm** (ca. 25 cm lang). An der Verdauung sind hier der Pankreassaft aus der Bauchspeicheldrüse (Pankreas) und die Galle aus der Leber beteiligt. Der Gallensaft ist für die Fettverdauung notwendig. Der Pankreassaft liefert Bikarbonat, das die Säure des Magensafts neutralisiert. Außerdem enthält er Enzyme, die **Kohlenhydrate, Fette und Eiweiße verdauen**.

Der Dünndarm ist stark durchblutet. Nach dem Essen steigt die Durchblutung in seinen Blutgefäßen an, damit die aufgenommenen Nährstoffe weiter in den Körper gebracht werden können.

DER DICKDARM

Er ist ca. 130–150 cm lang und hauptsächlich für die Aufnahme von Wasser, Natrium und anderen Mineralstoffen verantwortlich.

Im Dickdarm finden die letzten Schritte der Verdauung statt. Das im Nahrungsbrei enthaltene Wasser wird zu 90 % wieder aufgenommen und steht dem Körper damit weiterhin zur Verfügung. Auch Mineralstoffe, die der Speisebrei noch reichlich enthält, werden hier zurückgewonnen.

Im Dickdarm leben zahlreiche Bakterien. **Die Zusammensetzung dieser Bakterienflora hängt stark von unserer Ernährung ab.** Mithilfe der Darmflora zerlegt unser Körper Ballaststoffe, die in den oberen Teilen des Verdauungstrakts als „Besen", Quellmaterial und Füllstoff dienten. Ein Teil der Fasern kann so in verwertbare Stoffe wie Vitamine der Gruppe B, Folsäure oder Aminosäuren umgewandelt werden.

Die Dickdarmflora ist für das Immunsystem des Körpers von besonderer Bedeutung, weil ihre Bakterien eine Barriere gegen Nahrungsbestandteile bilden, die für den Organismus schädlich sind. Sie unterstützt die Leber also entscheidend bei der Entgiftung.

LEBER

Sie ist die größte und am meisten unterschätzte Drüse und zudem das größte biochemische Labor im menschlichen Organismus. Die Leber gehört zwar zum Verdauungssystem, befindet sich jedoch außerhalb des Magen-Darm-Kanals.

Funktionen der Leber:

▶ Produktion von Gallenflüssigkeit, die von den Leberzellen freigegeben und durch Gallenwege zum Zwölffingerdarm transportiert wird

▶ Speicherung der Galle in der Gallenblase zwischen den Mahlzeiten

▶ Speicherung und Freisetzung von Kohlenhydraten

▶ Produktion von Bluteiweißen

▶ Beteiligung am Cholesterinstoffwechsel

▶ Steuerung bestimmter Hormone (dank der Leber sind sie dann aktiv, wenn sie benötigt werden)

▶ Synthese von Provitamin D (Vorstufe von Vitamin D)

▶ Umwandlung überschüssiger Kohlenhydrate in Fettsäuren

▶ Speicherung von 10 % der aufgenommenen Kohlenhydrate

▶ Aufbau von Fettsäuren

▶ Aufrechterhaltung der richtigen Aminosäurekonzentration im Blut

▶ Bildung von Blutgerinnungsfaktoren

▶ Entgiftung von verschiedenen Substanzen, z. B. von Alkohol.

Der Gallensaft spielt eine wichtige Rolle beim Verdauungsprozess, der Aufnahme von Fetten und fettlöslichen Vitaminen A, D, E und K. Er hilft auch, Restprodukte und überschüssiges Cholesterin zu beseitigen. Zusammen mit dem Pankreassaft bewirkt der Gallensaft die notwendige Anhebung des pH-Werts. Nur im diesem alkalischen Milieu können die Verdauungsenzyme wirken.

BAUCHSPEICHELDRÜSE

Wie die Leber liegt auch die Bauchspeicheldrüse außerhalb des Magen-Darm-Kanals. Sie bildet den Pankreassaft, der vor allem Verdauungsenzyme für den Abbau von Kohlenhydraten, Fetten und Eiweißen im Dünndarm enthält. Außerdem produziert die Bauchspeicheldrüse Insulin, das den Blutzuckerspiegel im Blut reguliert.

KOHLENHYDRATE UND PROTEINE WERDEN IN UNTERSCHIEDLICHEN UMGEBUNGEN VERDAUT: KOHLENHYDRATE IN ALKALISCHEN, PROTEINE IN SAUREN. GENAU AUS DIESEM GRUND SOLLTE MAN SIE GETRENNT VONEINANDER ESSEN.

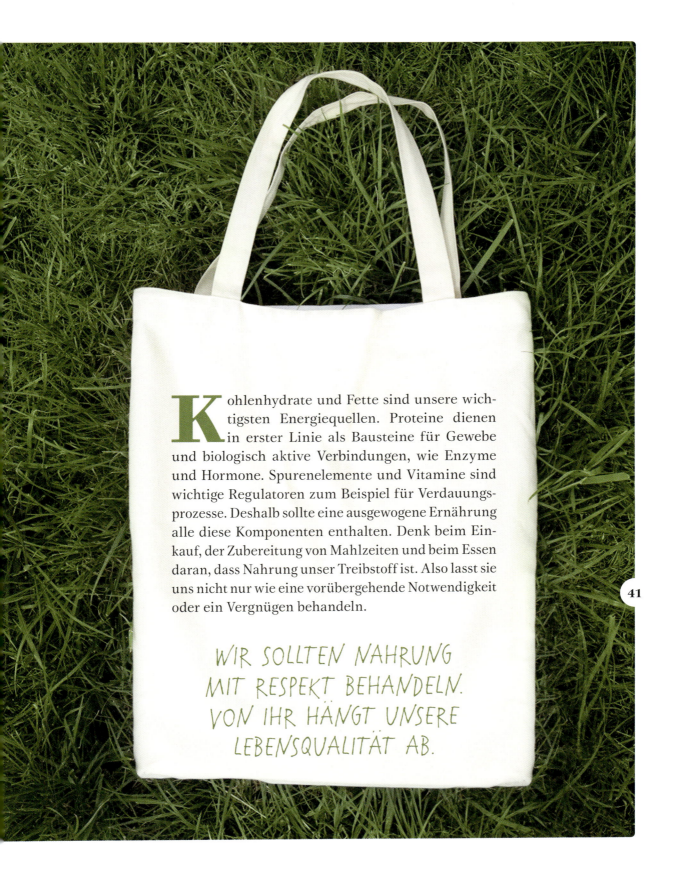

Kohlenhydrate und Fette sind unsere wichtigsten Energiequellen. Proteine dienen in erster Linie als Bausteine für Gewebe und biologisch aktive Verbindungen, wie Enzyme und Hormone. Spurenelemente und Vitamine sind wichtige Regulatoren zum Beispiel für Verdauungsprozesse. Deshalb sollte eine ausgewogene Ernährung alle diese Komponenten enthalten. Denk beim Einkauf, der Zubereitung von Mahlzeiten und beim Essen daran, dass Nahrung unser Treibstoff ist. Also lasst sie uns nicht nur wie eine vorübergehende Notwendigkeit oder ein Vergnügen behandeln.

WIR SOLLTEN NAHRUNG MIT RESPEKT BEHANDELN. VON IHR HÄNGT UNSERE LEBENSQUALITÄT AB.

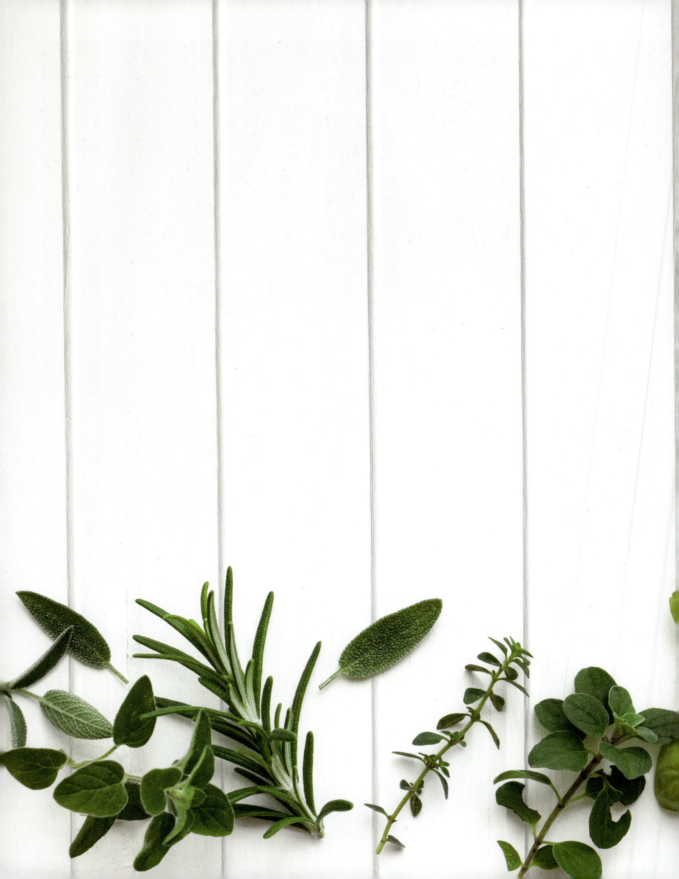

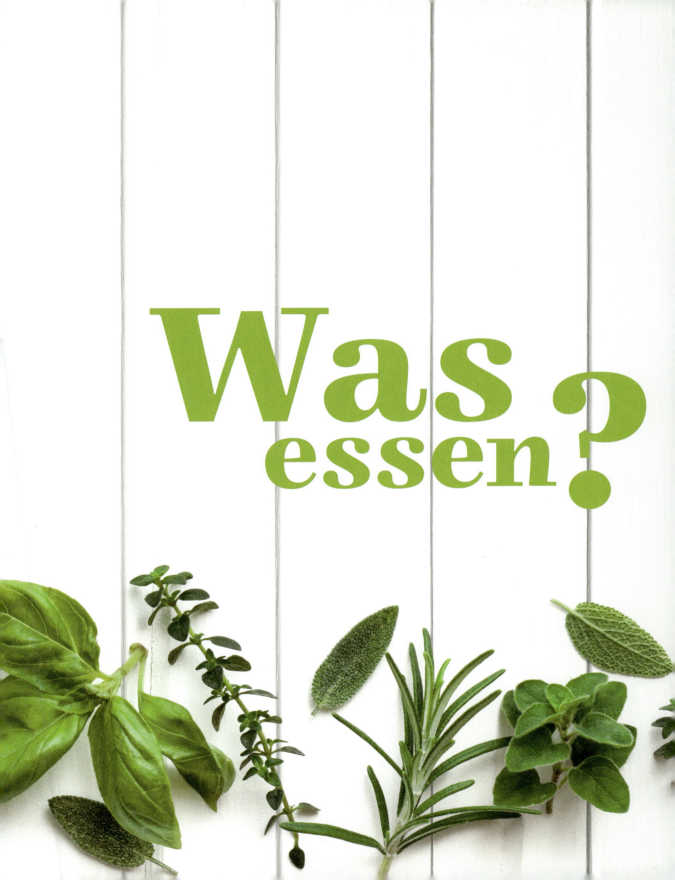

KOHLENHYDRATE

Viele denken dabei sofort an Zucker. Richtig, weil sie Zucker sind. Es gibt unterschiedliche Kohlenhydrate: einfache und komplexe. Sie stecken nicht nur in süß schmeckenden Produkten. Einfachzucker findet sich vor allem in Obst, Vielfachzucker in Getreide, Gemüse und Nüssen. Eine wichtige Rolle im Zuckerstoffwechsel spielt Insulin.

Insulin ist ein Hormon, das ständig von der Bauchspeicheldrüse produziert wird. Nach dem Essen wird mehr Insulin benötigt, denn der Blutzucker (Menge an Glukose im Blut) steigt und soll wieder gesenkt werden. Daher steigt die Insulinproduktion schlagartig an und ermöglicht den Transport von Glukose in die Zellen. Die Glukosekonzentration im Blut sinkt wieder. Wenn aber durch die Verdauung die Glukosemenge weiter steigt, wandelt der Körper die überschüssige Menge in Glykogen um – eine Substanz, die in Muskeln und Leber gespeichert wird und dem Körper als Energiereserve dient. Wenn die Vorratskammer der Leber voll ist und wir weiter Kohlenhydrate zu uns nehmen, sammelt der Körper diese im Fettgewebe, und wir nehmen an Gewicht zu.

Wir können auf Kohlenhydrate jedoch nicht vollständig verzichten. Sie liefern dem Körper Energie, um die Lebensfunktionen aufrechtzuerhalten – diese Millionen biochemischer Reaktionen, die jede Minute ablaufen. Wenn du körperliche Aktivität liebst (jeder, der sich um seine Gesundheit kümmert, tut das), dann musst du Kohlenhydrate lieben und klug essen lernen – also wissen, wie man die gefährlichen Kohlenhydrate meidet.

ZUCKER, MEHL, REIS

Der Großteil der mit der Nahrung aufgenommenen Kohlenhydrate ist Mehrfachzucker. Damit der ans Blut weitergegeben werden kann, muss er in Einfachzucker zerlegt werden. Diesen Prozess setzen Enzyme aus Speichel, Pankreassaft und Darmsaft in Gang. Unentbehrlich sind auch die Vitamine der B-Gruppe und Mineralstoffe. Getreidekörner, also die Hauptlieferanten für Mehrfachzucker, enthalten alle Vitamine und Spurenelemente, die zur Verdauung benötigt werden. **Leider gehen beim Raffinieren, Säubern und Bleichen von Getreide die Spurenelemente verloren.** Wenn wir dem Organismus weißen Zucker, weißes Mehl und weißen Reis zuführen, dann muss er die eigenen Vitamin- und Mineralstoffreserven verwenden, um die Produkte zu verdauen. Das Ergebnis ist unerfreulich, weil neben Glukose auch sehr schädliche Stoffe entstehen: Brenztraubensäure und Pentosen, die die Arbeit der Blutkörperchen behindern. Zudem bildet sich lästiger Schleim, der, anstatt die Schleimhaut zu säubern, einen Nährboden für Bakterien und Pilze bietet.

Raffinierte Kohlenhydrate versauern den Organismus. Normalerweise stabilisiert das Blut den optimalen pH-Wert selbst. Wenn aber zu viele Kohlenhydrate vorhanden sind, kann es zu chronischer Übersäuerung und Problemen mit der Sauerstoffsättigung kommen. Das gilt vor allem für raffinierte Kohlenhydrate, denen die Stoffe fehlen, die der Körper für eine reibungslose Funktion benötigt. Um sich zu entsäuern, greift der Organismus auf körpereigenes Magnesium, Phosphor, Kalium und Calcium (aus Knochen und Zähnen) zurück, was wiederum zu Osteoporose führen kann.

AUCH KOHLENSÄUREHALTIGE GETRÄNKE ÜBERSÄUERN DEN ORGANISMUS!

Wenn du nicht auf Trennkost setzt und es mit den Kohlenhydraten übertreibst, dann dient der unverdaute Restzucker im Dickdarm als Nährboden für Bakterien, Pilze und Parasiten. Candida, eine Hefepilzgattung, die bei richtiger Ernährung nützlich ist, vermehrt sich bei übermäßiger Zuckerzufuhr stark und bildet ein für die Gesundheit gefährliches Pilzgeflecht. Candida produziert zudem eine insulinähnliche Substanz, die den Appetit auf Süßes steigert.

Weißer Zucker und daraus hergestellte Süßungsmittel können süchtig machen. Allein deswegen sollte man weniger Zucker zu sich nehmen und ihn bei Kindern gänzlich von der Speisekarte streichen. Verarbeitete Süßigkeiten, Kekse, Bonbons, Eis und gesüßte Getränke dienen häufig als Belohnung und manchen Kindern ersetzen sie normale Mahlzeiten. Sie schaden dem sich entwickelnden Körper und auch dem Nervensystem.

GEWUSST WIE: KOHLENHYDRATE ESSEN

Hier einige Regeln für den Verzehr verschiedener Arten von Kohlenhydraten:

▸ Proteine und Kohlenhydrate sollten nicht in der gleichen Mahlzeit vorkommen.

▸ Vermeide, unterschiedliche Kohlenhydrate in einer Mahlzeit zu mischen: Hülsenfrüchte (Proteinquelle) z. B. sollten ohne Brot und Getreideprodukte gegessen werden.

▸ Zu Brot, Pfannkuchen, Nudeln usw. keinen Zucker hinzugeben.

▸ Kohlenhydratreiche Mahlzeiten sollten während der ersten Tageshälfte gegessen werden, weil sie am meisten Energie liefern.

▸ Vor einer Kohlenhydratspeise kann man einen Gemüsesalat essen; er liefert uns Ballaststoffe und Enzyme, die bei der Stärkeverdauung helfen.

▸ Unmittelbar nach dem Essen von Kohlenhydraten nichts trinken (dies bezieht sich auf jede Mahlzeit).

BALLASTSTOFFE

Ballaststoffe sind Substanzen pflanzlichen Ursprungs, die nicht verdaut und von unserem Organismus nicht aufgenommen werden. Man unterscheidet lösliche und unlösliche Ballaststoffe. Zu den löslichen zählen Pektine, Gummi und Schleimstoffe. Sie regulieren die Prozesse der Verdauung und der Nahrungsaufnahme und sind in Obst, Samen von Hülsenfrüchten, Gersten- und Haferkörnern oder Wurzelgemüse enthalten. Zellulose, Lignin und Hemizellulosen hingegen sind unlöslich. Im Darm wirken sie wie ein Besen und verhindern Verstopfungen. Sie kommen in Samen, Flocken, Grützen, Vollkornprodukten, Gemüse und Nüssen vor.

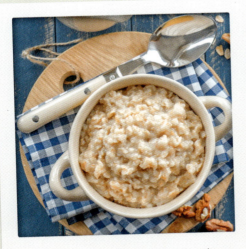

Ich empfehle allen eine Portion Ballaststoffe zum Frühstück.

VORTEILE:

- Mundhöhle: Ballaststoffe verlangsamen das Kauen, zwingen zum Zerbeißen, regen den Speichelfluss an – und es findet eine natürliche Zahnreinigung statt, v. a. von Zucker.
- Magen: Ballaststoffe quellen im Magen auf, drücken gegen die Magenwände – vermitteln das Gefühl der Sättigung und reduzieren den Appetit, sie helfen im Kampf gegen Übergewicht.
- Darm: Ballaststoffe verlangsamen den Transport des Nahrungsbreis durch den Verdauungstrakt, was die langsamere Aufnahme von Kohlenhydraten und Fetten erlaubt. Ballaststoffarme Nahrung hingegen wird schneller verdaut. Im Dünndarm binden Ballaststoffe den Überschuss an Fettsäuren, Galle, Cholesterin, aber auch Schwermetalle und krebserregende Stoffe und sorgen dafür, dass diese mit dem Stuhl ausgeschieden werden. Ballaststoffe fördern zusammen mit Wasser die Darmentleerung.
- Blutgefäße: Ballaststoffe senken die Insulinausschüttung und stabilisieren den Blutzuckerspiegel; sie senken den Cholesterin- und Triglyceridspiegel, was das Arterioseriserisiko deutlich reduziert.
- Ballaststoffe senken den Glykämischen Index einer Mahlzeit.

HAFERFLOCKEN SIND EIN GESCHENK FÜR DEN DARM. UND ÜBER DEN TAG VERTEILT SOLLTE MAN ESSEN: ÄPFEL (PEKTINE!), GEMÜSESALATE, ROHKOSTSALATE, VOLLKORNGEBÄCK.

WICHTIG! Ballaststoffe wirken erst dann großartig, wenn dem Organismus mindestens **2 Liter Flüssigkeit pro Tag** zugeführt werden!

MÖGLICHE NACHTEILE:

- ▶ Zu viele unlösliche Ballaststoffe können Blähungen verursachen.
- ▶ Sie beeinflussen die Wirkung bestimmter Medikamente – dazu sollte ein Arzt konsultiert werden.
- ▶ Zu viele Ballaststoffe können die Aufnahmefähigkeit von Magnesium, Eisen und Zink senken.
- ▶ Bei Menschen mit einem empfindlichen Verdauungssystem können Ballaststoffe schmerzhafte Reizungen verursachen.

OBST

IM FOLGENDEN WERDE ICH MEINE ANSICHTEN ZUM THEMA OBST DARLEGEN, DIE ICH DURCH SELBSTBEOBACHTUNG, AUS BÜCHERN UND AUS GESPRÄCHEN MIT ÄRZTEN UND ERNÄHRUNGSBERATERN GEWONNEN HABE.

Ich weiß, dass einige Ernährungsexperten andere Ansichten vertreten. Sollte sich meine Meinung irgendwann ändern, weil ich zum Beispiel auf Forschungsergebnisse stoße, die mich davon überzeugen, dass ich unrecht hatte – dann werde ich euch, liebe Leser :), darüber informieren. Hier meine Ansichten zum Thema Obst:

- ▶ Rohes Obst kann man mit Milchprodukten kombinieren, vorausgesetzt, es handelt sich um Naturjoghurt, Kefir oder Dickmilch. Milchprodukte aus dem Supermarkt sind stark verarbeitet, daher fehlt ihnen die natürliche Mikroflora, die für die Verdauung dieser Nahrungskombination unentbehrlich ist. Schon allein die Verdauung des Milchproteins Kasein benötigt diese Mikroflora.
- ▶ Da Stoffe, die Milchprodukte haltbar machen, die Entwicklung von für uns gutartigen Bakterien stoppen, sollten wir Joghurt zu Hause selbst herstellen. Das ist nicht schwierig.
- ▶ Obst kann auch mit Kohlenhydraten kombiniert werden, jedoch am besten in warmen Gerichten: gekocht oder gebacken. Daher enthalten meine Frühstücksrezepte z. B. gekochte Äpfel mit Haferflocken.
- ▶ Melonen sollten einzeln gegessen werden.
- ▶ Ideal ist es, unterschiedliche Obstsorten nicht miteinander zu kombinieren. Man kann also z. B. einen Waldbeerensalat zubereiten,

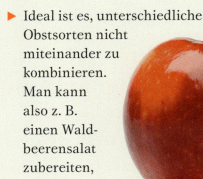

eine Banane gehört aber nicht hinein. Ohne Probleme darf man Süßes mit Süßem kombinieren, Saures mit Saurem usw.

► Und rohem Obst weder Zucker noch Süßstoffe hinzugeben!

► Obst sollte in der jeweiligen Saison gegessen werden – dann, wenn es frisch ist. Der Sommer ist eine hervorragende Früchtezeit; dann haben sie den höchsten Nährwert und kühlen. Getrocknete Früchte hingegen wärmen.

► Obst sollte eher während der ersten Tageshälfte gegessen werden. Auf keinen Fall sollte die letzte Mahlzeit vor dem Schlafen daraus bestehen.

ICH HALTE MICH AN ALLE OBEN GENANNTEN GRUNDSÄTZE. ABER WIE IMMER, BITTE BEOBACHTET EUCH SELBST UND AUCH EURE KINDER. EINE REAKTION DES KÖRPERS AUF EINE MAHLZEIT KANN EIN WICHTIGER HINWEIS DARAUF SEIN, DASS UNS ETWAS SCHADET.

Manchmal ignorieren wir fatalerweise Signale, die uns der Körper sendet.

PROTEINE

UNSER ORGANISMUS BESTEHT AUS PROTEINEN. WIR MÜSSEN SIE STÄNDIG ÜBER DIE NAHRUNG ZUFÜHREN, DENN DIE KÖRPEREIGENEN PROTEINE UNTERLIEGEN EINEM UNUNTERBROCHENEN AB- UND AUFBAU. JE BESSER DIE PROTEINQUALITÄT, DESTO BESSER KANN DER KÖRPER SIE VERWERTEN.

Proteine bestehen aus Aminosäuren. Einige Aminosäuren müssen wir unserem Körper über die Nahrung zuführen, da er sie nicht selber produzieren kann. Sie werden als essenzielle Aminosäuren bezeichnet; zu ihnen zählen: Isoleucin, Leucin, Lysin, Methionin, Phenylalanin, Threonin, Tryptophan und Valin. Aminosäuren, die der Körper selbst produziert, sind zum Beispiel Serin und Arginin. Ist der Organismus krank oder gestresst, ist er nicht in der Lage, sie selbst in ausreichender Menge herzustellen. Daher ist es wichtig, Aminosäuren über die Nahrung zuzuführen.

Dass ich über Aminosäuren schreibe, hat einen Grund. Sie sind schließlich die Bausteine von Proteinen. Quantität und Qualität der Aminosäuren bestimmen den Nährwert von Proteinen, der auch entscheidend davon abhängt, wie leicht Proteine verdaulich sind und welche Energie sie bereitstellen. Experten der FAO und der WHO haben festgelegt, dass Muttermilch und Hühnereier als Maßstab für den Nährwert von

Nahrungsproteinen dienen, da die enthaltenen Proteine für den Organismus am leichtesten verdaulich sind.

FLEISCH

In zahlreichen Publikationen ist zu lesen, dass Fleisch der Hauptlieferant für Protein ist, während Eiweiße, die in Getreide oder Gemüse enthalten sind, als wenig wertvoll gelten. Doch die Zahl der Befürworter vegetarischer Ernährung steigt – auch unter Wissenschaftlern. Forschungsergebnisse stützen diese Einstellung. Der Standpunkt der Forscher ist: Fleisch enthält in der Tat Proteine, die der menschliche Körper braucht, allerdings können sie durch Proteine aus Milchprodukten, Eiern, Gemüse, Nüssen und Getreide ersetzt werden. Den Verzicht auf Fleisch begründen sie damit, dass es

> **VEREINFACHTE LISTE DER WICHTIGSTEN FUNKTIONEN VON PROTEINEN**
>
> ▸ Proteine sind Baustoff für Zellgewebe, Enzyme, Hormone und andere lebenswichtige Verbindungen;
> ▸ beeinflussen das Wachstum und die menschliche Entwicklung;
> ▸ beeinflussen die Geweberegeneration;
> ▸ verteilen mit den Körperflüssigkeiten Nährstoffe, Medikamente und Atemgas im gesamten Organismus;
> ▸ sorgen für Transporte innerhalb der Zelle;
> ▸ sind wichtiger Bestandteil des Immunsystems – Antikörper sind Proteine;
> ▸ regulieren den Flüssigkeitshaushalt im Körper;
> ▸ sind daran beteiligt, das Säure-Basen-Gleichgewicht zu halten.

im Verdacht steht, Krebs zu erregen und Arteriosklerose zu fördern.

Ich weiß, dass es auch unter Sportlern Vegetarier und sogar Veganer gibt, aber aufgrund meines Wissens über den Bedarf an verschiedenen Proteinen während intensiver Trainingszeiten nehme ich tierisches Protein als ständigen, aber nicht dominierenden Nahrungsbestandteil zu mir. Klar achte ich darauf, dass das Protein aus einer guten Quelle stammt. Ich kaufe und esse keine Wurst- oder Fleischprodukte, weil bei ihrer Verarbeitung wichtige Nährstoffe verloren gehen

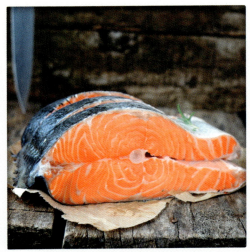

Am allerliebsten esse ich fetthaltigen Fisch, weil er nicht nur Eiweiße, sondern auch Omega-3-Säuren liefert.

und sie stattdessen mit schädlichen Substanzen „angereichert" werden. Ich esse kein Schweinefleisch, nur mageres Geflügelfleisch. Am allerliebsten esse ich fetthaltigen Fisch, weil er nicht nur Protein, sondern auch Omega-3-Fettsäuren liefert.

Ich habe nichts gegen eine vegetarische Ernährung. Vegetarier sollten nur (unbedingt) dafür sorgen, dass sie alle Nährstoffe mithilfe anderer Lebensmittel aufnehmen, da ihr Organismus sonst nicht richtig funktionieren kann.

MILCH

Vorhin habe ich geschrieben, dass Muttermilch ein Musterbeispiel für leicht verdauliches Eiweiß ist. Wenn eine Mutter sich gesund ernährt, dann ist ihre Milch die beste Nahrung für das Baby. In Muttermilch sind Omega-3-, Omega-6- und Omega-9-Fettsäuren in einem Mengenverhältnis enthalten, das die geistige Entwicklung fördert. Zudem enthält sie viele andere Stoffe, die für das gesunde Wachstum eines Kindes unentbehrlich sind.

Doch Kuhmilch ist nicht gleich Muttermilch. Das Besondere ist, dass die Verdauung des Säuglings und die Zusammensetzung der Muttermilch genau aufeinander abgestimmt sind. Nur der Darm von Säuglingen bildet den Stoff Labferment, der die Verdauung des Proteins Kasein vereinfacht. Auch Kuhmilchprodukte enthalten Kasein. Bei der Verdauung helfen bestimmte Bakterien, die die Milch natürlicherweise enthält. Milchprodukte im Supermarkt haben aber ein Problem, denn im Verarbeitungsprozess werden diese Bakterien dauerhaft gehemmt. Dies dient der Haltbarkeit und dem Aussehen der Milchprodukte, nicht aber unserer Gesundheit.

BEFÜRWORTER VON KUHMILCH BETONEN DEREN ROLLE BEI DER VERSORGUNG DES KÖRPERS MIT GUTEM CALCIUM.

Es gibt jedoch die Theorie, dass Calcium aus pasteurisierten Milchprodukten schlechter verwertbar ist. Wer andere Quellen sucht: Calcium ist ebenfalls in Gemüse, Eiern, Obst, Kleie und Nüssen enthalten, worin wiederum Mineralstoffe vorkommen, die die Calciumaufnahme erleichtern. Alle weiteren Elemente, die Kuhmilch wertvoll machen, sind auch in anderen Grundnahrungsmitteln enthalten. Zusätzlich sind die meisten Milcherzeugnisse homogenisiert. Dabei werden Partikel zerkleinert und vermischt, die

CALCIUM FINDET SICH AUCH IN GEMÜSE, EIERN, OBST, KLEIEN UND NÜSSEN. SIE ENTHALTEN AUCH MINERALSTOFFE, DIE DIE AUFNAHME DES CALCIUMS VEREINFACHEN.

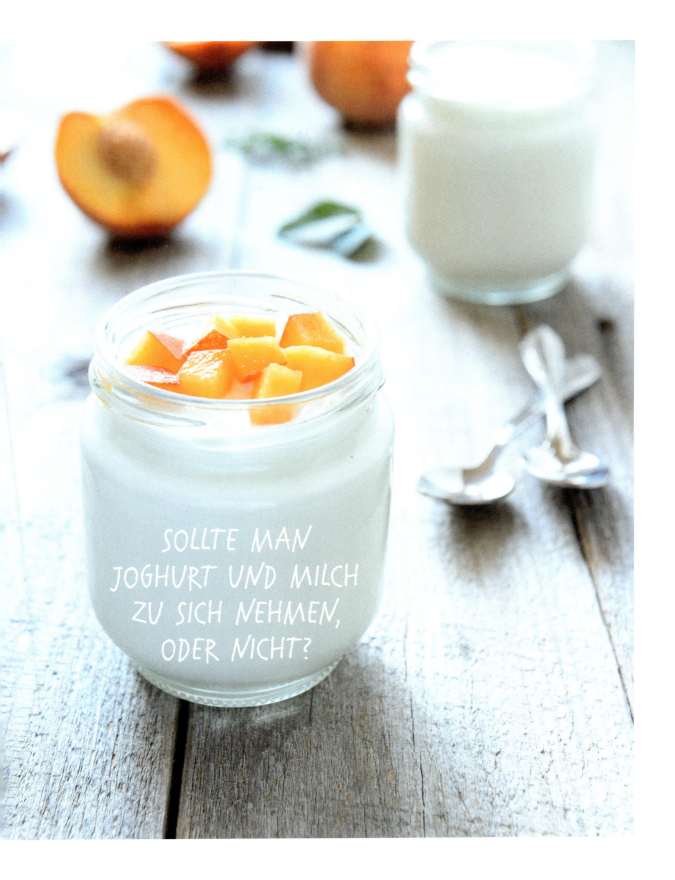

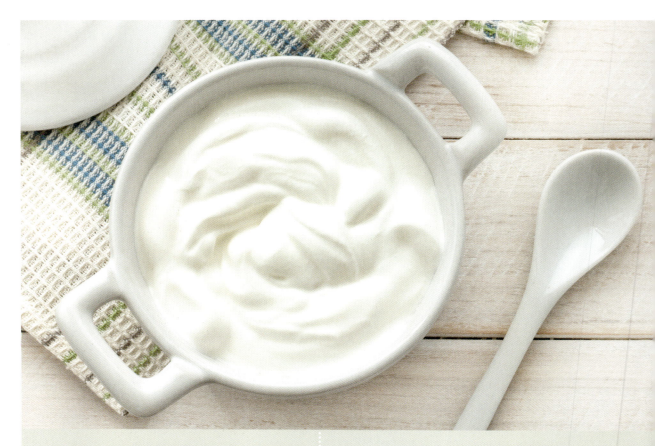

unter natürlichen Bedingungen nicht miteinander verbunden sind. Die Homogenisierung bewirkt, dass einige Bestandteile der Milch, die in naturbelassener Form vom Organismus nicht aufgenommen, sondern ausgeschieden werden würden, ins Blut gelangen. So werden sie zu einer der Ursachen von Herzinfarkten und Kreislauferkrankungen. Wozu homogenisiert man dann Milch? Angeblich, um Aussehen und Geschmack zu verbessern.

Sollte man Joghurt und Milch zu sich nehmen, oder nicht? Wenn du Laktose gut verträgst (das ist heutzutage leider nicht selbstverständlich), dann trink Kuhmilch oder besser Ziegenmilch – aber die naturbelassene, nicht die aus dem Supermarkt – und beobachte, wie dein Körper darauf reagiert.

Noch gesünder ist es, auf fermentierte Milchprodukte umzusteigen: auf Dickmilch oder Kefir. Aber auch diese sollten naturbelassen sein! Die in Dickmilch enthaltenen Bakterien wirken positiv auf unseren Darm. Auch in selbst gemachtem Kefir stecken nützliche Bakterien. Sie agieren wie Soldaten: Sie kämpfen gegen die kranke Darmflora, besiegen bösartige Bakterien und halten die Vermehrung von Pilzen und Parasiten auf. Ein Mensch mit gesundem

Darm ist zum Beispiel weniger anfällig für Krebserkrankungen.

Wie mache ich selbst gemachten, echten Kefir? Der Ernährungsberater **Jacek Kucharski** ist ein großer Fan der Kefirherstellung mithilfe des Tibetanischen Pilzes. Milch, die diesem Pilz zugegeben wird, verwandelt sich in Kefir. Das Getränk enthält ein einzigartiges Spektrum an Bakterien- und Hefekulturen, Vitaminen und Enzymen. Es ist ein hervorragendes Probiotikum, unterstützt also eine gesunde Darmflora.

Wer den Tibetanischen Pilz korrekt aufbewahrt, kann ihn immer weiter verwenden. Die Kefirherstellung ist einfach, allerdings darf das Getränk nicht mit Metall in Kontakt kommen (Deckel bei Schraubgläsern!). Solltest du verreisen, fühlt sich der Pilz im Gefrierschrank pudelwohl.

Wenn du dich auf das Kefir-Pilz-Abenteuer einlassen willst, dann sei vorsichtig – manche Menschen reagieren sensibel darauf. Der Kampf der Bakterien im Darm macht sich mitunter deutlich bemerkbar. Deshalb ist es sinnvoll, Kefir schrittweise in den Speiseplan aufzunehmen.

Ist der Organismus bereits an Kefir gewöhnt, kann man ihn im Sommer täglich trinken, da er angenehm kühlt. Man kann ihn auch mit Obst mischen, da die Bakterienzusammensetzung in diesem Milchprodukt hervorragend mit der Verdauung der Kombination „Kefir + Obst"

zurechtkommt. Im Winter ist es besser, 2- bis 3-wöchige Pausen einzulegen.

Vermutlich werden sich einige Leser darüber auslassen, dass ich „irgendwelches teures Zeug" empfehle. Nun ja, ich empfehle das, was ich für gesund halte, das, was sich bewährt und mich überzeugt hat. Für alle, denen der Pilz zu exotisch ist, bleibt die Dickmilch. Sie ist eine klasse Alternative – vorausgesetzt, sie stammt nicht aus dem Supermarkt.

GEWUSST WIE: PROTEINE ESSEN

▶ Produkte mit einem hohen Proteinanteil sollten nicht mit kohlenhydrathaltigen kombiniert werden.

▶ Proteine kann man mit Pflanzenfett mischen (am besten mit Oliven- oder Traubenkernöl), mit geklärter oder etwas Rohmilchbutter.

▶ Proteine kann man auch sehr gut mit Gemüse kombinieren.

▶ Bei Mahlzeiten, die aus mehreren Bestandteilen bestehen, esse ich die mit den meisten Proteinen am Ende.

▶ Es ist vorteilhafter, Proteine zum Abendessen zu sich zu nehmen, da der Organismus sich über Nacht regeneriert und für diesen Prozess Eiweiße benötigt.

▶ Am besten mischt man unterschiedliche Proteine nicht in einer Speise.

FETTE

FETTE KANN MAN NACH ZAHLREICHEN ASPEKTEN KATEGORISIEREN. ICH WERDE DAS HIER ABER NICHT ERLÄUTERN, WEIL FÜR UNS ALS KONSUMENTEN VOR ALLEM DEREN NÄHRWERT ENTSCHEIDEND IST. SO WIE FÜR DEN NÄHRWERT DER PROTEINE DIE DARIN ENTHALTENEN AMINOSÄUREN (MENGE UND TYP) ENTSCHEIDEND SIND, SO SIND FÜR DEN NÄHRWERT VON FETTEN DIE DARIN ENTHALTENEN FETTSÄUREN AUSSCHLAGGEBEND.

DIE BEDEUTUNG VON FETTSÄUREN

Gesättigte Fettsäuren (siehe Tabelle) beschleunigen die Ablagerung der Arteriosklerose verursachenden Plaques deutlich. Zahlreiche Studien zeigen, dass diese Säuren Krebserkrankungen begünstigen, insbesondere Brustkrebs bei Frauen und Dickdarm- bzw. Prostatakrebs bei Männern. Nur Säuren, die in Schalentieren und in Hühnerfleisch (ohne Haut) enthalten sind, erhöhen den Cholesterinspiegel nicht.

Einfach ungesättigte Fettsäuren können gesättigte Säuren in der Ernährung ersetzen, denn sie erfüllen alle positiven Aufgaben der Fette, begünstigen jedoch weder Arteriosklerose noch Tumorbildung.

Mehrfach ungesättigte Fettsäuren (Omega-3, Omega-6 und Omega-9) erfüllen neben den eingangs erwähnten viele weitere für die Gesundheit wichtige Funktionen. Sie:

▶ sind beteiligt am Cholesterinhaushalt;
▶ stärken die Blutgefäße;
▶ regulieren das Körpergewicht und das normale Wachstum;
▶ sorgen für gesunde Haut;
▶ erhöhen die Widerstandsfähigkeit gegen Infektionen;
▶ regulieren die Nierentätigkeit;
▶ haben Einfluss auf die Funktionsfähigkeit des Herzens;
▶ unterstützen die Wundheilung;
▶ haben eine positive Wirkung auf das Nervensystem.

Damit die Omega-Fettsäuren jedoch ihre nützliche Wirkung voll entfalten können, braucht man eine ausgewogene Zufuhr aus der Nahrung. Besonders gilt das für das Verhältnis von Omega-3 (n3) und Omega-6 (n6). Das Verhältnis Omega-3 zu Omega-6 (n3:n6) sollte 2:1 betragen. Folgende Regeln helfen dir dabei, von den Vorteilen zu profitieren und deine Gesundheit zu fördern.

DIE WICHTIGSTEN FUNKTIONEN VON FETTEN. SIE:

▶ sind eine konzentrierte Energiequelle für das Gewebe und die Organe;

▶ sind der Hauptenergiespeicher des Körpers;

▶ dienen als Bausteine von Zellmembranen und der weißen Substanz im Gehirn;

▶ stabilisieren die Position der Organe;

▶ hemmen die Sekretion des sauren Magensafts;

▶ schützen vor Wärmeverlust;

▶ haben Einfluss auf den Zustand von Haut und Haaren;

▶ haben Einfluss auf den Zustand des Herz-Kreislauf-Systems;

▶ sind eine Quelle der Vitamine A, D, E und K und erleichtern deren Aufnahme aus anderen Produkten;

▶ haben Einfluss auf das Funktionieren des Nervensystems;

▶ unterstützen die Verdauung von Kohlenhydraten.

PRODUKT	FETTSÄUREN ALLGEMEIN [in g/100 g]		
	gesättigte	einfach gesättigte	mehrfach gesättigte
Sonnenblumenöl	11,1	19,5	65,1
Sojaöl	12,0	35,5	48,1
Rapsöl	6,7	63,0	25,8
Maisöl	12,3	26,3	56,9
Palmöl	53,7	35,5	6,3
Traubenkernöl	10,8	20,6	68,7
Olivenöl	14,9	70,1	10,6
Butter	49,3	26,3	2,3
Schmalz	43,6	44,5	7,6
harte Margarine 80 %	18,2	41,0	14,5
weiche Margarine 80 %	18,2	26,4	31,8
weiche Margarine 45 %	11,9	16,4	14,4
tierisch-pflanzliche Mischung 60 %	33,7	20,3	5,6

Tabelle in Anlehnung an das Buch „Żywienie człowieka, podstawy nauki o żywieniu" (dt.: „Die Ernährung des Menschen. Die Grundlagen der Ernährungslehre"), hrsg. v. Jan Gawęcki, S. 188.

ALLE FETTSÄUREN BEEINFLUSSEN DEN CHOLESTERINSPIEGEL IM BLUT. DIESE WIRKUNG DIENT ALS GRUNDLEGENDES KRITERIUM FÜR DIE EINTEILUNG VON FETTEN IN GESUND UND UNGESUND. DA CHOLESTERIN TROTZ SEINES SCHLECHTEN RUFS FÜR UNS LEBENS-NOTWENDIG IST, FOLGEN HIER NOCH EIN PAAR WORTE ZUM CHOLESTERIN.

CHOLESTERIN

Im Blut wird Cholesterin in Form von Lipoproteinen transportiert. Darin sind Fettsäuren, Cholesterin und Proteine enthalten. Man unterscheidet Lipoproteine geringer Dichte (LDL) und Lipoproteine hoher Dichte (HDL).

LDL transportiert Cholesterin in die Zellen. Auf dem Weg durch die Blutbahn kann es sich in den Blutgefäßen ablagern und arteriosklerotische Plaques bilden. Diese gelten als Mitverursacher koronarer Herzkrankheiten. Daher bezeichnet man LDL umgangssprachlich auch als schlechtes Cholesterin.

HDL transportiert das Cholesterin aus den Arterien in die Leber. Es schützt vor Arteriosklerose und wird als gutes Cholesterin bezeichnet.

GRUNDSÄTZE FÜR DEN FETTKONSUM

▶ Fette können mit Kohlenhydraten und Gemüse kombiniert werden.
▶ Die Menge an Fett in der Ernährung sollte begrenzt sein.
▶ Bratfette sind sehr schädlich und sollten gemieden werden.
▶ Wenn etwas dennoch gebraten werden muss, dann sollte dazu geklärte Butter, Olivenöl oder Kokosöl verwendet werden.
▶ Die Aufnahme von festen Fetten, die gesättigte Säuren enthalten, sollte minimiert werden.
▶ Pflanzliche Fette – die am häufigsten verzehrten Fette – werden am besten als kalt gepresste Öle verzehrt.
▶ Am gesündesten sind Öle aus Weintraubenkernen, Lein- und Borretschsamen oder Nachtkerzen – sie senken den Blutcholesterinspiegel. Gesund ist ebenfalls Kokosöl.
▶ Das in Fischen enthaltene Fett schützt das Herz. Daher sollte Fisch fester Bestandteil des Speiseplans sein. Am gesündesten sind frische Fische.
▶ Margarine hingegen sollte vom Speiseplan gestrichen werden, da sie die sehr schädlichen Transfettsäuren enthält.

Cholesterin wird zwar vom Körper selbst produziert, wir müssen es aber auch über die Nahrung aufnehmen. Leider wird jedoch die Konzentration von Cholesterin im Blut erhöht, wenn **wir zu viel davon zu uns nehmen.**

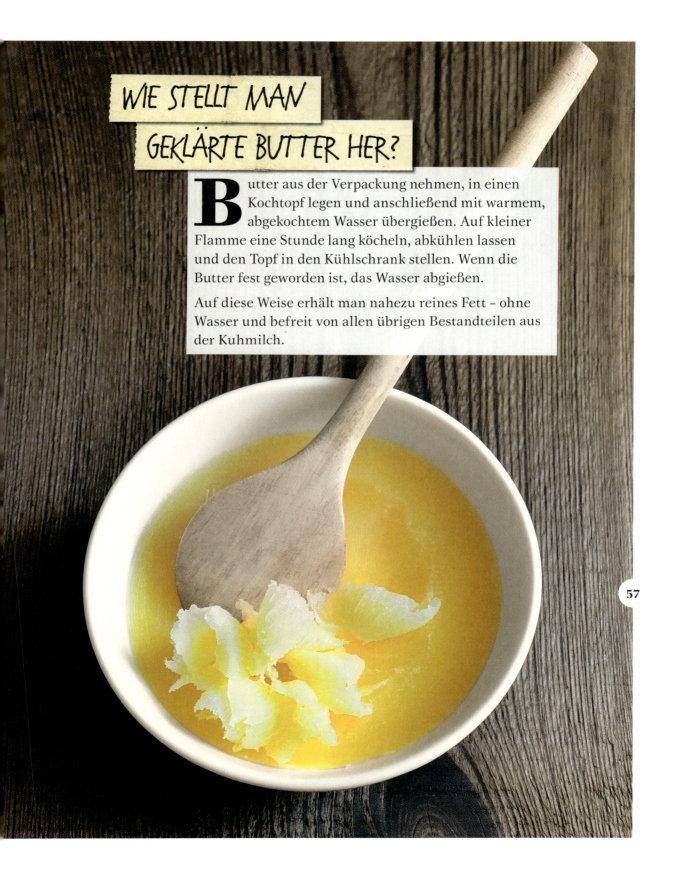

WIE STELLT MAN GEKLÄRTE BUTTER HER?

Butter aus der Verpackung nehmen, in einen Kochtopf legen und anschließend mit warmem, abgekochtem Wasser übergießen. Auf kleiner Flamme eine Stunde lang köcheln, abkühlen lassen und den Topf in den Kühlschrank stellen. Wenn die Butter fest geworden ist, das Wasser abgießen.

Auf diese Weise erhält man nahezu reines Fett – ohne Wasser und befreit von allen übrigen Bestandteilen aus der Kuhmilch.

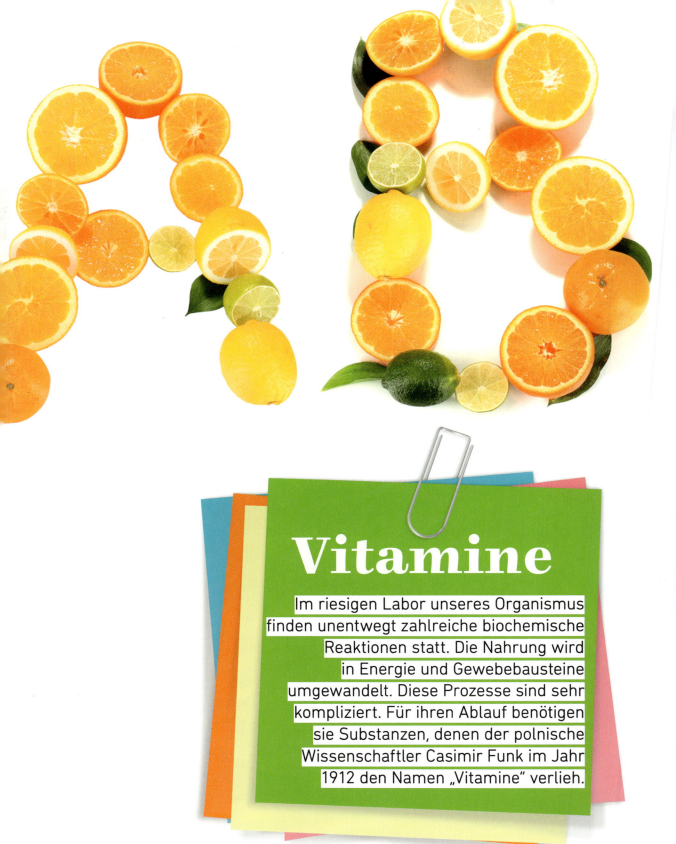

Vitamine

Im riesigen Labor unseres Organismus finden unentwegt zahlreiche biochemische Reaktionen statt. Die Nahrung wird in Energie und Gewebebausteine umgewandelt. Diese Prozesse sind sehr kompliziert. Für ihren Ablauf benötigen sie Substanzen, denen der polnische Wissenschaftler Casimir Funk im Jahr 1912 den Namen „Vitamine" verlieh.

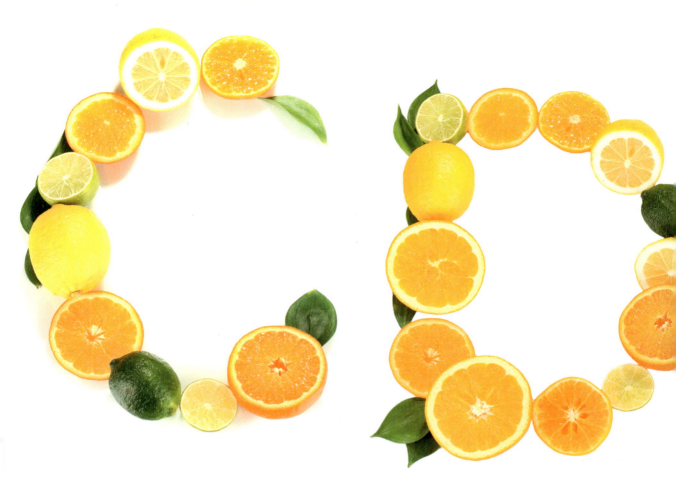

Viele Menschen denken beim Begriff „Vitamin" an bunte Pillen. Vor einigen Jahrzehnten begann die Produktion günstiger Vitaminpräparate im großen Stil. Bis heute erzielt die Pharmaindustrie enorme Gewinne mit synthetischen Vitaminen und zahlreichen ähnlichen Präparaten, die rezeptfrei erhältlich sind. Eine solche Supplementation war sehr hilfreich und hat dabei geholfen, Rachitis, Skorbut und einige andere Vitaminmangelkrankheiten auszurotten. Dennoch gibt es immer noch Länder, in denen der Mangel an Vitaminen in der Nahrung schwere Erkrankungen verursacht.

Diese Erkrankungen müssen uns nicht bedrohen, denn wenn wir uns bewusst ernähren, können wir unserem Körper ausreichend Nährstoffe in natürlicher – und damit auch leichter aufnehmbarer – Form zuführen. Die für ein gesundes Leben erforderliche Dosis Vitamine und Mineralstoffe ist nicht so groß, als dass es Probleme bereiten könnte, diesen Tagesbedarf über unser Essen zu decken. Und wenn du ohne Rücksprache mit einem Arzt Nahrungsergänzungsmittel einnimmst, kannst du dir selbst oder deinen Mitmenschen sogar schaden, denn eine Vitaminüberdosierung ist gefährlich.

Wasserlösliche Vitamine

WENN DU DIR DEINEN ESSENSPLAN ZUSAMMENSTELLST, MUSST DU PRODUKTE BERÜCKSICHTIGEN, DIE VITAMINE ENTHALTEN. BESONDERE AUFMERKSAM-KEIT SOLLTEST DU WASSERLÖSLICHEN VITAMINEN SCHENKEN, WEIL UNSER ORGANISMUS SIE NICHT SPEICHERN KANN UND ÜBERSCHÜSSIGE MENGEN MIT DEM URIN AUSSCHEIDET. DAHER IST ES SO WICHTIG, SIE DEM KÖRPER TÄGLICH ZUZUFÜHREN.

VITAMIN C (Ascorbinsäure)

Die meisten Tiere stellen ihr eigenes Vitamin C her. Nur Menschen, Affen und Meerschweinchen können das nicht und müssen es daher über die Nahrung auf-nehmen. Vitamin C ist wichtig für den Körper, aber problematisch, da es leicht verloren geht, insbesondere beim Kochen und Schmoren in einem offenen Topf. Die Verluste treten unter anderem durch den Kontakt mit Sauerstoff auf. Ähnlich ist es beim Trocknen (z. B. von Früchten), beim Kontakt mit UV-Strahlung (Säfte in transparenten Flaschen) und beim Konservieren mithilfe von Natriumbenzoat. Aspirin, Antibiotika der Gruppe Sulfonamide und Beruhigungsmittel zerstören Vitamin C, daher sollte man aufpassen, welche Medikamente man kombiniert. Das Einfrieren von Nahrungsmitteln wiederum erhält das Vitamin.

Raucher und Alkoholkonsumenten berauben sich selbst der Wohltaten von Vitamin C.

Vitamin C ist für uns unentbehrlich. Einige seiner Funktionen:

- ▶ regt die Kollagenproduktion an;
- ▶ ist an der Synthese von Hormonen und Übertragungsstoffen beteiligt;
- ▶ erhöht die Aufnahmefähigkeit von Eisen;
- ▶ spielt eine wichtige Rolle beim Lipidstoffwechsel;
- ▶ ist ein Antioxidans – schränkt die Wirkung von freien Radikalen ein.

Vitamin C wirkt koronaren Herzkrankheiten und Bluthochdruck entgegen, es hilft bei der Entgiftung und verbessert die Arbeit des Immunsystems.

CHRONISCHER VITAMIN-C-MANGEL KANN DIE ENTSTEHUNG VON ARTERIOSKLEROSE UND TUMOREN BEGÜNSTIGEN. WENN DU GESUND BLEIBEN MÖCHTEST, DANN SORGE TÄGLICH FÜR AUSREICHEND VITAMIN C.

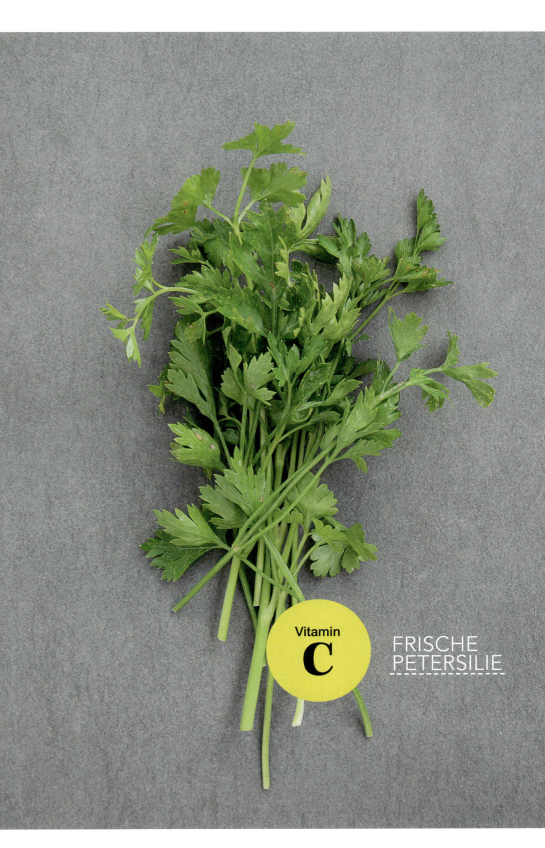

FRISCHE PETERSILIE

Vitamin C

Wo findet sich diese wertvolle Substanz? Vor allem in Obst und Gemüse. Am meisten Vitamin C ist in Hagebutten und Apfelbeeren, Schwarzen Johannisbeeren, frischer Petersilie, Brokkoli und Sauerkraut enthalten. Eine wichtige Vitamin-C-Quelle sind außerdem Tomaten, aber auch Kartoffeln. Enthalten ist es auch (in geringeren Mengen) in anderen Früchten: in Erdbeeren, Kiwis und Zitrusfrüchten.

VITAMIN B$_1$ (Thiamin)

Vitamin B$_1$ befindet sich vor allem in der Schale von Getreide- und Reiskörnern. Ende des 19. Jh. ermöglichten neue Technologien in Asien erstmals die Produktion von weißem Reis ohne Schale. Weil er dadurch der B-Vitamine beraubt wurde, verbreitete sich die Beriberi-Krankheit, die einen allgemeinen Kräfteverfall bewirkt. Die Entdeckung des Vitamin B$_1$ und seiner Gewinnung aus der Reisschale hat es ermöglicht, diese Vitaminmangelkrankheit zu besiegen. So haben wir Naturprodukten zuerst wertvolle Bestandteile entzogen, was die Entwicklung schrecklicher Erkrankungen zur Folge hatte, und anschließend diese Erkrankungen mit denselben wertvollen Inhaltsstoffen, aber in synthetischer Form, wieder geheilt. Dies ist ein großartiges Beispiel für das absurde Treiben zum „Wohle der Menschheit".

Vitamin B$_1$ ist instabil und zerfällt bereits nach 15 Minuten Kochzeit. Vitamin B$_1$ ist empfindlich gegenüber Sauerstoff, aber beständig gegen Licht. In den Herstellungsverfahren von weißem Reis und weißem Mehl werden die Körner von der Schale getrennt, was gewaltige Thiaminverluste zur Folge hat.

Die wichtigsten Funktionen von Vitamin B$_1$:

▶ Beteiligung am Nervensystem – wichtige Rolle bei der Übertragung von Nervenimpulsen;

▶ regt die Ausschüttung bestimmter Sexualhormone an;

▶ Beteiligung am Kohlenhydratstoffwechsel;

▶ als Kofaktor verschiedener Enzyme an den Reaktionen des Stoffwechsels beteiligt.

Bei einer Ernährung ohne Thiamin können die körpereigenen Reserven schon nach zwei Wochen aufgebraucht sein. Die tägliche Zufuhr ist daher wichtig. Außerdem erhöht Alkoholkonsum den Vitamin-B$_1$-Bedarf, ähnlich wie das Rauchen. Auch Sportler und stillende Frauen benötigen eine erhöhte Thiaminzufuhr.

Thiaminmangel führt zu einer Ansammlung von Säuren im Gewebe, was sich negativ auf das Nervensystem, das Gehirn und die Herztätigkeit auswirkt.

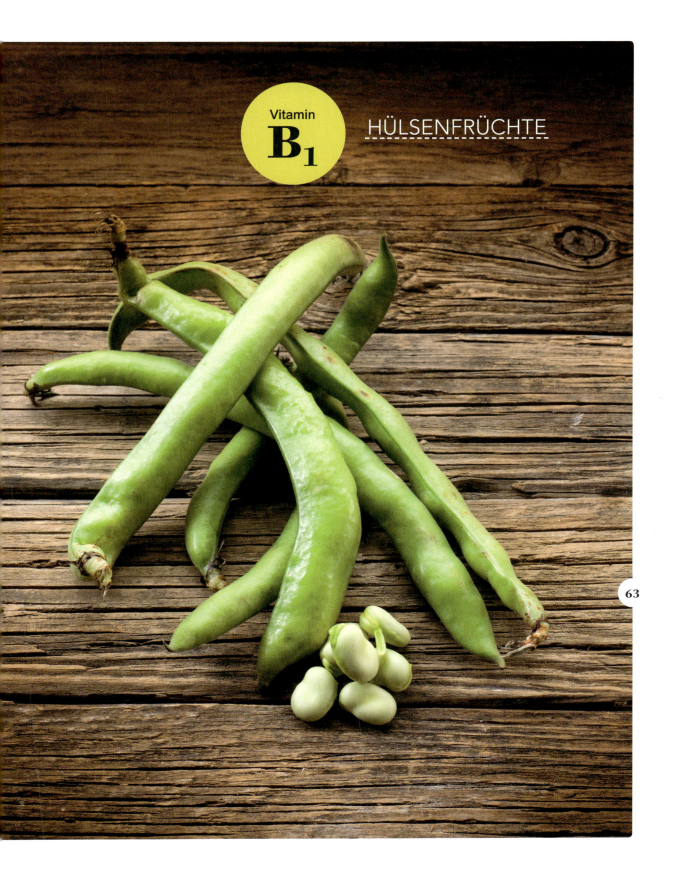

Besonders viel Thiamin (auf 100 g) findet sich in Hefe, Soja, Hülsengemüse, un-geröstetem Buchweizen und Fleisch. Also lasst uns Hülsenfrüchte und Vollkorn-getreide essen!

VITAMIN B$_2$ (Riboflavin)

Ergiebige Riboflavin-Quellen sind Hefe und gekeimte Getreidekörner. Darüber hinaus findet sich Vitamin B$_2$ in Milch, Makrelen, Eiern, Fleisch und Vollkorn-produkten. Riboflavin reagiert relativ unempfindlich auf Erhitzen, allerdings ver-liert es unter Lichteinwirkung seine Wirksamkeit.

Die wichtigsten Funktionen von Vitamin B$_2$:

▶ Beteiligung am Kohlenhydrat-, Fett- und Eiweißstoffwechsel;

▶ wichtige Rolle bei der Energiegewinnung;

▶ wichtige Rolle für das Funktionieren des Nervensystems;

▶ wichtige Rolle für das Funktionieren der Schleimhäute, Blutgefäße, Haut;

▶ wichtige Rolle für die Gesundheit der Augen.

Mangelerscheinungen:

▶ „müde" Augen, Brennen unter den Augenlidern;

▶ Lichtüberempfindlichkeit;

▶ Faulecken, aufgesprungene Lippen, Schuppenbildung im Gesicht;

▶ Blutarmut;

▶ Wachstumsstörungen.

VITAMIN B$_3$ ODER VITAMIN PP (auch Niacin, Nicotinsäure oder Nicotinamid)

Niacin findet sich in Hefe (40 mg), Weizenkleie (35 mg), Erdnüssen (17 mg), Meeres-fischen (8 mg) und Fleisch (7–10 mg) [Menge pro 100 g].

Niacin ist ein sehr stabiles Vitamin. Es ist unempfindlich gegen die Einwirkung von Licht und Temperaturveränderungen. Es zerfällt weder unter dem Einfluss von Sauerstoff noch durch Säuren oder Laugen.

Hauptaufgaben:

▶ trägt wesentlich zum ordnungsgemäßen Funktionieren des Gehirns und des Nervensystems bei;

▶ spielt eine wichtige Rolle bei der Synthese der Sexualhormone, von Cortisol, Thyroxin und Insulin;

Vitamin B₃ MEERESFISCHE

▶ beeinflusst den Cholesterinspiegel;
▶ ist beteiligt an chemischen Reaktionen im Körper;
▶ hat Einfluss auf den Zustand der Haut.

Zur Entdeckung dieses Vitamins trug die Erforschung schwerer Krankheiten bei – zum Beispiel Pellagra. Die Krankheit tritt bei schlecht ernährten Menschen auf. Schwerer Vitaminmangel führt also erwiesenermaßen zu bedrohlichen Erkrankungen und kann sogar zum Tod führen. Also lasst uns dafür sorgen, dass Vitamine auf unserem Speiseplan präsent sind!

VITAMIN B₅ (Pantothensäure)

Das Vitamin B_5 findet sich in allen tierischen und pflanzlichen Geweben. Es kommt am häufigsten in Hefe (5,3 mg), Hülsengemüse (frische Erbsen – 2,1 mg), Fleisch (0,4–2 mg), Pilzen (1,7 mg), Eiern (1,8 mg) und grünem Gemüse (Brokkoli – 11,7 mg) [Menge pro 100 g] vor. Beim Kochen geht etwa die Hälfte des Vitamins verloren.

Hauptaufgaben:

▶ beteiligt am Kohlenhydrat-, Eiweiß- und Fettstoffwechsel;

▶ beteiligt an Reaktionen zur Energiegewinnung für die Synthese zahlreicher Verbindungen, u. a. die der Antikörper;

▶ fördert die Regeneration von Haut und Schleimhäuten.

Studien haben gezeigt, dass ein Mangel an Pantothensäure das sogenannte Burning-Feet-Syndrom (burning feet = brennende Füße), Müdigkeit und Schlafstörungen auslösen kann. Ältere Leute, Personen, die regelmäßig Alkohol trinken, und Menschen, die Verhütungsmittel einnehmen, haben grundsätzlich einen niedrigeren Vitamin-B_5-Spiegel.

VITAMIN B_6 (Pyridoxin)

Pyridoxin findet sich in vielen Produkten, jedoch nur in geringen Mengen. Am meisten ist es enthalten in Hefe (1,1 mg), Fleisch (0,2–0,5 mg), Fisch (0,38 mg), Hülsenfrüchten, Vollkorngetreide und Blattgemüse [Menge pro 100 g]. Vitamin B_6 ist eines der empfindlichsten Vitamine. Beim Einfrieren und Mahlen von Getreide sinkt sein Gehalt.

Die wichtigsten Funktionen von Vitamin B_6:

▶ beteiligt am Aminosäurestoffwechsel;

▶ unbedingt notwendig für das reibungslose Funktionieren des Nervensystems;

▶ beteiligt am Stoffwechsel komplexer Kohlenhydrate und an Prozessen der Glukosebereitstellung im Körper, wenn Energie aus der Nahrung fehlt.

Da Vitamin B_6 am Stoffwechsel des Nervensystems beteiligt ist, kann ein Mangel verschiedene Auswirkungen haben. Nervenzellen verändern sich, die Empfindsamkeit der Haut, besonders an Händen und Füßen, kann gestört sein, Krampfanfälle und Depressionen treten auf. Neben einer zu geringen Aufnahme können Alkoholgenuss und Medikamente einen Vitamin-B_6-Mangel verursachen. Bei Tieren mit Pyridoxinmangel wurden schon Fettlebern, arteriosklerotische Veränderungen und eine verminderte Insulinsynthese festgestellt.

VITAMIN B_9 (Folsäure)

Folsäure ist für unsere Gesundheit sehr wichtig und das bereits als Fötus. Glücklicherweise kommt es in vielen Lebensmitteln vor: Leber (220 µg), Spinat (155 µg), Rosenkohl (100 µg), Dicke Bohnen (130 µg), Erbsen (87 µg), Blumenkohl (120 µg) und

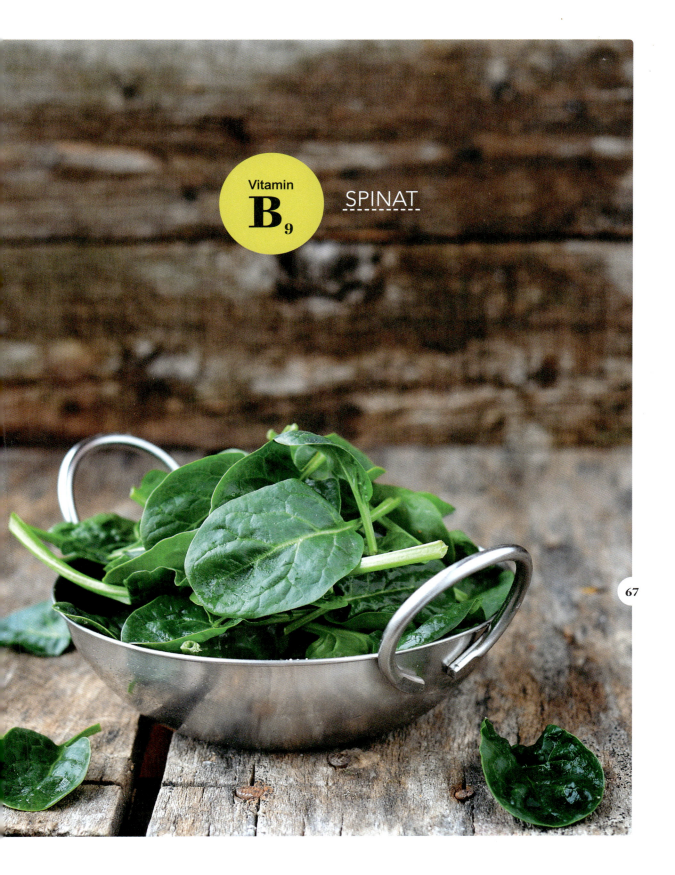

Brokkoli (90 µg) [Menge pro 100 g]. Am besten isst man dieses Gemüse entweder roh oder blanchiert. Folsäure steckt aber auch in Hefe, Eiern und Getreidesprossen.

Folsäure ist hitzeempfindlich und zerfällt durch Sonneneinstrahlung und Säuren. Beim Kochen sinkt der Folsäuregehalt: In 100 g rohem Brokkoli zum Beispiel befinden sich 155 µg Folate, in 100 g gekochtem Brokkoli allerdings nur noch 29–90 µg.

Die Hauptfunktionen von Folsäure:

▶ spielt eine wesentliche Rolle bei den Stoffwechseln vieler Aminosäuren;

▶ spielt eine wesentliche Rolle bei der Blutbildung;

▶ wichtig für die Entwicklung sämtlicher Körperzellen;

▶ unentbehrlich für die reibungslose Funktion des Nervensystems.

Mögliche Folgen eines Folatmangels:

▶ Beeinträchtigung der Blutbildung im Knochenmark (megaloblastäre Anämie);

▶ erhöhtes Krebsrisiko;

▶ psychische Leistungsstörungen, vor allem bei älteren Menschen;

▶ in der Schwangerschaft treten Fehlbildungen des Fötus und eine Unterentwicklung der Plazenta auf.

FOLSÄUREMANGEL BETRIFFT VOR ALLEM SCHWANGERE, MÄDCHEN IN DER PUBERTÄT UND ÄLTERE MENSCHEN. DABEI KÖNNEN DIE GRÜNDE FÜR FOLSÄUREMANGEL AUCH MAGEN-DARM-ERKRANKUNGEN, ZIGARETTENKONSUM, ALKOHOLISMUS, DIÄTEN UND DIE EINNAHME BESTIMMTER MEDIKAMENTE SEIN.

Der tägliche Bedarf eines Erwachsenen an Folsäure laut Empfehlung der DGE (Deutschen Gesellschaft für Ernährung) liegt bei 300 µg.

VITAMIN B$_{12}$ (Cobalamin)

Vitamin B$_{12}$ ist die Bezeichnung für eine Gruppe von Stoffen, die unter anderem Kobalt enthalten, chemisch auch Cobalamin genannt.

Das meiste Vitamin B$_{12}$ findet sich in Rinderleber (122 µg), Kalbsleber (104 µg), Kalbsnieren (63 µg), Hühnerleber (24 µg), Austern (21 µg), Eigelb (9 µg), Thunfisch (2,8 µg) [Menge pro 100 g].

Da Vitamin B$_{12}$ sich vor allem in tierischen Produkten befindet, wird es als starkes Argument gegen eine vegetarische Ernährung gesehen. Die Ansicht der Gegner einer vegetarischen Ernährung lautet: Vegetarier enthalten sich selbst und ihren Kindern

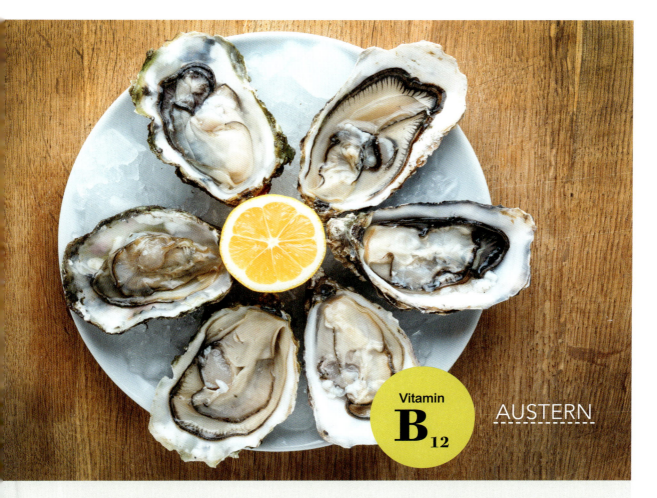

AUSTERN — Vitamin B₁₂

einen wichtigen Nährstoff vor. Und das ist wahr: Cobalamin ist für die Funktion unseres Organismus absolut unentbehrlich. Vor allem das Nervensystem braucht Vitamin B₁₂. Daher sollten Vegetarier auf eine ausreichende B₁₂-Zufuhr achten, zum Beispiel aus fermentierten Produkten oder Eiern.

Die wichtigsten Funktionen von Vitamin B₁₂:

- beteiligt an der Proteinsynthese;
- dient der Bildung roter Blutkörperchen;
- beteiligt am Bau von Nervenzellen im Rückenmark;
- beteiligt an der DNA-Synthese;
- beteiligt an der Aktivierung von Folsäure.

AUS DIESEN AUSFÜHRUNGEN WIRD DEUTLICH: COBALAMINMANGEL KANN SEHR GEFÄHRLICH WERDEN UND SOGAR TÖDLICH ENDEN – ER KANN ZU BLUTARMUT UND BLEIBENDEN SCHÄDEN DES NERVENSYSTEMS FÜHREN.

An der Vitamin-B_{12}-Versorgung des Körpers sind auch die Bakterien unserer Darmflora beteiligt. Sie erzeugen das Vitamin, das auf noch ungeklärtem Weg dem Körper zur Verfügung gestellt wird. Die Leber speichert Vitamin B_{12}. Der dort angelegte Vorrat reicht für viele Monate. Ein Vitamin-B_{12}-Mangel entsteht meist durch eine gestörte Aufnahme – zum Beispiel im Magen.

Der Bedarf eines erwachsenen Menschen beträgt übrigens 2 µg Cobalamin pro Tag. Vitamin B_{12} ist ein stabiles Vitamin, Verluste bei der Zubereitung von Lebensmitteln sind daher gering.

VITAMIN H (Biotin)

Vitamin H gehört zur Gruppe der B-Vitamine und wird häufig auch als Vitamin B_7 bezeichnet.

Die wichtigsten Funktionen von Biotin:

▶ Bestandteil von Enzymen;

▶ spielt eine wichtige Rolle bei der Glukosebereitstellung im Körper;

▶ leistet einen sehr wichtigen Beitrag zum Fettsäureaufbau;

▶ beteiligt an der Regulierung des Cholesterinspiegels.

Bei Biotinmangel treten trockene und schuppige Haut, Kopfschuppen, Haarausfall, Blutarmut und Müdigkeit auf. Biotin ist ohne Zweifel ein Helfer in Sachen Schönheit: Es hat großen Einfluss auf den Zustand von Haut und Haaren. Es ist ein stabiles Vitamin und in Leber (100 µg), Sojamehl (60 µg), Walnüssen (37 µg), gerösteten Erdnüssen (34 µg), Eiern (20 µg), Blumenkohl (17 µg) und Pilzen (16 µg) [Menge pro 100 g] sowie in grünen Erbsen und Spinat enthalten.

Fettlösliche Vitamine

HINTER DEN BUCHSTABEN A, D, E UND K VERBERGEN SICH DIE SOGENANNTEN FETTLÖSLICHEN VITAMINE. SIE KOMMEN IN DEN FETTANTEILEN VON LEBENSMITTELN VOR.

Für die Aufnahme von Fetten aus dem Dünndarm ist der Gallensaft wichtig. Ohne ihn können die Verdauungsenzyme nicht arbeiten. Aus dem Dünndarm gelangen die Fette in Leber und Fettgewebe, wo sie gespeichert werden. Sie dienen als langfristige Energiereserve, ein Zuviel kann allerdings auch schädlich sein.

VITAMIN A

Vitamin A ist eine Stoffgruppe mit Vitaminwirkung. Die Vorstufe von Vitamin A sind Carotine, die im Körper bei Bedarf zu Vitamin A abgebaut werden können.

Die Hauptfunktionen von Vitamin A sind:

▶ der Aufbau der Haut;

▶ beteiligt am Sehen;

▶ die Produktion von Nebennierenhormonen;

▶ ermöglicht die Ausschüttung des Hormons Thyroxin aus der Schilddrüse;

▶ wichtig im Nervensystem;

▶ beteiligt an der Bildung von Erythrozyten.

Vitamin A findet sich in tierischen Produkten, während pflanzliche Nahrung Carotine liefert. Reich an Vitamin A sind vor allem Fischöle (Trane), Leber, Thunfisch, Aal, Eier und Butter. Fettarme Milchprodukte enthalten kaum Vitamin A. Carotine finden sich in gelben, orangen und roten Gemüsen und Obstsorten sowie in grünen Blattgemüsen. Bei der Verarbeitung der Lebensmittel geht nur wenig Vitamin A verloren.

VITAMIN A REAGIERT ALLERDINGS EMPFINDLICH AUF SAUERSTOFF.

Wie das aufgenommene Vitamin A verwertet wird, hängt von den Nahrungsinhaltsstoffen ab. Eiweiße von guter Qualität, die in der Nahrung in ausreichender Menge (10–20 %) vorkommen, ermöglichen eine erhöhte Vitamin-A-Aufnahme über den Darm und den Weitertransport des Vitamins. Zu viele ungesättigte Fettsäuren erhöhen den Bedarf an Vitamin A.

Wichtig: Zinkmangel erschwert die Aufnahme von Vitamin A, Eisen verringert die Verfügbarkeit von Carotin.

Vitamin-A-Mangel entsteht durch eine unzureichende Aufnahme oder Störungen der Nährstoffaufnahme im Darm. Da der Körper über große Vitamin-A-Speicher verfügt, werden Mangelsymptome erst nach vielen Jahren sichtbar. Die ersten Symptome sind oft trockene Haut und häufige Gänsehaut. Die Tränendrüsen arbeiten nicht richtig, die Augen werden trüb, bis Nachtblindheit auftritt. Ähnliche Veränderungen treten auch an den Atemwegen, im Magen-Darm-Trakt und im Harnapparat auf, die Abwehrkraft des Organismus sinkt.

Es kann auch zu einem Vitaminüberschuss kommen, der sich in folgenden Symptomen äußert:

► Trägheit;

► Muskelschwäche;

► Wachstumshemmung;

► Appetitlosigkeit;

► Hautveränderungen, Geschwüre;

► Haarausfall;

► Vorwölbung des Augapfels;

► Schwellung der Augenlider;

► Blutungen.

Hört auf euren gesunden Menschenverstand. Das ist in Zeiten allgegenwärtiger Supplementierung und Anreicherung von Milch und Fetten mit künstlichen Vitaminen sehr wichtig.

VITAMIN D

Es ist ein außergewöhnliches Vitamin! Der Körper der meisten Erwachsenen bildet es in häufig ausreichender Menge selbst. Das geschieht durch Vorstufen, sogenannten Provitaminen, die in der Haut unter Sonneneinstrahlung zu aktivem Vitamin D umgewandelt werden. Das Blut transportiert es in Knochen und Fettgewebe, wo es gespeichert wird.

Die Hauptfunktionen von Vitamin D:

► unentbehrlich für die Knochenbildung;

► erhöht die Resorption von Calcium und Phosphor aus der Nahrung;

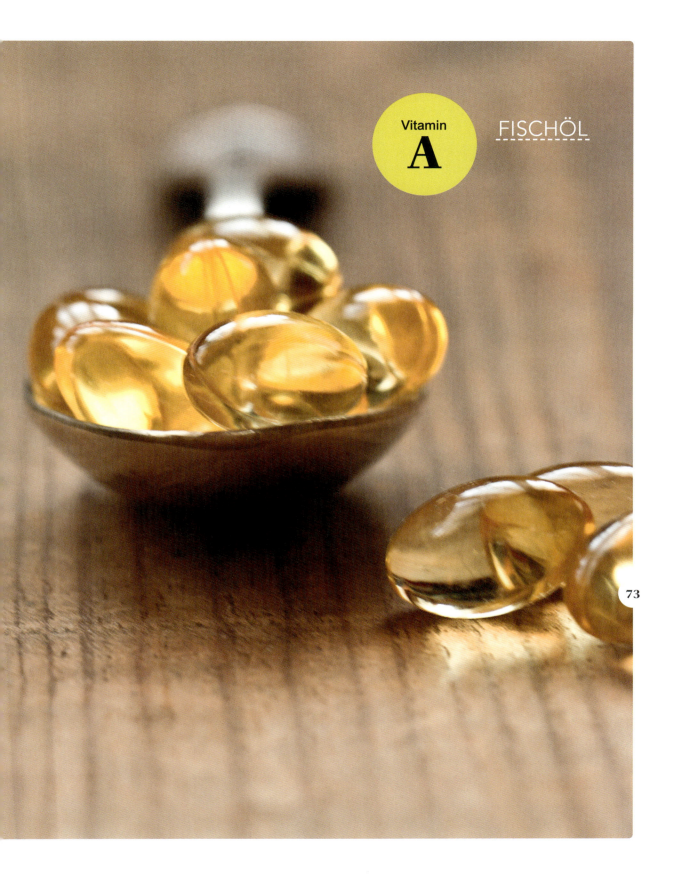

- reguliert das Calcium-Phosphor-Gleichgewicht;
- regt die Freisetzung von Calcium aus den Knochen an;
- hält das Calciumniveau im Plasma hoch.

Vitamin-D-Mangel zeigt sich vor allem in Erkrankungen der Knochen wie Rachitis und Osteoporose. Auch eine Überdosierung ist möglich, vor allem durch Vitaminpräparate und angereicherte Lebensmittel.

In natürlichen Lebensmitteln kommt Vitamin D nur in geringen Mengen vor – hauptsächlich in Fischölen –, geringe Mengen finden sich auch in Getreide und Pflanzenölen. Reich an Vitamin D sind fettreiche Fische. Manchmal werden Milch- oder Getreideprodukte mit Vitamin D angereichert.

VITAMIN E (Tocopherol)

Die Bezeichnung geht auf die griechischen Wörter *tókos* für „Geburt" und *phérein* für „tragen" zurück. Vitamin E ist das Zellschutzvitamin. Außerdem verhindert es die Oxidation von Vitamin A und erhält so seine Wirksamkeit. Auch wertvolle, mehrfach ungesättigte Fettsäuren schützt es vor Oxidation. Je mehr ungesättigte Fettsäuren aufgenommen werden, desto mehr Vitamin E benötigt der Körper zu ihrem Schutz. Vitamin E wird in den Nebennieren, Hoden, Schleimdrüsen, Blutplättchen und im Fettgewebe gespeichert.

Hauptfunktionen von Vitamin E:

- Zellschutz;
- beugt Arteriosklerose vor;
- beugt manchen Krebserkrankungen vor;
- stabilisiert die Zellmembranen.

Vitamin-E-Mangel ist sehr selten und betrifft vor allem Menschen mit Resorptionsstörungen.

Hauptquellen sind pflanzliche Öle, aber es kommt auch in Getreide, Nüssen und Samen vor.

Beim Braten und Backen treten hohe Vitamin-E-Verluste auf, Schwermetalle sowie ranziges Fett bewirken seine vollständige Zersetzung. In raffinierten Ölen sind nur noch 30 % des Vitamins enthalten im Vergleich zum unraffinierten Öl.

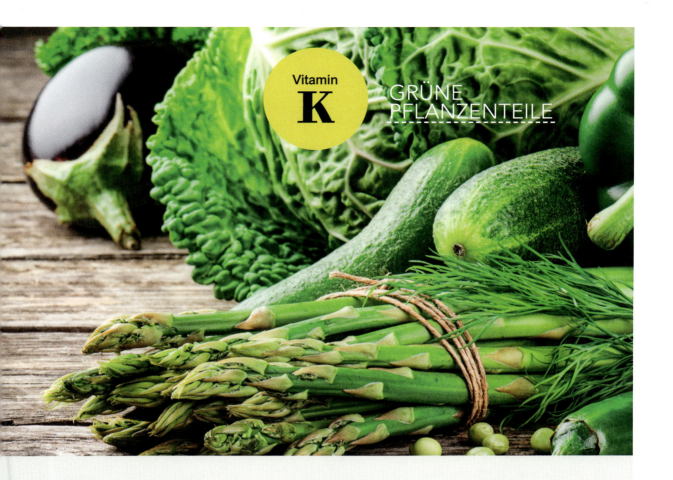

VITAMIN K

Es ist wichtig für die Blutgerinnung. Eine ergiebige Vitamin-K-Quelle sind alle grünen Pflanzenteile. Die in ihnen enthaltene Menge Vitamin K steigt mit dem Anteil an grünem Chlorophyll. Der Vitamin-K-Gehalt von Pflanzen variiert also und hängt vom Reifegrad ab. Man unterscheidet Vitamin K_1, das aus Pflanzen gewonnen wird. Vitamin K_2 wird von der Darmflora gebildet. Es weist ähnliche Eigenschaften auf wie Vitamin K_1.

Die wichtigsten Funktionen von Vitamin K:

- ▸ kontrolliert die Blutgerinnung;
- ▸ beteiligt am Aufbau der Knochen;
- ▸ wirkt antibakteriell und antimykotisch.

Vitamin-K-Mangel kommt glücklicherweise selten vor. Das Vitamin ist sehr stabil. Verluste bei der Aufbewahrung und Zubereitung von Lebensmitteln sind gering.

MINERALSTOFFE

MINERALSTOFFE WERDEN IN ZWEI GROSSE GRUPPEN EINGETEILT –
NACH DEM GEHALT IN UNSEREM KÖRPER UND DEM TÄGLICHEN BEDARF:
MENGENELEMENTE UND SPURENELEMENTE.

Mengenelemente

Mengenelemente enthält der menschliche Körper zu mehr als 50 Milligramm je Kilogramm Körpergewicht. Der Bedarf liegt bei über 50 Milligramm pro Tag. Zu den Mengenelementen gehören Calcium, Phosphor, Magnesium, Kalium, Natrium, Chlor und Schwefel. Da es lebensnotwendige Elemente sind, müssen wir sie in ausreichender Menge über die Nahrung aufnehmen.

CALCIUM (Ca)

Ich zitiere im Folgenden den Ernährungsexperten **Jacek Kucharski**, der auf seinem Blog Informationen über das Calcium zur Verfügung gestellt hat. Es handelt sich dabei um Praxiswissen, das besonders wertvoll ist:

Calcium ist ein sehr wichtiges Mineral für unseren Organismus, da es Einfluss auf eine Vielzahl regulatorischer Mechanismen hat. Es ist bei vielen Prozessen unentbehrlich, unter anderem bei der neuromuskulären Übertragung. Es beeinflusst die Muskelfunktion und regelt die ordnungsgemäße Entwicklung des Knochengerüsts. Außerdem ist Calcium wichtig für die Blutgerinnung und die Aktivierung bestimmter Enzyme, während es dazu noch die Membrandurchlässigkeit beeinflusst und antiallergen wirkt.

Die Calciumaufnahme aus der Nahrung ist problematisch, da in vielen Lebensmitteln antagonistische Elemente vorkommen, zum Beispiel Phosphor in Milch und Käse. Ob das Mineralstoffverhältnis in unserem Organismus ausgewogen ist, kann sehr gut mithilfe einer Haaranalyse getestet werden - und mit einer den Ergebnissen angepassten Ernährung und Supplementierung können die Werte wenn nötig wieder ins Lot gebracht werden. Aus meiner Erfahrung weiß ich, dass die Versorgung mit Calcium über die Nahrung in der Regel ausreichend ist, daher würde ich nicht zu einer reinen Calciumsupplementierung raten. In meiner Praxis verwende ich Calcium und Magnesium im Verhältnis 3:1 mit Vitamin D, angereichert mit Mangan und Zink. Die Hauptaufgabe dieser Nahrungsergänzung ist nicht die Aufstockung mit Calcium, sondern die Verbesserung des Prozesses, der für die Calciumaufnahme aus der Nahrung zuständig ist.

Bei Haaranalysen beobachte ich noch ein anderes Problem mit dem Calciumhaushalt: Es betrifft die Verschiebung dieses Elements zwischen den Bestandteilen des Körpers. Circa 99 % des Calciums sollten sich in den Knochen befinden, entsprechend circa 1 % in anderem Gewebe. Ist dieses Verhältnis verschoben, liegt dies an Übersäuerung. Für den menschlichen Organismus ist es gefährlich, den pH-Wert im Gewebe absacken und sauer werden zu lassen, also wird er in betroffenen Zonen mithilfe von Calcium erhöht, das den Knochen entzogen und ins übersäuerte Gewebe weitergeleitet wird. Dieser Prozess führt aber zu Problemen, sowohl in den Knochen als auch im Gewebe. Dafür ist nicht nur eine calciumarme Ernährungsweise verantwortlich, sondern auch dessen schlechte Verteilung im Organismus. Diese führt unter anderem zu Verletzungen, da beispielsweise ein Calciumüberschuss im Weichgewebe Muskelkrämpfe, Brüchigkeit der Blutgefäße, Gelenksteifheit usw. verursacht. Das Mineral, das den Calciumproblemen entgegenwirkt, ist Silizium.

Ca.-Gehalt:
(in mg / 100 g)

Mohn, Ei	1300
Kelp, Ziegenkäse, Tofu	1093
Schweizer Käse	925
Cheddar	750
Mesquite	520
Johannisbrot, Sardinen mit Gräten	325
Amarant, Quinoa	250
Speiserübe	246
Mandeln, Buchweizen	234
Bierhefe	210
Mais	200
Schafsmilch	193
Löwenzahn	187
Ziegenmilch	129
getrocknete Feigen	126
Buttermilch	121
Sonnenblumenkerne	120
Joghurt	120
Vollmilch	118

PHOSPHOR *(P)*

Unser Körper verfügt über ebenso viel Phosphor wie Calcium. Phosphor ist ein wichtiger Bestandteil von Knochen und Zähnen und spielt eine wesentliche Rolle bei der Durchlässigkeit der Zellwände, der Regulierung der Nervenerregbarkeit, der Übertragung von Nervenimpulsen und bei der Blutgerinnung. Außerdem beeinflusst er das Säure-Basen-Gleichgewicht stark.

Da Phosphor in nahezu allen Lebensmitteln enthalten ist, nehmen wir ihn in ausreichender Menge über die Nahrung auf. Problematisch kann allerdings das Verhältnis von Phosphor (intrazelluläres Anion) zu Calcium (extrazelluläres Kation) werden. Damit die Aufnahme beider Mineralstoffe funktioniert, sollte ihr Verhältnis genauso 1:1 betragen, wie es das in Naturprodukten übrigens auch tut. Heutzutage werden industriell hergestellten Lebensmitteln viele Phosphorverbindungen künstlich hinzugefügt. Wurstwaren, Schmelzkäse und fast alle Pulverprodukte werden damit angereichert, um Haltbarkeit, Aussehen und Geschmack zu verbessern. Andere Produkte werden wiederum künstlich mit Calcium angereichert. Dazu kommt Vitamin D, damit das Calcium gut aufgenommen werden kann. Dieses Vorgehen garantiert leider nicht, dass das richtige Mineralgleichgewicht im Organismus aufrechterhalten bleibt. Es ist also wie immer besser, Naturprodukte zu essen. Darin befinden sich ganz einfach Phosphor und Calcium.

MAGNESIUM *(Mg)*

Magnesium ist neben Calcium und Phosphor ein weiterer Bestandteil von Zähnen und Knochen. Es ist am Aufbau von Calciumphosphat beteiligt, der Verbindung aus Calcium und Phosphor, aus der Knochen und Zähne hauptsächlich bestehen. Proteine verbessern die Aufnahme von Magnesium, Fette hemmen sie. Etwa 50 % des Magnesiums befinden sich im Weichteilgewebe, vor allem in den Muskeln. Magnesium ist unentbehrlich für die Versorgung der Muskeln mit Energie. Es beeinflusst den Proteinstoffwechsel und wirkt als Aktivator für rund 300 Enzyme. Ein Mangel verschlechtert die Blutfettwerte. Magnesium ist an der Regulation der Natrium-, Kalium- und Calciummenge in den Zellen beteiligt. Daher können bei Magnesiummangel auch Herzrhythmusstörungen und Bluthochdruck auftreten. Magnesiummangel entsteht sowohl durch eine zu geringe Zufuhr mit der Nahrung als auch durch übermäßiges Ausscheiden mit dem Urin, zum Beispiel bei Stress.

Magnesium ist in Kakao, Getreideprodukten (Buchweizengrütze), Erbsen, Bohnen, Nüssen und Haferflocken enthalten.

Über die Aufnahme von Magnesium schreibt **Jacek Kucharski**:

Die Aufnahmefähigkeit dieses Elements ist von Mensch zu Mensch unterschiedlich, sie hängt davon ab, ob unter anderem die endokrinen Drüsen (Schilddrüse, Hypophyse u. a.) ordnungsgemäß funktionieren und ob andere Mineralien oder Vitamine, zum Beispiel Mangan, Chrom oder B-Vitamine, vorhanden sind. Ja, ich habe bewusst „B-Vitamine" statt Vitamin B_6 geschrieben. Es stimmt, dass Vitamin B_6 die Basis für die Magnesiumresorption bildet; es selbst wirkt aber nicht ohne andere Vitamine dieser Gruppe. Daher empfehle ich bei Supplementierung reines Magnesium und zusätzlich einen Vitamin-B-Komplex, selbstverständlich natürlichen Ursprungs.

NATRIUM *(Na)*

Natrium ist Bestandteil des Pankreas- und Darmsafts und ein besonders wichtiger Stoff im Organismus. Natrium reguliert die Körperflüssigkeiten und schützt vor starkem Wasserverlust. Es beeinflusst zudem das Säure-Basen-Gleichgewicht, die Muskelkontraktionsfähigkeit und die Weiterleitung von Nervenimpulsen, transportiert Aminosäuren und Zucker und ist unerlässlich für die Blutgerinnung. Ein Natriumüberschuss kann allerdings Ödeme und Bluthochdruck verursachen.

Natrium nehmen wir aus Kochsalz zu uns, das sich in vielen Speisen und besonders in hoch verarbeiteten Produkten befindet.

KALIUM *(K)*

90 % des Kaliums befinden sich in den Zellen, 8 % sind Knochenbestandteil. Es reguliert das Volumen der Zellen und beeinflusst den Wasserhaushalt des Körpers ähnlich wie Natrium. Somit hilft auch dieses Mineral, das Säure-Basen-Gleichgewicht zu halten. Darüber hinaus dient Kalium auf der Ebene der Zellen als Gegenspieler von Calcium und beeinflusst ebenfalls die Muskeltätigkeit und das Nervensystem.

Kalium ist in Hülsenfrüchten, Nüssen, Kartoffeln, Fischen, Johannisbeeren, Bananen und Fleisch enthalten.

CHLOR *(Cl)*

Chlor liegt im Körper als Chlorid vor und ist ein weiterer wichtiger Stoff in den Körperflüssigkeiten. Gemeinsam mit Natrium und Kalium steuert es unseren Wasserhaushalt und das Säure-Basen-Gleichgewicht. Es ist im Magensaft und im Speichel enthalten und aktiviert dort Verdauungsenzyme.

Zusammen mit Natrium und Kalium beeinflusst Chlor die Tätigkeit von Nerven und Muskeln, einschließlich die des Herzens.

Zu finden ist es in Speisesalz und somit in zahlreichen Lebensmitteln.

SCHWEFEL *(S)*

Schwefel kommt im menschlichen Körper unter anderem in den Haaren, der Haut, in Knorpeln und Nägeln vor. Es ist Bestandteil von Coenzym A, einem wichtigen Molekül im Energiestoffwechsel, von Thiamin, Biotin sowie Insulin und hilft, den Körper zu entgiften.

Produkte, die Schwefel enthalten, sind unter anderem Rindfleisch, Kohl, Knoblauch, Meerrettich, Blumenkohl, Grünkohl, Zwiebeln, Lauch, Speiserüben und Rucola.

Spurenelemente

Spurenelemente sind Mineralstoffe, die im Körper mit weniger als 50 mg je Kilogramm Körpergewicht vorliegen und deren Zufuhrmenge weniger als 50 mg pro Tag beträgt.

EISEN *(Fe)*

Wir versorgen unseren Organismus mit Eisen, wenn wir Fleisch (v. a. Leber), Milchprodukte, Hülsenfrüchte, grüne Gemüse und Getreide essen. Es wird zwar im Dünndarm aufgenommen, eine wesentliche Rolle in diesem Prozess spielen aber die im Magensaft enthaltene Salzsäure und Vitamin C. Im Blut transportiert ein Protein Eisen zum Knochenmark, wo es ein wichtiger Baustein für rote Blutkörperchen ist. Immunsystem, Hormone, Nervensystem und Gallensäuren benötigen ebenfalls Eisen. Eisenmangel kann zu Anämie führen. Besonders für Schwangere und stillende Frauen ist es wichtig, ausreichend Eisen aufnehmen.

ZINK *(Zn)*

Jacek Kucharski schreibt über Zink:

Zink ist ein für die Regeneration unverzichtbares Element. Es ist ein wasserlösliches Mineral, wird also vom Organismus nicht gespeichert und muss täglich ergänzt werden. Seine Aufnahme durch den Organismus läuft unterschiedlich ab und hängt von der Nahrungsqualität sowie von den Interaktionen zwischen anderen Elementen ab.

1. *Hat großen Einfluss auf die Funktion des Fortpflanzungssystems (v. a. bei Männern).*
2. *Wirkt entgiftend – ist der Gegenspieler von Cadmium und Blei (wegen dieser Toxine fehlt uns dieser Mineralstoff häufig).*
3. *Ist Bestandteil von Verdauungsenzymen (Appetitlosigkeit bei Kindern wird häufig durch Zinkmangel verursacht).*
4. *Ist am Protein- und Kohlenhydratstoffwechsel beteiligt.*
5. *Ist an der Insulinspeicherung beteiligt (Diabetes beginnt oft mit Zinkmangel).*
6. *Unterstützt das Immunsystem.*
7. *Ist an der Aufrechterhaltung der Balance zwischen Spurenelementen wie Mangan, Magnesium, Selen und Kupfer beteiligt.*
8. *Dieses Mineral hat ebenfalls Einfluss auf unsere Lebenseinstellung.*

PRODUKTE, DIE ZINK ENTHALTEN, SIND UNTER ANDEREM: AUSTERN, KÜRBISSE UND KÜRBISKERNE, RINDFLEISCH, LAMMFLEISCH, HAFERFLOCKEN, LINSEN UND WALNÜSSE.

Zink wird abends resorbiert, also sollte man zinkreiche Nahrungsmittel abends essen und als Nahrungsergänzungsmittel vor dem Zubettgehen einnehmen. Die von der Deutschen Gesellschaft für Ernährung empfohlene Dosis für einen erwachsenen Menschen beträgt 7–10 mg pro Tag.

KUPFER (Cu)

Kupfer ist ein Mineral, das wir in der Regel seltener bedenken als zum Beispiel Eisen. Aber der optimale Eisenhaushalt hängt vom Kupfer ab. Es ist Bestandteil vieler Enzyme und bestimmt unser Aussehen mit: Kupfer ist beteiligt an der Synthese des Haut- und Haarfarbstoffs (Melanin) und des Haut- und Haarproteins (Keratin). Es beeinflusst den Abbau freier Radikaler und unterstützt die Vernetzung von Kollagen und Elastin.

Kupferquellen sind Nüsse, Hülsenfrüchte, Hirsegrütze, Gerste und Rote Bete.

MANGAN (Mn)

Jacek Kucharski schreibt über Mangan:

Es ist ein natürliches Antioxidationsmittel, das Enzyme zur Regeneration von Bindegewebe aktiviert. Mangan unterstützt die Magnesiumaktivität, ist unentbehrlicher Bestandteil der Knochen und wird beim Muskelaufbau benötigt. Ein Mangel führt zu Wachstums- und Entwicklungsstörungen. Degenerative Veränderungen der Knochen, des eigentlichen Binde- und Muskelgewebes, zum Beispiel Bandscheibenprobleme, wiederkehrende Sehnenverletzungen, fehlende Gelenkstabilität – das alles sind Beschwerden, die mit Manganmangel verknüpft sind. Das sind lediglich die der Regeneration dienenden Aufgaben des Minerals – es gibt noch viele weitere. Manganhaltige Nahrungsmittel sind Nüsse, Sanddorn und Vollkornprodukte (2–14 mg pro kg), brauner Reis, Ananas und Leber; geringere Mengen enthalten Fische und Meeresfrüchte, Bohnen, Erbsen, Rote Bete, Spinat und Basilikum. Besonders reich an Mangan ist Tee (!). Es wird vom Körper nachmittags und abends aufgenommen, daher ist der Zeitpunkt der Nahrungszufuhr der oben genannten Produkte wichtig.

FLUOR (F)

Fluor findet sich vor allem in den Knochen und Zähnen. Es ist am Aufbau des Knochengewebes beteiligt und stärkt den Zahnschmelz gegenüber organischen Säuren. Ein geringer Fluoranteil befindet sich im Speichel. Dort schützt es den Zahnbelag und unterstützt den Aufbau von Zahnschmelz.

Abgesehen von Wasser als wichtigster Quelle ist Fluor in Fisch oder Tee zu finden.

MOLYBDÄN (Mo)

Dieses Element ist Bestandteil vieler Enzyme. Es beeinflusst den Calcium- und Phosphorstoffwechsel und ist am Proteinstoffwechsel beteiligt.

Es findet sich in Hülsenfrüchten, Rotkohl, Eiern und Buchweizen.

JOD (I)

Dieses Element ist all denen bekannt, die Probleme mit der Schilddrüse haben. Weil Jod die Schilddrüsenfunktion reguliert, hat es unmittelbaren Einfluss auf das Nervensystem, die Körpertemperatur, Muskelkontraktionen usw. Es kommt in Hormondrüsen und in unseren Muskeln vor, dort jedoch in geringfügiger Menge.

Die Hauptquelle ist Jodsalz, aber auch Meeresfische enthalten Jod.

SELEN (Se)

Selen ist ein weiteres Element, das die Schilddrüsenfunktion beeinflusst. Zudem ist es unverzichtbar für ein funktionierendes Immunsystem, denn es schützt den Organismus vor freien Radikalen. Selen und Vitamin E unterstützen sich übrigens gegenseitig.

Selenquellen sind Meeresfrüchte, Fisch, Mais und Nüsse (vor allem Erdnüsse).

CHROM (Cr)

Chrom ist Bestandteil des Glukosetoleranzfaktors, der eine wichtige Rolle bei der Wirkung von Insulin spielt, und wirkt sich auf den Appetit aus. Es reduziert die Konzentration des Gesamtcholesterins, erhöht den Spiegel des HDL („gutes" Cholesterin), beugt Diabetes und Arteriosklerose vor.

Chromquellen sind grüne Erbsen, schwarzer Pfeffer, Grapefruit, Pilze, Artischocken, Fleisch, Nüsse, Austern, brauner Reis, Spargel, Pflaumen, Kalbsleber und Eigelb.

KOBALT (Co)

Kobalt, enthalten in Vitamins B_{12}, beeinflusst die Erholungsprozesse im Körper.

Kobalt findet sich in Bohnen, Zwiebeln, Leber und Kohl.

NICKEL (Ni)

Dieses Element ist ein Bestandteil der Metalloenzyme. Es hat entscheidenden Einfluss auf den Stoffwechsel von Calcium, Zink und Vitamin B_{12}. Ein Mangel an Nickel verursacht häufig Wachstumsstörungen.

Nickelquellen sind Kakao, Nüsse, Hülsenfrüchte und Grützen.

SILIZIUM (Si)

Silizium ist ein unglaublich wichtiges Element. Es findet sich in unseren Knochen, der Haut sowie in den Blutgefäßwänden und ist für die Mineralisierung der Knochen genauso erforderlich wie für Erholungsprozesse. Siliziummangel verursacht im Gehirn eine übermäßige Ablagerung von Aluminium und stört den Stoffwechsel von Bindegewebe und Knochen.

Silizium ist in Getreide und Wurzelgemüse enthalten.

VANADIUM (V)

Vanadium kommt in den Knochen, der Lunge, der Leber und in den Nieren vor. Es beeinflusst die Mineralisierung der Knochen, den Glukosestoffwechsel, die Fruchtbarkeit und hemmt die Cholesterinsynthese.

Vanadiumquellen sind Meeresfrüchte, Pilze und Kräuter.

ZINN (Sn)

Zinn lagert sich in der Leber und der Milz ab. Ein Zinnmangel hemmt das Wachstum, verursacht Haarausfall und stört den Metabolismus von Mineralien.

Zinn kann man über Obst und Gemüse zu sich nehmen.

BOR (B)

Bor reichert sich in den Knochen an. Es ist am Calciumstoffwechsel beteiligt und hat sowohl Einfluss auf Gehirnfunktionen als auch auf das Wachstum.

Borquellen sind Nüsse, Blatt- und Hülsenfrüchte sowie Obst und Pilze.

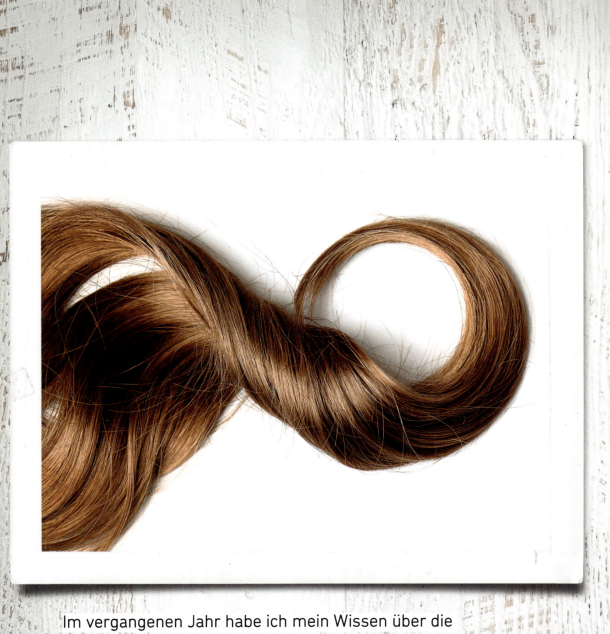

Im vergangenen Jahr habe ich mein Wissen über die Haaranalyse erweitert und vertieft. Es handelt sich dabei um eine besondere Untersuchung, mit der es möglich ist, die im Organismus enthaltene Mineralstoffmenge zu bestimmen.

Euch allen möchte ich diese Analyse ans Herz legen, vor allem aber den Menschen, die Probleme mit der psychophysischen Balance haben.

Die Haaranalyse

Alle Mineralstoffe sind für uns unentbehrlich. Wir sollten sie in ausreichender Menge über die Nahrung aufnehmen. Zu ihrer Rolle im Organismus und den Folgen eines Mangels wird noch immer geforscht. Vieles ist jedoch bereits geklärt. Untersucht sind beispielsweise die Abhängigkeiten zwischen dem übermäßigen Vorkommen mancher Elemente im Gewebe und bestimmten, oft sehr schweren Erkrankungen. Der Organismus eines gesunden Menschen verfügt über alle notwendigen Elemente in ausreichender Menge und – was wichtig ist – im richtigen Verhältnis. Sämtliche Nährstoffe beeinflussen sich gegenseitig; im Falle eines Mangels oder Überschusses werden biochemische Prozesse im Körper gestört, was Krankheiten verursachen kann.

Haare haben eine chemisch homogene Gewebestruktur. Die äußere Haarhülle schützt das Gewebe vor Verschmutzung und sorgt dafür, dass das Haarinnere unverändert bleibt. Da es innerhalb der Haare keine Blutgefäße gibt, findet kein Mineralstoffaustausch mit anderen Strukturen statt. Daher sind die Ergebnisse der Haaranalyse aussagekräftiger als die einer Blutuntersuchung.

Dem Ergebnis der Haaranalyse werden in der Regel Ernährungsempfehlungen beigelegt. Manchmal stellt sich heraus, dass die untersuchte Person ihre Ernährung radikal umstellen muss, wenn sie gesund bleiben möchte. Die Analyse hilft, den Stoffwechseltyp der untersuchten Person zu bestimmen, persönliche Risiken für Krankheiten einzuschätzen und unter Umständen auf eine notwendige Supplementierung bestimmter Elemente hinzuweisen. Bestimmt werden außerdem auch fünf toxische Elemente.

> Eine gute Supplementierung, also Ergänzung, sollte fehlende Nährstoffe der Ernährung ergänzen, damit sie dem Organismus zur Verfügung stehen. Sie dient nicht dazu, natürliche Prozesse zu beschleunigen.

SUPPLEMENTIERUNG

ICH HABE EINEN FACHMANN FÜR SUPPLEMENTIERUNG, DEN ERNÄHRUNGSEXPERTEN **JACEK KUCHARSKI**, UM SEINE MEINUNG ZU DIESEM KONTROVERSEN THEMA GEBETEN. HIER SEIN BEITRAG:

Über unsere Gesundheit und unser Wohlbefinden entscheiden unzählige biochemische und physiko-chemische Prozesse, die in Billionen menschlicher Zellen ablaufen. Man sollte bedenken, dass der menschliche Stoffwechsel vom Verzehr von Lebensmitteln und der Ausscheidung von Abfallprodukten abhängig ist. Es hängt von uns ab, ob wir unserem Organismus über die Ernährung alle Elemente, die für einen ordnungsgemäßen Stoffwechsel notwendig sind, zur Verfügung stellen. Das ist vor allem in der heutigen Zeit sehr wichtig, angesichts des aktuellen Trends zu Fast Food, das aus verarbeiteten Lebensmitteln besteht, die fast komplett lebenswichtiger Mineralien beraubt wurden. Heute versorgt uns unsere Nahrung oft nicht mehr mit allen Nährstoffen, die für die reibungslose Funktion unseres Organismus notwendig sind.

Unser Körper sollte täglich mit der ausreichenden Menge an Vitaminen, Mineralstoffen, Kohlenhydraten, Proteinen und Fetten versorgt werden. Denn fehlen diese, gefährdet das den reibungslosen Ablauf grundlegender Stoffwechselprozesse im Körper.

Nicht alle Stoffe werden eingelagert, deshalb müssen wir manche täglich zu uns nehmen.

Es gibt folgende Gründe für Mineralstoffdefizite in der Nahrung:

▶ Mineralstoffdefizite im Boden steigen, da der Anbau zunehmend auf schnelles Wachstum und großen Ertrag ausgerichtet ist. Landwirte düngen nur mit Mineralien, die das Pflanzenwachstum beschleunigen.

▶ Bodenversauerung, wodurch manche Mineralien nicht von den Pflanzen aufgenommen werden (z. B. Silizium).

▶ Nahrungsmittelverarbeitung.

Nahrungsmittel werden aus wirtschaftlichen Gründen verarbeitet und konserviert, was ihren Nährwert reduziert. Der Veredelungsprozess (Weißzucker, Weißmehl, weißer Reis) hat zur Folge, dass aus den Produkten die meisten Mineralien und Vitamine entfernt wurden, die für die Verarbeitung dieser Kohlenhydrate im Körper unentbehrlich sind. Der Verzehr solcher „gereinigter" Lebensmittel entmineralisiert das Gewebe, weil der Organismus die Bestandteile, die er für die Aufrechterhaltung seiner Funktionen benötigt, nun notgedrungen dem eigenen Gewebe entzieht.

Und wenn die körpereigenen Vorräte aufgebraucht sind, beginnen die Krankheiten. Ein Grund für Nährstoffmangel im Körper kann auch der eigene Lebenswandel sein – kurz gesagt: Die Menschen haben sich in der Vergangenheit mehr bewegt und weniger Stress gehabt; jetzt ist es genau umgekehrt, und die veränderten Lebensmittel entsprechen zusätzlich nicht den Anforderungen des modernen Menschen.

EIN MITTEL GEGEN MÄNGEL IST DIE SUPPLEMENTIERUNG

Der Wegbereiter der Supplementierung in Polen war Dr. Julian Aleksandrowicz. Vor über 40 Jahren hat er in Polen die Haarmineralanalyse bekannt gemacht. Diese Untersuchungsmethode wurde zu einem Werkzeug, das in hohem Maße zur schnellen Entwicklung der orthomolekularen Medizin in Polen beigetragen hat.

Die orthomolekulare Medizin erforscht den Einfluss der Ernährung auf die Prozesse, die in unserem Organismus auf zellulärer Ebene stattfinden. Neben den zellphysiologischen Grundlagen nutzt dieser Fachbereich die Haaranalyse – eine Methode, die als einzige den tatsächlichen Mineralienpegel im Organismus bestimmen kann. Nur dieser Test kann zeigen, wie viele Vitamine und Mineralien aus der Nahrung und aus Supplementen vom Organismus aufgenommen wurden und ihre Aufgaben erfüllt haben. Diese Testergebnisse allein sollten die Grundlage für die Zusammenstellung einer gezielten Supplementierung sein.

Die Haaranalyse zeigt, wie wichtig der Zustand des Magen-Darm-Trakts und die Qualität der Verdauung sind: Nicht immer kommt das, was wir essen, im Organismus dort an, wo es hinsoll. Die Entwicklung der Haaranalyse hat auch gezeigt, wie wichtig die natürliche Beschaffenheit der Supplemente ist, insbesondere der Vitamine.

Die künstlichen Vitaminpräparate sind durch diese Untersuchungsmethode zudem in Verruf geraten, da sie vom Organismus nachweislich nur geringfügig aufgenommen werden und sich nicht aufgenommene Suppelementteile ablagern. Bei regelmäßiger Einnahme stören die künstlichen Vitamine eher die Stoffwechselprozesse im Organismus, als dass sie diese unterstützen. Daher trifft die häufige Meinung von Ärzten, Nahrungsergänzungsmittel würden wenig helfen, auf künstliche Vitamine zu.

Etwas anders sieht es bei künstlichen Mineralstoffen aus, da diese in Form von Salzen gut resorbierbar sind und sich insbesondere bei großen Mängeln einzelner Mineralstoffe bewährt haben. Selbstverständlich sind die aus natürlichen Quellen bezogenen Mineralstoffe immer besser, aber der Unterschied ist nicht so erheblich wie bei natürlichen und synthetisch hergestellten Vitaminen. Auch Multipräparate eignen sich zur gezielten Supplementierung nicht besonders gut, da jedes Mineral seine eigene Bioverfügbarkeit hat, was die gleichzeitige Resorption aller Bestandteile ausschließt. Das zweite Problem bei der Resorption von Multipräparaten sind die Trägerproteine. So haben zum Beispiel Mangan, Chrom, Zink und Eisen denselben Träger, und wenn das Defizit eines dieser Stoffe beseitigt werden soll, muss dieses Element auch separat eingenommen werden. Bei Naturprodukten wird dieses Problem durch entsprechende Mengenverhältnisse von Proteinen und Mineralien reguliert.

Die **Supplementierung mit Vitaminen und Mineralien** sollte nur gezielt angewendet werden und auf einer Haaranalyse basieren. Ob die oben genannten Bestandteile miteinander oder gegeneinander wirken, ist während der Supplementierung sehr wichtig. Mineralien oder Vitamine, die dasselbe Lösungsmittel haben, wirken gegeneinander (z. B. Vitamin C und Vitamine der Gruppe B, Vitamin E und die Vitamine D und A). Genauso verhält es sich mit den bereits erwähnten Trägerproteinen. Bei gezielter Nahrungsergänzung können die Stoffwechselwirkungen gesteuert werden (um z. B. den Eisengehalt zu erhöhen, nimmt man natürliches Vitamin C ein, das die Eisenaufnahme fördert, und versucht, möglichst eisenreiche Nahrungsmittel zu sich zu nehmen). Eisen ist ansonsten ein sehr gefährliches Supplement, weil es Entzündungen fördern kann. Eisenpräparate sollten nur im Bedarfsfall eingenommen werden, da zu hohe Gaben im Körper oxidativen Stress verursachen. Stark antagonistisch wirken toxische Elemente, und es ist recht schwierig, den Antagonisten eines toxischen Elements auszugleichen, wenn dessen Pegel hoch ist.

Angesichts der steigenden Zahl von Verdauungsproblemen ist eine neue und wachsende Gruppe von **Nahrungsergänzungsmitteln zur Unterstützung der Verdauung** entwickelt worden – Ballaststoffe und verdauungsunterstützende Enzyme. Es gibt sehr viele, folglich sind die jeweilige Qualität und Wirksamkeit sehr unterschiedlich.

Präparate gegen Sodbrennen, Blähungen, Verstopfung und Durchfall zähle ich nicht zu dieser Gruppe, da sie lediglich die Symptome einer falschen Ernährung, Erkrankungen des Magen-Darm-Trakts oder die schlechte Bakterienflora beseitigen. Es handelt sich dabei um Medikamente, die man meiden sollte, weil sie den Verdauungsmechanismen schaden. Bei solchen Beschwerden helfen eher natürliche Mittel – vielleicht nicht sofort, aber sicherlich ohne Nebenwirkungen.

Ballaststoffe als Nahrungsergänzung sollten nur als qualitativ hochwertiges Produkt eingenommen werden – um die „gute" Bakterienflora zu nähren. Die Einnahme von Ballaststoffen als „Darmbesen" ist meiner Meinung nach sinnlos, weil man den Mangel an natürlichen Ballaststoffen ohne Probleme durch einen vermehrten Verzehr von Gemüse – vor allem gekochtem – wettmachen kann. Ein guter Tipp ist, das Gemüsekochwasser für Suppen und Soßen zu nutzen oder damit Frühstücksflocken aufzugießen.

Das Befolgen der Prinzipien gesunder Ernährung sollte Nahrungsergänzungsmittel mit der Zeit überflüssig machen. Andere, natürliche Ergänzungsmittel, die die Verdauung unterstützen, können bei Bedarf hin und wieder eingenommen werden, man sollte aber nicht übertreiben.

Zusammenfassend glaube ich, dass die optimale Versorgung des Organismus eine Mischung aus abwechslungsreicher Ernährung und gezielter Supplementierung ist, die mittels Haaranalyse kontrolliert wird. Erst beide Aspekte können ein Leben auf einem angemessen guten Niveau bis ins hohe Alter garantieren.

EINE AUSGEWOGENE, GESUNDE ERNÄHRUNG SOLLTE NAHRUNGSERGÄNZUNGSMITTEL ÜBERFLÜSSIG MACHEN.

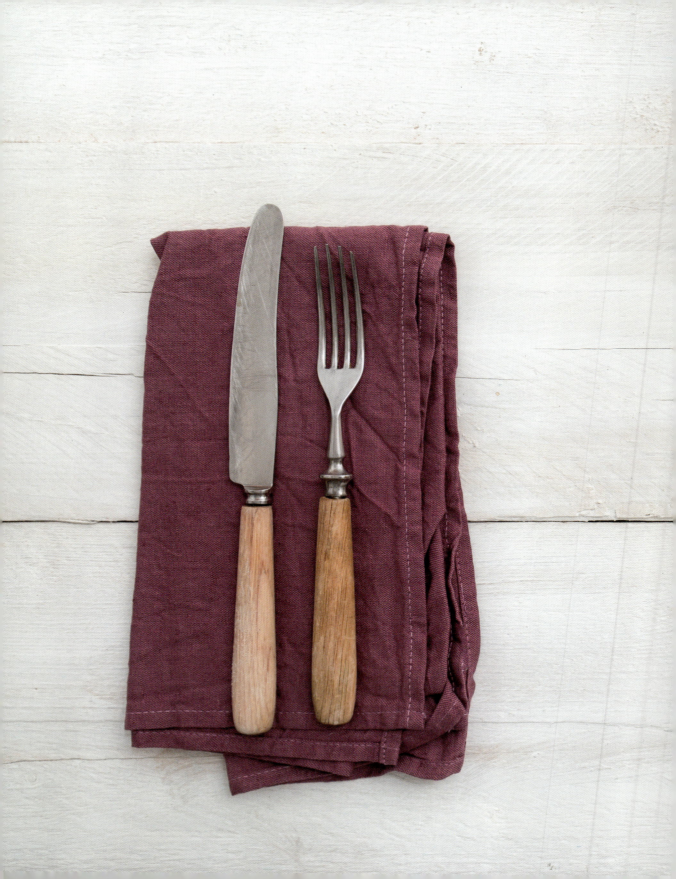

Kombination
von
Nahrungsmitteln

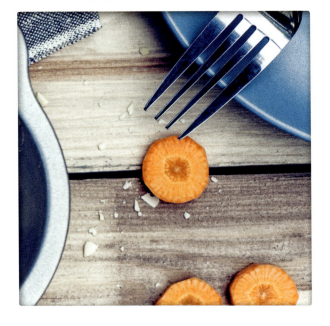

Gewusst wie:
Mahlzeiten zusammenstellen

Selten machen wir uns Gedanken darüber, wie wichtig eine funktionierende Verdauung ist und was für eine wesentliche Rolle sie bei der Geweberegeneration, der Energiebereitstellung und dem Aufbau von Abwehrkräften spielt. Sie ist die Basis unserer Gesundheit – die Umwandlung der Nahrung, die wir essen, in alles, was wir zum Leben benötigen.

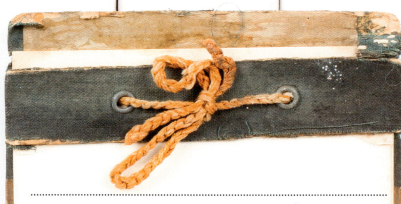

WIE ICH SCHON BESCHRIEBEN HABE, BRAUCHEN NÄHRSTOFFE AUS DEN KOHLENHYDRAT- UND PROTEINGRUPPEN JEWEILS VERSCHIEDENE BEDINGUNGEN, UM VERDAUT WERDEN ZU KÖNNEN.

Kohlenhydrate beispielsweise werden in einer alkalischen Umgebung verdaut. Dieser Prozess beginnt bereits in der Mundhöhle. Die weitere Verdauung von Kohlenhydraten erfolgt erst im Dünndarm, wo Enzyme aus Darm- und Pankreassaft sie in einfache Zucker zerlegen. Kohlenhydrate müssen für die Verdauung vorbereitet werden, sonst verwandeln sie sich im Dünndarm in einen Nährboden für Bakterien, die Kohlenhydrate fermentieren und dadurch schädliche Substanzen entstehen lassen.

Die Proteinverdauung andererseits findet in der sauren Umgebung des Magens mithilfe der Enzyme Pepsin und (bei Säuglingen) Rennilase statt. Anschließend werden auch die Proteine im Dünndarm vor allem durch die Enzyme des Pankreassafts verdaut. Das Ergebnis der Proteinverdauung sind Aminosäuren, die für den Körper ungeheuer wichtig sind. Ist die Verdauung von Proteinen gestört, entstehen Substanzen, die für uns schädlich sind.

Nahrungsmittel können in zwei Gruppen eingeteilt werden, je nachdem, ob in ihnen Kohlenhydrate oder Proteine dominieren. Auf der Grundlage dieser Informationen kann man sich ausgewogen ernähren – damit unser Körper ordnungsgemäß funktioniert, benötigen wir beide Komponenten genauso wie Fette, die zum Glück mit allen Nahrungsmittelgruppen kombinierbar sind.

Damit der Verdauungsprozess reibungslos ablaufen kann, sollten wir darauf achten, kohlenhydratreiche Produkte nicht zusammen mit proteinreichen Produkten zu verzehren.

Wenn man das Verdauungssystem und seine Funktionsweise betrachtet, erscheint dieses Prinzip als logische Schlussfolgerung. Es kommen jedoch ganz einfache Fragen auf, wie: Wenn Proteine und Kohlenhydrate unterschiedliche Umgebungen für die Abbau- und Umwandlungsprozesse benötigen, gilt das dann auch für andere Nährstoffe? Wie kommt der Organismus beispielsweise mit Produkten zurecht, die in natürlicher Form Stärke und Proteine enthalten? Eine Vielzahl unserer Nahrungsmittel besteht doch nicht aus einem einzigen, sondern aus ganz unterschiedlichen Bestandteilen, oder? Nach wie vor ist die Theorie weit verbreitet, dass jede Mahlzeit unserem Organismus alles bereitstellen muss: Proteine, Kohlenhydrate inklusive Ballaststoffe und Fette.

Ich bin mittlerweile anderer Meinung und möchte euch gern die Grundsätze vorstellen, nach denen ich meine Mahlzeiten zusammenstelle. Es sind Grundsätze, die ich für mich selbst, nach der Lektüre wissenschaftlicher Lehrbücher, anderer Literatur – die zum Teil nicht nur Ernährung, sondern unsere allgemeine Haltung gegenüber dem Leben und der Natur thematisiert – und Gesprächen mit Ernährungswissenschaftlern und Ärzten, aufgestellt habe. Sehr wichtig waren aber natürlich auch meine eigenen Erfahrungen und die Beobachtung von Menschen, die mich zu Ernährungsfragen konsultieren.

healthy plan by ann

Ewa   Antwort
25. Mai 2014 (Edit)

Vor 12 Jahren war ich auf der Suche nach einer Diät und stieß auf Informationen zu Trennkost – ein Volltreffer. Ich musste auf nichts verzichten, lediglich meine Mahlzeiten anders zusammenstellen. Die Ergebnisse kamen schnell, genauso wie ein besseres Allgemeinbefinden. Und in Verbindung mit Sport, mit dem ich nach dem Verlust der ersten 8 kg begonnen habe, ist es sensationell. Ich habe 38 kg in 1,5 Jahren verloren. Damals habe ich nicht darüber nachgedacht, warum Trennkost gesund ist. Aber jetzt bleibe ich dabei, obwohl ich auch lese, dass nicht alle ihre Wirksamkeit anerkennen. Ich selbst bin für mich der Beweis, dass sie okay ist.

So sind zahlreiche Faktoren in meine Grundsätze eingeflossen:

Vermische in einer Mahlzeit keine kohlenhydratreichen Produkte mit proteinreichen.

Unser Organismus wird es mit einer Mahlzeit, die nach diesem Prinzip zusammengestellt wurde, einfacher haben. Und ich selbst kann sicher sein, dass ich mich um die „Hygiene" meines Verdauungstrakts kümmere, vor allem um die des Dickdarms, weil ich nicht zulasse, dass unverdaute Speisereste zurückbleiben und zur Entwicklung unter anderem von Hefepilzen oder Kotballen führen.

Wie man dem Kommentar aus meinem Blog entnehmen kann, bringt die Trennung von Proteinen und Kohlenhydraten in der Ernährung zusätzliche Vorteile. Sie ermöglicht es, das Körpergewicht zu reduzieren und beizubehalten. Dies leuchtet ein, da das langsame Verdauen einzelner Nahrungsbestandteile einen besseren Stoffwechsel ermöglicht und die Fettablagerung vermindert.

Kohlenhydrate, die allein verdaut werden, kann der Körper vollständig in Energie umwandeln, und so tragen sie nicht zur Bildung von Pilzen und Bakterien bei, weshalb wir uns allgemein besser fühlen.

Fisch solltest du also mit Gemüse und nicht mit Pommes kombinieren und Fleisch nur mit Gemüse und nicht mit Brot oder anderen Getreideprodukten; Eier nicht mit Backwaren, sondern mit Gemüse. Wenn du ein Omelett machst, dann benutz kein Mehl, und ein Hähnchen bereitest du am besten mit einem Salat oder einer reinen Gemüsesuppe zu. Reis solltest du ebenfalls mit Gemüse essen und ein Sandwich mit Gurke oder Gemüsepaste anstelle von Wurst.

PRODUKTE MIT GEMISCHTER ZUSAMMENSETZUNG (HÜLSENFRÜCHTE Z. B. ENTHALTEN STÄRKE UND PROTEINE) **MUSST DU LANGE KAUEN, BEVOR DU SIE HINUNTERSCHLUCKST**.

Manche Menschen haben bekanntermaßen Probleme mit der Verdauung solcher Produkte, da diese Blähungen verursachen. Andere hingegen verdauen sie sehr gut – der menschliche Organismus kann die unten angegebenen natürlichen Verbindungen besser verdauen als solche, die erst auf dem Teller entstehen.

Kombiniere Proteine immer mit Gemüse der neutralen Gruppe, am besten im Verhältnis **20 % Proteine** zu **80 % Gemüse**.

Gemüse hilft nämlich bei der Verdauung von Proteinen, unter anderem weil es Ballaststoffe bereitstellt.

KOHLENHYDRATE SOLLTEN MIT GEMÜSE EINER NEUTRALEN GRUPPE GEMISCHT WERDEN.

Und gib zu Proteinen nicht zu viel Fett hinzu.

Als Beispiel: Gebackener oder gedämpfter Fisch ist besser als gebratener Fisch; zu einem Salat mit Hähnchenfleisch passt ein leichtes Dressing mit Olivenöl besser als Mayonnaise.

FETTE (frisch gepresstes Öl aus Leinsamen, Borretsch, Traubenkernen, Nachtkerze, Kokosnuss; natives Olivenöl, Butter, geklärte Butter) können mit Kohlenhydraten kombiniert werden sowie mit Proteinen (aber vorsichtig!) und mit Gemüse einer neutralen Gruppe.

Süße Früchte solltest du übrigens immer separat essen.

Saure Früchte (Stachelbeere, Ananas, Zitrone, Grapefruit, saure Birnen und Äpfel, Kiwi, Limette, Orange, Tomate, Johannisbeere, Erdbeere, saure Trauben, Sauerkirschen, Preiselbeeren) können mit Kernen und Nüssen kombiniert werden sowie mit fermentierten Milchprodukten (Naturjoghurt – am besten selbst gemacht –, Kefir, Buttermilch).

AUF JEDEN FALL SOLLTE DIE UMSTELLUNG AUF TRENNKOST NICHT WEHTUN. ISS WEITERHIN DAS, WAS DU BISHER GEGESSEN HAST; DER SPEISEPLAN IST VIELFÄLTIG, NUR DIE SPEISENZUSAMMENSTELLUNG IST ANDERS.

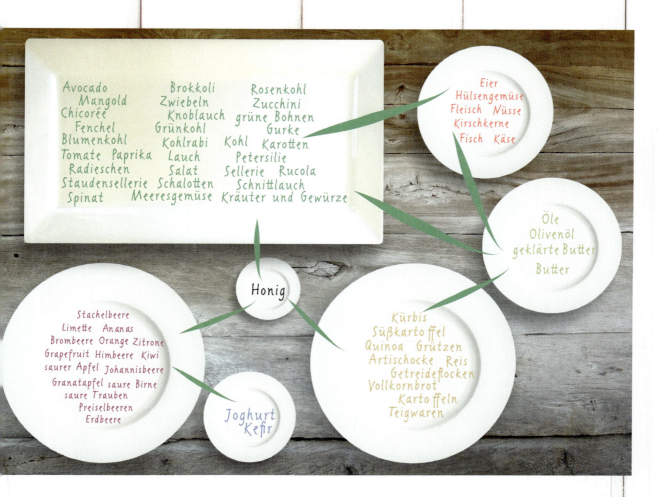

Hier ist das ganze Schema gesunder Verbindungen abgebildet.

Fehlende grüne Striche zwischen den Lebensmittelgruppen bedeuten, dass diese nicht gemeinsam serviert werden sollten.

Leider basiert traditionelle Hausmannskost auf ungesunden Verbindungen, durch die unverdaute Reste in unserem Magen-Darm-Trakt entstehen (um die sich eifrig Pilze und Bakterien kümmern), die in der Konsequenz zu schweren chronischen Erkrankungen führen.

Denk aber immer an dieses wichtige Prinzip – ohne dieses bleibt
die Trennung der Nahrungsmittelgruppen wirkungslos:

BEISS SORGFÄLTIG AB, KAU LANGE, ISS LANGSAM.

**Das gilt besonders, wenn du ein Gericht isst, bei dem es unmöglich ist, Proteine
und Kohlenhydrate zu trennen – zum Beispiel wenn deine Mutter Knödel mit
Fleisch oder Kohlrouladen mit Reis kredenzt.**

Ich habe Menschen getroffen, die behaupten, dass sie diese schlechten Zusammen-
stellungen hervorragend verdauen können. Sie haben angeblich keinen Blähbauch,
keine Gase oder Schmerzen und bleiben schlank. Das ist natürlich möglich, aber ich
würde nicht auf die Gesundheit ihres Dickdarms wetten wollen. Darüber hinaus
überzeugt mich Trennkost auch durch etwas anderes: **Diese Ernährung verbessert
das Allgemeinbefinden!** Dem stimmen alle Menschen zu, die sie anwenden, auch
diejenigen, die vorher keine Verdauungsbeschwerden hatten. Dank der Trennkost
haben sie mehr Energie, und sogar das Training fällt ihnen leichter.

ES IST WIRKLICH EINFACH,
SICH AN TRENNKOST ZU GEWÖHNEN.
UND WENN DU DIE EFFEKTE SIEHST
UND VOR ALLEM SPÜRST,
DANN WIRST DU SIE LIEBEN.

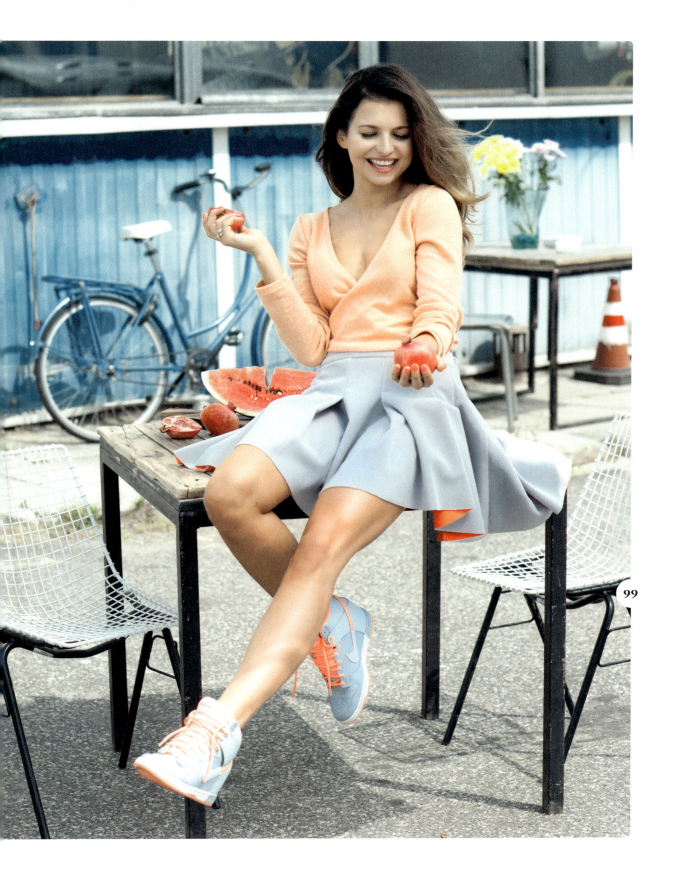

Man muss nicht völlig auf Produkte mit hohem GI verzichten. Eine entsprechend zusammengestellte Mahlzeit aus Produkten mit hohem und niedrigem GI hat insgesamt einen niedrigen GI.

DER GLYKÄMISCHE INDEX

Der Begriff „Glykämischer Index" wurde 1981 eingeführt. Mit ihm wurde es möglich, Nahrungsmittel nach ihrer Wirkung auf den Blutzuckerspiegel nach der Mahlzeit zu beurteilen. Früher ging man davon aus, dass Mehrfachzucker, der langsamer verdaut wird, den Blutzucker weniger beeinflusst und daher nur Einfachzucker für die Gesundheit gefährlich sei. Studien haben aber belegt, dass nicht nur die Teilchengröße unseren Blutzucker beeinflusst.

DER GLYKÄMISCHE INDEX (GI) BESTIMMT DEN ANSTIEG DER GLUKOSEKONZENTRATION IM BLUT NACH DEM VERZEHR EINES NAHRUNGSMITTELS, VERGLICHEN MIT DER ZUNAHME DIESER KONZENTRATION NACH DEM VERZEHR DER GLEICHEN MENGE KOHLENHYDRATE IN FORM REINER GLUKOSE. FÜR DEN GI VON GLUKOSE WURDE DER WERT 100 FESTGELEGT. EIN NIEDRIGER GI UMFASST WERTE UNTER 55, EIN MITTLERER WERTE ZWISCHEN 55 UND 70, EIN HOHER WERTE ÜBER 70.

Die GI-Werte zeigen, welchen Einfluss eine bestimmte Dosis reiner Kohlenhydrate in einem Nahrungsmittel auf den Blutzucker hat. Dabei kann der Zuckeranteil je nach Portion variieren. Als Beispiel: Die Wassermelone hat einen hohen GI und enthält in einer üblichen Portion wenige Kohlenhydrate, da sie hauptsächlich aus Wasser besteht.

Daher wurde der Begriff der **Glykämischen Last (GL)** eingeführt, die berechnet wird, indem nicht nur die Menge der Kohlenhydrate in einem Produkt, sondern auch die Größe der Standardportion des jeweiligen Produkts berücksichtigt wird. Eine niedrige GL umfasst Werte von unter 10, die mittlere Werte zwischen 10 und 20 und eine hohe Werte über 20.

WARUM SOLLTEN WIR UNS ÜBER GI UND GL GEDANKEN MACHEN?

Nach dem Verzehr von Lebensmitteln mit hohen GI- und GL-Werten kann sich der Blutzuckerspiegel verdoppeln. Das Ergebnis ist eine abrupte Ausschüttung von Insulin, dessen Menge die Konzentration von **Glucagon** – einem Hormon, das bei niedrigem Blutzucker regulierend eingreift – bei Weitem übersteigt. Dadurch werden die natürlichen Glukosespeicher übervoll, und das Fettgewebe wächst. Eine solche Insulinausschüttung hat zur Folge, dass die Blutzuckerkonzentration abfällt, was sich als Hungergefühl äußert. Denn unser Gehirn ist sehr glukosesensibel – Glukose ist sein Treibstoff. Ein hoher Insulinspiegel verringert die Verwertung anderer, für den Körper wichtiger Energiequellen: der freien Fettsäuren. Ein starkes Hungergefühl fördert die Lust auf Hochkalorisches. So beginnt der Teufelskreis, und es wird immer schwieriger, ein gesundes Körpergewicht zu halten – nicht zu reden von den anderen schädlichen Folgen dieser Prozesse.

Ich empfehle Menschen, die dazu neigen zuzunehmen, auf die GI- und GL-Werte von Lebensmitteln zu achten. Wir alle sollten über grundlegendes Wissen zu diesem Thema verfügen und es auch anwenden.

Der GI-Wert hängt von mehreren Faktoren ab – beispielsweise steigt er, wenn Lebensmittel erwärmt werden. Beim Kochen sorgen Wasser und Hitze dafür, dass Stärke aufquillt und eine gelartige Konsistenz annimmt, die im Dünndarm leicht verdaut werden kann und den Glukosespiegel im Blut steigen lässt. Je höher der Grad der Quellung, desto höher ist der GI, daher sind beispielsweise Nudeln al dente gesünder. Die Raffination von Lebensmitteln erhöht deren GI-Wert ebenfalls.

Der Fettgehalt von Speisen verlangsamt die Magenentleerung und die Verdauung im Dünndarm, er senkt folglich ihren GI. Das Fett sollte selbstverständlich gesund sein, und man sollte bei der Menge nicht übertreiben.

Forscher (u. a. Mendes) haben gezeigt, dass unreife Bananen einen niedrigeren GI haben als reife, und Kartoffeln, die sofort nach dem Kochen verzehrt werden (ca. 83 °C), verursachen einen niedrigeren Blutzucker als abgekühlte (ca. 23 °C).

WICHTIG: EIN ENTSCHEIDENDER FAKTOR FÜR DAS ABSINKEN DER BLUTZUCKERWERTE NACH DEM ESSEN IST DIE BALLASTSTOFFMENGE IN DER NAHRUNG.

Es gibt viele Tabellen mit GI-Werten, und manchmal weichen die Angaben stark voneinander ab. Ich denke, man sollte sie eher als Orientierungshilfe bei der Auswahl von Lebensmitteln verstehen. Die Berechnung des GI-Prozentsatzes oder der Kalorien jeder Mahlzeit ist frustrierend und wenig effektiv (siehe: Bridget Jones :)).

Im Folgenden findest du einige Tabellen mit GI- und GL-Werten, die mir am zuverlässigsten erscheinen. Gefunden habe ich sie in der Zeitschrift Superlinia.

GETREIDEPRODUKTE	Menge (g)	Kohlenhydrate (g)	GI	GL
Gerstengrütze, gekocht	157	44,3	70	31
Hirsegrütze, gekocht	174	41,2	71	29
Couscous nach der Zubereitung	157	36,6	65	24
Buchweizengrütze, gekocht	168	33,5	54	18
Reisnudeln	60	50,9	58	30
Pasta al dente	160	35,4	45	16
Müsli (ungesüßt)	45	27,4	50	14
Cornflakes	30	24,9	84	21
Haferflocken	30	20,8	40	8
weißer Reis, gekocht	150	36	64	23
weißer Reis, gekocht und gebacken	150	30	104	31
brauner Reis	150	33	55	18
Langkornreis, gekocht	150	41	56	23
Puffreis	30	26	87	23
Parboiled Reis	150	36	47	17
Hirse, gekocht	150	36	71	26
Reiswaffeln	25	16	64	10
Maiswaffeln	50	26	63	16

BACKWAREN	Menge (g)	Kohlenhydrate (g)	GI	GL
Baguette	140	73,9	72	53
Bagel	70	35	72	25
Brötchen aus Weißmehl	80	46,2	70	32
Reisbrot	30	12	70	8
Buchweizenbrot	30	21	47	10
Weizenbrot	25	13,6	70	10
Weizenbrot (aus 80 % grob gemahlenen Weizenkörnern)	30	20	52	10
Haferkleiebrot	30	18	47	8
Pita-Brot	65	38	57	22
Roggen-Vollkornbrot	35	17,9	57	10

FETT UND ANDERES	Menge (g)	Kohlenhydrate (g)	GI	GL
Margarine zum Backen	50	0,2	0	0
Rapsöl	10	0	0	0
Olivenöl	10	0	0	0
Schmalz	15	0	0	0
Käsepizza	100	27	60	16
Sushi (Maki)	70	25,5	55	14
Tortilla mit Bohnen und Tomatensoße	160	28,8	28	8

MILCH UND MILCHPRODUKTE	Menge (g)	Kohlenhydrate (g)	GI	GL
Naturjoghurt	250	10,8	36	4
Sojajoghurt mit Früchten	200	26	50	13
saure Milch	250	13	32	4
Kokosnussmilch	230	18,6	40	7
Sojamilch	220	9,5	44	4
Magermilch	250	13	32	4
Milch 3,2 %	250	12	27	3
Kondensmilch, gezuckert	50	27	31	16
Camembert	120	0,20	0	0
Magerquark	100	3,5	30	1
Schnittkäse	15	0	0	0
Sahne 30 %	240	7,7	0	0

FISCHE UND MEERESFRÜCHTE	Menge (g)	Kohlenhydrate (g)	GI	GL
Räucherlachs	100	0	0	0
Fischstäbchen	100	19	38	7
Muscheln in Soße	70	1,2	0	0
Heringslappen	100	0	0	0
geräucherte Sprotten	12	0	0	0
Thunfisch in Öl	120	0	0	0

OBST	Menge (g)	Kohlenhydrate (g)	GI	GL
Stachelbeere	50	5,9	25	1
Ananas	80	10,9	45	5
Ananassaft (ungesüßt)	250	28,5	50	14
Wassermelone	350	29,4	75	22
Avocado, geschält	140	10,4	10	1
unreife, mittelgroße Banane	120	34	40	14
reife, mittelgroße Banane	120	28,2	55	16
rote Grapefruit	260	27,8	30	8
grüne Grapefruit	200	19,6	30	6
Birne	150	21,6	30	6
Apfel, mittelgroß	180	24,8	35	9
Apfelsaft	250	25	50	13
Litschi aus der Dose	8	16	79	13
Himbeeren	120	14,4	25	4
Mango	280	47,6	50	24
Honigmelone	720	64,8	60	39
Aprikosen, frisch	100	7	30	2
getrocknete Aprikosen	60	28	40	11
Papaya	200	14	58	8
Orange	240	27,1	35	9
Orangensaft (ungesüßt)	250	24,8	45	11
Rote Johannisbeeren	120	16,6	25	4
Erdbeeren	70	5	25	1

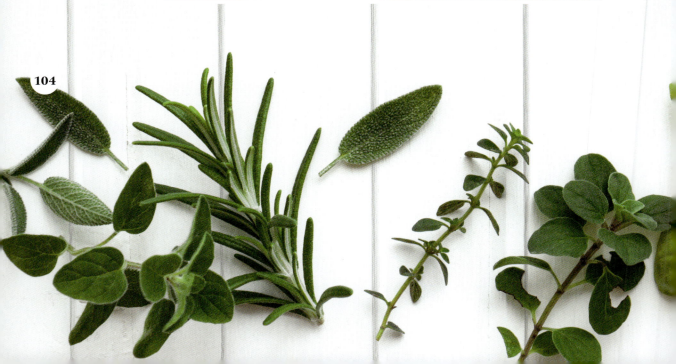

FLEISCH UND FLEISCHERZEUGNISSE	Menge (g)	Kohlenhydrate (g)	GI	GL
Schweinshaxe	370	0	0	0
Schweinenacken	100	0	0	0
Hähnchenbrust, ohne Haut	100	0	0	0
Hähnchen-Nuggets	100	16	46	7
Rinderfilet	12	0,1	0	0
Hühnerleber	100	0,6	0	0

ZUCKER UND SÜSSIGKEITEN	Menge (g)	Kohlenhydrate (g)	GI	GL
Zucker	10	70	70	
brauner Zucker	10	10	70	7
dunkle Schokolade (99 %)	30	3	20	1
Vollmilchschokolade	6	3,4	49	2
Glukose	10	10	100	10
Kleiekekse	5	3,6	54	2
Honig	12	9,5	60	6
Berliner	70	43,5	69	30
Apfel-Muffins	60	29	44	13
Eierpfannkuchen	75	40	85	34
Nutella	20	12	33	4

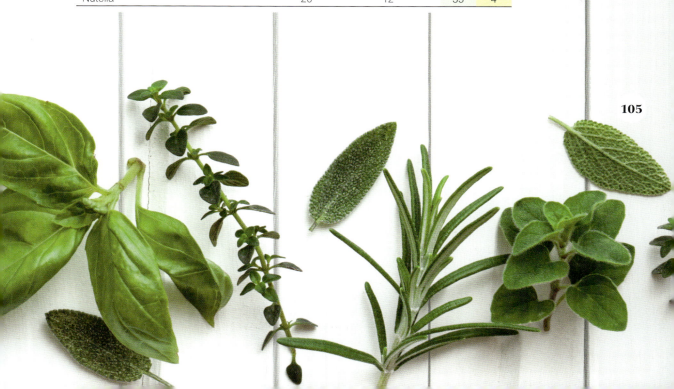

SCHWARZE LISTE

WENN MAN AUF SEINE GESUNDHEIT ACHTEN MÖCHTE, SOLLTE MAN
MANCHE PRODUKTE MEIDEN. STATTDESSEN KANN MAN DEN EIGENEN
SPEISEPLAN MIT WEITAUS INTERESSANTEREN KOMPOSITIONEN
AUS GESCHMÄCKEN, FARBEN UND AROMEN BEREICHERN.

Viele Menschen haben sich an Fertiggerichte gewöhnt, die vor allem nach Mononatriumglutamat schmecken. Diese spezielle Zutat gilt manchen als Grundvoraussetzung für „gutes" Essen. Sie bemerken dabei nicht, dass sie Lebensmittel verzehren, die damit bzw. mit einer großen Menge Salz konserviert wurden, und dass sie den eigentlichen Geschmack vieler natürlicher Produkte nicht mehr kennen. Ähnlich ist es mit gesüßten Produkten. Sie machen abhängig – übrigens wie alles andere Schädliche auch.

Was also meiden?

Zunächst noch ein Wort zu verarbeiteten Erzeugnissen.

Der menschliche Organismus in seiner ganzen Komplexität hat sich an das Leben in der Natur angepasst. Alle Organe, Systeme und Trakte sind so aufgebaut, dass sie aus dem Verdauungsprozess auf natürliche Art Nährstoffe und Energie entsprechend den eigenen Bedürfnissen schöpfen können.

Die letzten 100 Jahre, die in Anbetracht der Evolutionsgeschichte des menschlichen Organismus nichts sind, brachten uns eine wissenschaftliche und technologische Revolution, die sich unter anderem in der veränderten Einstellung zur Lebensmittelherstellung niedergeschlagen hat. Unter dem Vorwand, die Ernährungsprobleme der Weltbevölkerung lösen zu wollen, wurde die industrielle Lebensmittelproduktion vorangetrieben. Pflanzenanbau oder Viehzucht kann man heute kaum noch als Landwirtschaft im traditionellen Sinn bezeichnen. Meiner Ansicht nach handelt es sich dabei vielmehr um einen Industriezweig, bei dem Maschinen, Chemie und genetische Veränderung eine wesentliche Rolle spielen. Die Ergebnisse sind spektakulär: Getreide (insbesondere Weizen) ähnelt schon allein vom Aussehen her nicht mehr jenem Getreide, das unsere Urgroßeltern angebaut haben. Das Gros der Nutztiere lebt fast gar nicht mehr an der frischen Luft und hat noch nie echtes Gras gesehen. Obst und Gemüse sehen manchmal aus, als wären sie nach Maß angefertigt worden. Und so ist es! Denn häufig geht es nicht um ihren Nährwert, sondern darum, sie

GESUNDE ERNÄHRUNG ASSOZIIEREN VIELE MENSCHEN DAMIT, IMMENSE OPFER BRINGEN ZU MÜSSEN. ZU UNRECHT.

einfacher transportieren oder möglichst lange lagern zu können, bevor sie verkauft werden. Als Rohstoffe werden sie an Fabriken geliefert, die sie zu Produkten verarbeiten, die wir schließlich im Supermarkt kaufen.

Das Raffinieren von Zucker, das Homogenisieren von Milch, die genetische Veränderung von Getreide und die ausschließliche Verwendung von bereits gereinigtem Getreide für die Mehlherstellung, die Verfütterung von in Laboren hergestellten chemischen Produkten an Tiere, die Düngung von Ackerböden mit schädlichen Substanzen, die Beimischung von Farb- und Konservierungsstoffen sowie Geschmacksverstärkern zu Lebensmitteln – das sind nur einige Faktoren, weshalb unser Organismus diese Produkte nicht verdauen kann, ohne selbst Schaden zu nehmen. **Wir sind einfach nicht dafür gemacht, Nahrungsmittel dieser Art zu verarbeiten**, und sie sind schuld an den meisten Krankheiten, an denen die Menschen in den sogenannten zivilisierten Ländern leiden. Natürlich weiß ich, dass wir großartige Erfolge im Kampf gegen Krankheiten verzeichnen können, die einst ganze Nationen zur Strecke gebracht haben. Ich schätze die Leistungen der Wissenschaftler, die uns ein längeres Leben ermöglichen, und ich respektiere die Möglichkeiten der modernen Medizin. Ich glaube jedoch, dass sich die Technologien der Lebensmittelproduktion in die falsche Richtung entwickelt haben. Und sie sind es, die uns zu Patienten machen und uns zwingen, diese wunderbare Medizin vermehrt in Anspruch nehmen zu müssen.

Mir gefällt die Vorstellung, dass natürliche Nahrungsmittel sich auf eine bestimmte Art an die Erde, Sonne und Luft erinnern, die sie haben gedeihen lassen, und dass sie diese Erinnerungen noch bis vor Kurzem an uns weitergaben, sodass wir selbstverständlich Teil der Natur waren. Nun berauben wir uns selbst dieser Erinnerungen.

DIE SCHLUSSFOLGERUNG IST EINFACH: **MEIDE STARK VERARBEITETE LEBENSMITTEL.** IN EINEM DURCHSCHNITTLICHEN LEBENSMITTELGESCHÄFT BLEIBEN NICHT VIELE REGALE ÜBRIG, AUS DENEN DU WÄHLEN KANNST. ABER ES LOHNT SICH, STANDHAFT ZU BLEIBEN. ZUM WOHL DEINER GESUNDHEIT.

Womit ersetze ich die schädlichen Stoffe?

▶ **Süßigkeiten aus dem Supermarkt** (Schokoriegel, Schokolade, Kekse, Bonbons usw.) kannst du mit selbst gemachtem Kuchen und Gerichten ersetzen, die du mit Honig, Stevia oder Xylit gesüßt hast. Iss Früchte, z. B. Waldbeeren.

▶ **Convenience-Produkte und Fertiggerichte** kannst du mit selbst gemachten Mahlzeiten ersetzen: aus frischem Gemüse, gesundem Geflügel und Fisch.

▶ **Salz**, das den Wasserhaushalt im Körper stört und zu Bluthochdruck führt, kannst du durch aromatische Kräuter und Gewürze ersetzen – und es gibt eine Menge davon: Thymian, Liebstöckel, Estragon, Oregano, Paprika, Pfeffer, Majoran, Rosmarin und andere. Probier es aus: Es ist tatsächlich möglich, ohne Salz zu leben, oder es zumindest nur in minimalen Mengen zu verwenden. Zu viel Salz schadet immer und das weiße Salz selbst dann, wenn du nur wenig benutzt.

▶ **Milch und Milchprodukte aus dem Supermarkt** kannst du mit Milch direkt vom Bauern ersetzen – daraus lässt sich zu Hause Joghurt herstellen – oder mit pflanzlicher Milch (Kokos-, Hafer-, Reis- und Mandelmilch). Ziegenmilch ist übrigens viel gesünder als Kuhmilch.

▶ **Wurstwaren** kannst du mit Gemüseprodukten (Pasteten, Pasten) ersetzen und Fleisch nicht mehr im Supermarkt, sondern beim Metzger deines Vertrauens oder im Bioladen besorgen oder gleich durch Fisch ersetzen. Eine hervorragende Proteinquelle sind Hülsenfrüchte, Kerne und Nüsse.

▶ **Weizen**, der aufgrund zahlreicher Modifikationen für immer mehr Menschen unverdaulich ist oder sie lethargisch werden lässt, kannst du durch andere Getreidesorten ersetzen. Ich selbst versuche in meiner Ernährung, auf Gluten zu verzichten, und verwende stattdessen Reis-, Buchweizen-, Amaranth-, Hirse-, Kichererbsen- oder Maismehl. Ähnliche Ersatzprodukte gibt es für Frühstücksflocken.

▶ **Weizennudeln und weißer Reis** können hervorragend durch Buchweizen oder Quinoa ersetzt werden.

▶ **Vanillin** kannst du mit selbst gemachtem Vanillezucker ersetzen.

▶ **Bratmargarine** kannst du mit geklärter Butter oder Olivenöl ersetzen.

▶ **Speiseeis aus dem Supermarkt** ersetzt du am besten mit selbst gemachten Sorbets.

▶ **Chips und andere deftige Knabbereien** kannst du mit Gemüsesticks und Nüssen ersetzen.

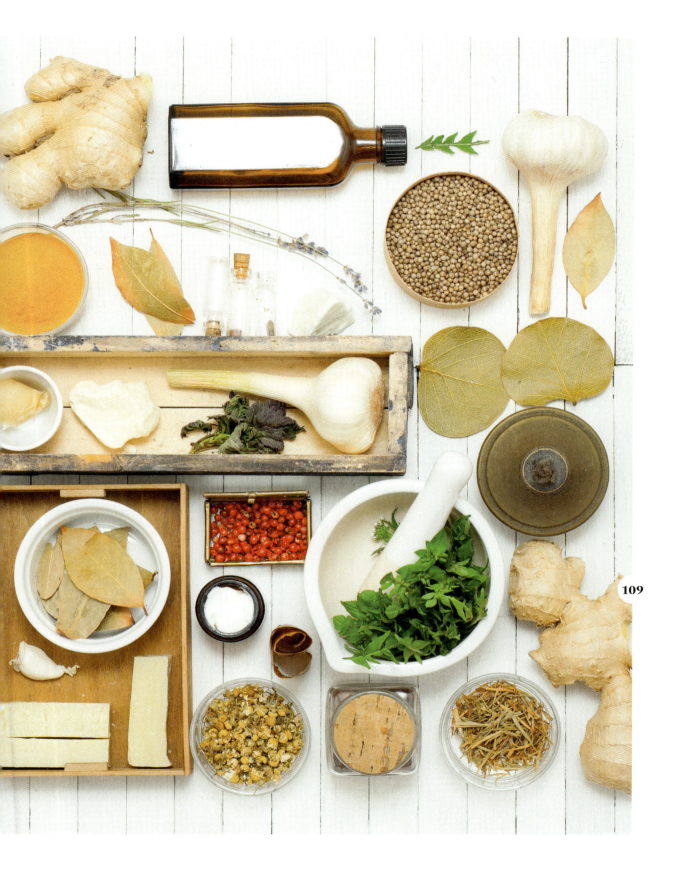

DETOX

Detox ist keine Erfindung unserer Zeit, obschon es heute besonders notwendig ist. Eine jährliche Fastenzeit wird in allen Weltreligionen praktiziert, und ihre Vorteile waren bereits in der Antike bekannt. Der menschliche Organismus arbeitet selten in einem Zustand völligen Gleichgewichts.

Zu viel Essen und auch das Fehlen notwendiger Stoffe in der Nahrung bringen den Stoffwechsel aus dem Takt, was unter anderem dazu führt, dass sich Stoffe ablagern, die eigentlich ausgeschieden werden sollten. Toxine nehmen wir über Nahrung zu uns, atmen sie mit verschmutzter Luft ein oder trinken sie gar mit dem Wasser. Und wir produzieren sie während ganz natürlicher Stoffwechselprozesse.

DOCH WIE WIRD MAN TOXINE LOS? Erstens sollte man sich darum kümmern, dass die tägliche Nahrung Produkte enthält, die entschlacken. Dazu zählen unter anderem: **Knoblauch, Äpfel, Zitronen, Rote Bete, grüner Tee, Kurkuma und Cayennepfeffer**. Zweitens lohnt es sich, ein- oder zweimal im Jahr eine Entschlackungskur zu machen.

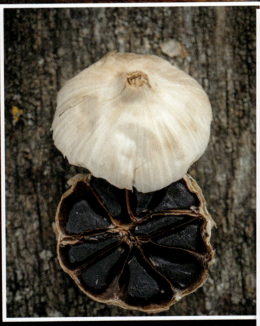
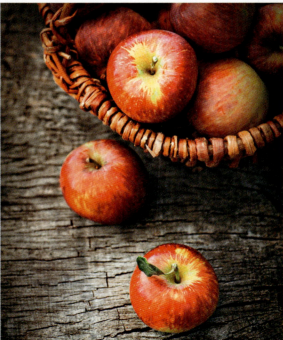

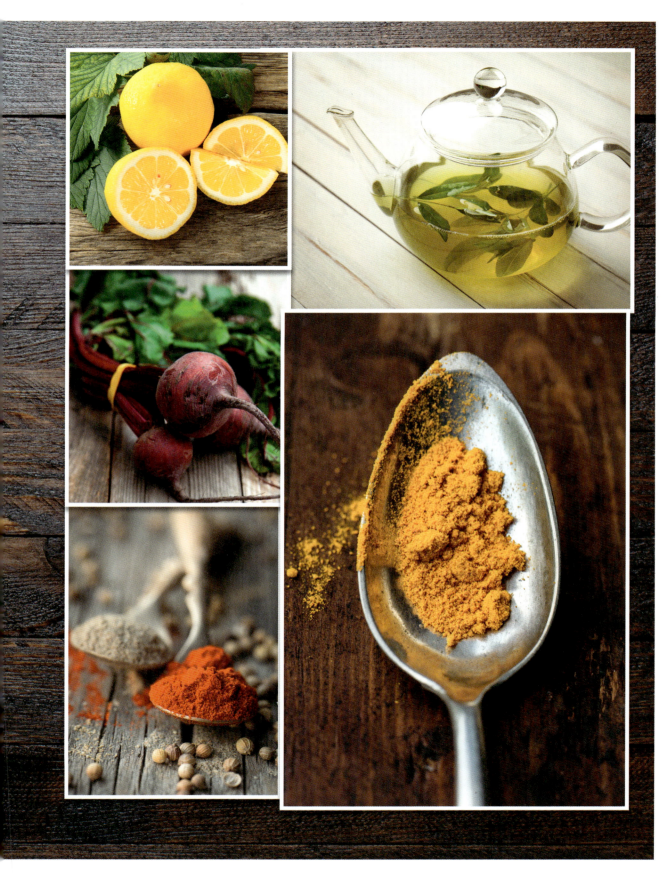

Das Heilfasten etwa gewinnt immer mehr Anhänger, jedoch möchte ich dazu eher nicht ermutigen, weil es eine sehr radikale Entgiftungsmethode ist. Wenn du dich für diese Form des Fastens entschieden hast, solltest du sehr vorsichtig sein und deinen Körper zunächst darauf vorbereiten (je länger die Fastenzeit, desto länger die Vorbereitungszeit) sowie dich danach nur allmählich wieder normal ernähren. Am besten ist es, vorher einen Arzt zu konsultieren. Ich empfehle dennoch, sich mit diesem Thema auseinanderzusetzen, da ich Menschen kenne, die dank des Heilfastens quälende Beschwerden losgeworden sind.

EINER ZUNEHMENDEN POPULARITÄT ERFREUT SICH AUCH DIE ENTGIFTUNG MITHILFE VON SÄFTEN. AUCH SIE ERFORDERT EINE VORBEREITUNG DES ORGANISMUS – ÄHNLICH WIE DAS HEILFASTEN. DIE ENTGIFTUNGSKUR ALLEIN SOLLTE EBENFALLS MEHRERE TAGE ANDAUERN, IN DENEN AUSSCHLIESSLICH FRUCHT- UND GEMÜSESÄFTE GETRUNKEN WERDEN.

Im Frühjahr und im Herbst, wenn ich es mir erlauben kann, meine Verpflichtungen etwas zu reduzieren, reserviere ich mir immer eine Woche für eine Entschlackungskur auf Basis von Gemüsecremesuppen und grünen Smoothies.

Alle Arten von Entschlackungskuren verlangen eine psychische Vorbereitung. Es ist kontraproduktiv, eine Detox-Kur zu beginnen, wenn du im Grunde Angst davor verspürst – Stress macht die positiven Effekte der Kur zunichte. Eine solche Entgiftungswoche solltest du soweit möglich ruhig verbringen. Anstatt Sport zu treiben, solltest du entspannen, zum Beispiel Bäder in Schachtelhalmsud oder in Haferflocken nehmen. Diejenigen, die Saunagänge gut vertragen, können auch das tun. Eine Detox-Ergänzung kann auch ein Einlauf sein. Während der Kur treten manchmal Schnupfen, Schleimbildung und andere wenig erfreuliche Symptome auf – sie sind Anzeichen dafür, dass die Kur wirkt. Die Detox-Kur sollte immer mit einer professionellen Darmreinigung beendet werden. Man sollte jedoch danach die Bakterienflora mithilfe von Probiotika wieder aufbauen.

ES IST NICHT SINNVOLL, EINE DETOX-KUR ZU BEGINNEN, WENN DU IM GRUNDE ANGST DAVOR HAST – STRESS MACHT DIE POSITIVEN EFFEKTE DER KUR ZUNICHTE.

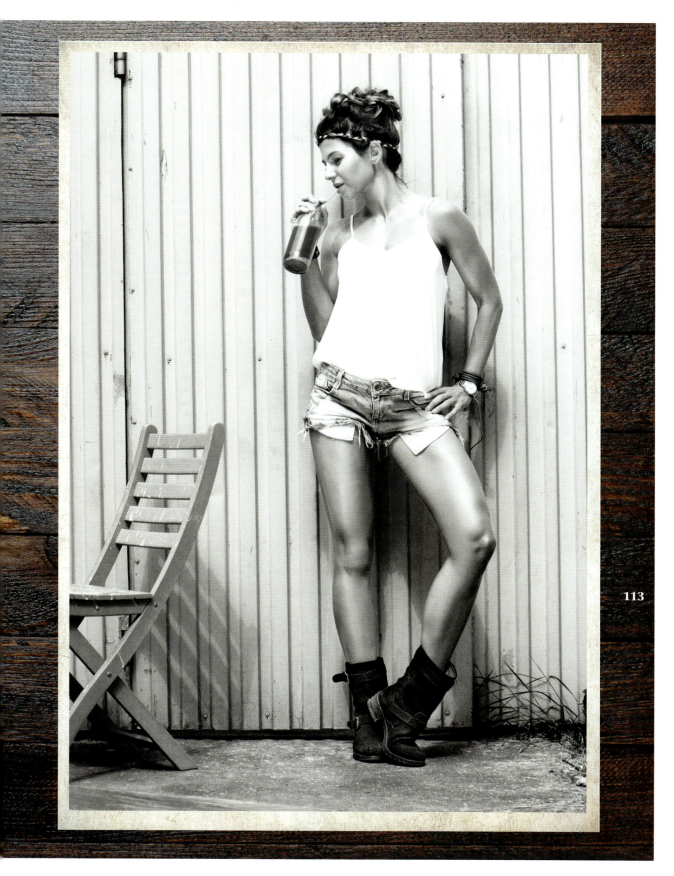

Rezepte

IN DIESEM KAPITEL FINDET IHR MENÜS FÜR JEDEN MONAT, MIT DENEN IHR ALLE MAHLZEITEN DES TAGES GESTALTEN KÖNNT. ICH HABE MICH BEMÜHT, DIESE IN ÜBEREINSTIMMUNG MIT DEN GENANNTEN GRUNDSÄTZEN UND MIT SAISONALEN PRODUKTEN ZUSAMMENZUSTELLEN. BESONDERS WICHTIG WAR MIR NATÜRLICH AUCH DIE VIELFALT UND DASS ALLE UNENTBEHRLICHEN NÄHRSTOFFE ENTHALTEN SIND. ES HANDELT SICH ABER NUR UM BEISPIELE – SIE MÜSSEN NICHT JEDEM SCHMECKEN, KÖNNEN JEDOCH ALS EMPFEHLUNG FÜR EINEN AUSGEWOGENEN SPEISEPLAN DIENEN.

Angaben zum Kaloriengehalt und zu Portionsgrößen habe ich ganz bewusst weggelassen, denn die Speisekarte ist reichhaltig. Du kannst sie eins zu eins übernehmen oder auch nur bestimmte Gerichte auswählen. Jedes Menü besteht aus fünf Speisen – für viele Menschen ist das sicherlich zu viel. Es gibt kein ultimatives Rezept für alle: Wann, wie oft, wie viel man isst und welche Kalorienmenge man dabei zu sich nehmen sollte, ist individuell unterschiedlich.

Wählt aus, experimentiert, habt Spaß in der Küche bei der Suche nach Geschmacksrichtungen und Aromen.

GUTEN APPETIT!

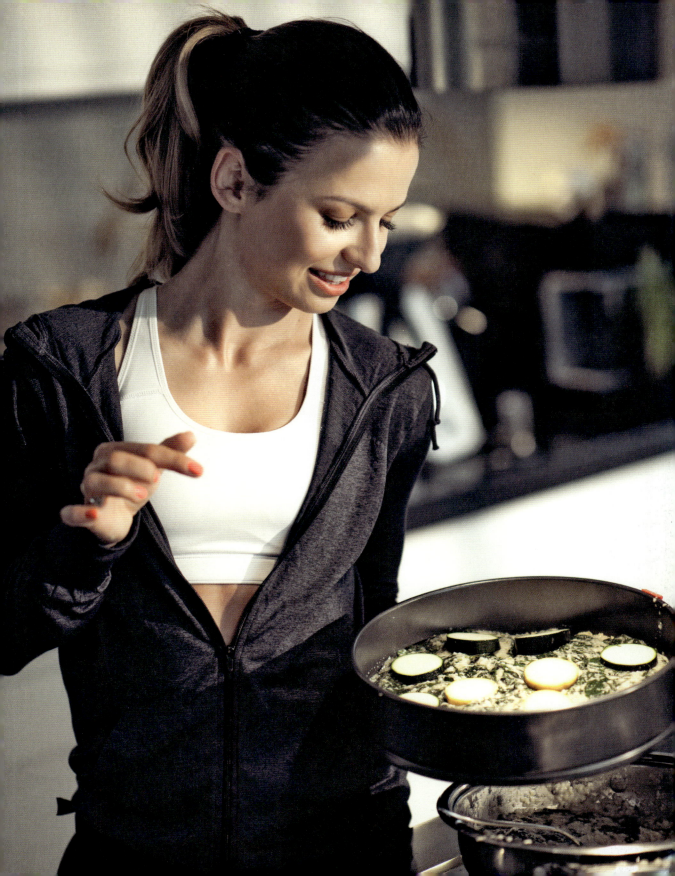

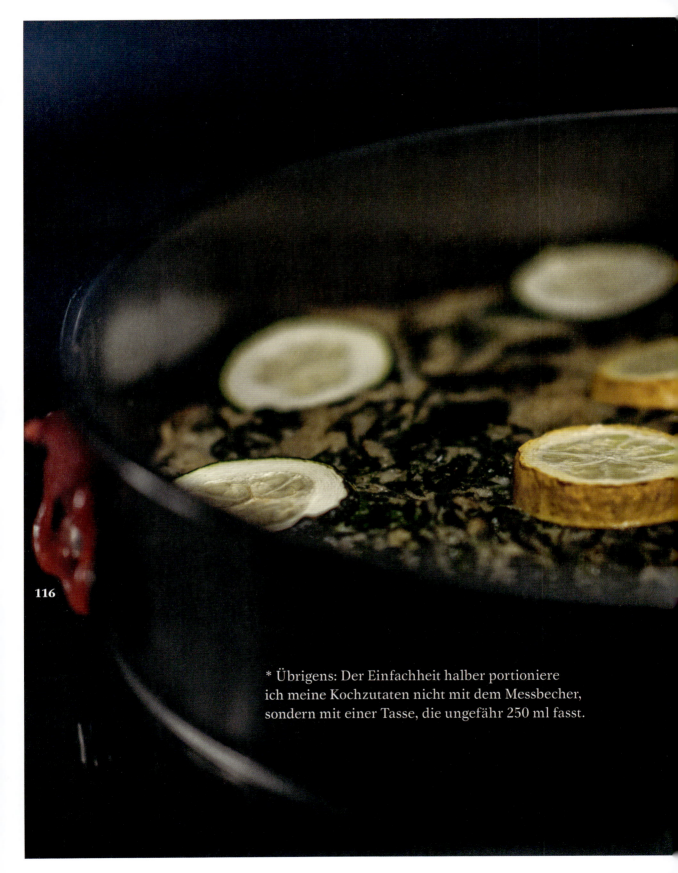

* Übrigens: Der Einfachheit halber portioniere ich meine Kochzutaten nicht mit dem Messbecher, sondern mit einer Tasse, die ungefähr 250 ml fasst.

Tarte
mit Spinat und Nudeln

ZUTATEN:

TEIG:

1½ Tassen* Hirsemehl
1½ Tassen Maismehl
⅓ Tasse Kokosöl
1 Tasse Wasser
1 Prise Salz

FÜLLUNG:

1 Tasse Risoni-Nudeln
Kokosöl
1 Packung Tiefkühlspinat
4 Knoblauchzehen
½ Teelöffel Zitronensaft
½ Tasse Mandelmilch
Salz
frisch gemahlener Pfeffer
1 kleiner Zucchino

Hirse- und Maismehl in einer Schüssel vermengen, Öl und Salz hinzugegeben und anschließend unter Rühren langsam Wasser eingießen, bis daraus ein Teig entsteht. Kühl stellen.

Die Nudeln kochen, bis sie al dente sind. Kokosöl in einer tiefen Pfanne erwärmen, Spinat und fein gehackten Knoblauch hinzugegeben, mit Zitronensaft beträufeln und alles miteinander verrühren. Die Milch und die abgetropften Nudeln hinzugeben und kurz mitköcheln lassen. Mit Salz und Pfeffer abschmecken.

Den Boden einer leicht gefetteten Tarte-Form mit dem Teig auslegen und an den Rändern etwas hochdrücken. Und nicht vergessen: Den Teig mit einer Gabel etwas anpieksen. Dann wird er bei 180 °C für 8 Minuten im Ofen gebacken. Wenn die Zeit abgelaufen ist, die Form aus dem Ofen nehmen und die Füllung auf dem Teig verteilen. Zu guter Letzt den in Scheiben geschnittenen Zucchino darauf auslegen. Die Tarte wandert für weitere 25 Minuten in den Ofen.

MENÜ
JANUAR

Ein Glas Ingwersud mit Zitronensaft und einer Prise Kurkuma

INGWERTEE
Klein geschnittener Ingwer in einem Topf mit Wasser 15 Minuten auf kleiner Flamme erhitzen.

SMOOTHIE: 3 Grünkohlblätter, 2 Rote Beten, 1 Apfel

FRÜH-STÜCK

+ **Haferbrei** Eine Tasse Haferflocken (über Nacht in Wasser eingeweicht) erhitzen und mit einem Esslöffel Honig, ein wenig geriebenem Apfel (für den Geschmack) und einem halben Teelöffel Zimt verrühren. Ein Teelöffel Leinsamen passt ebenfalls dazu.

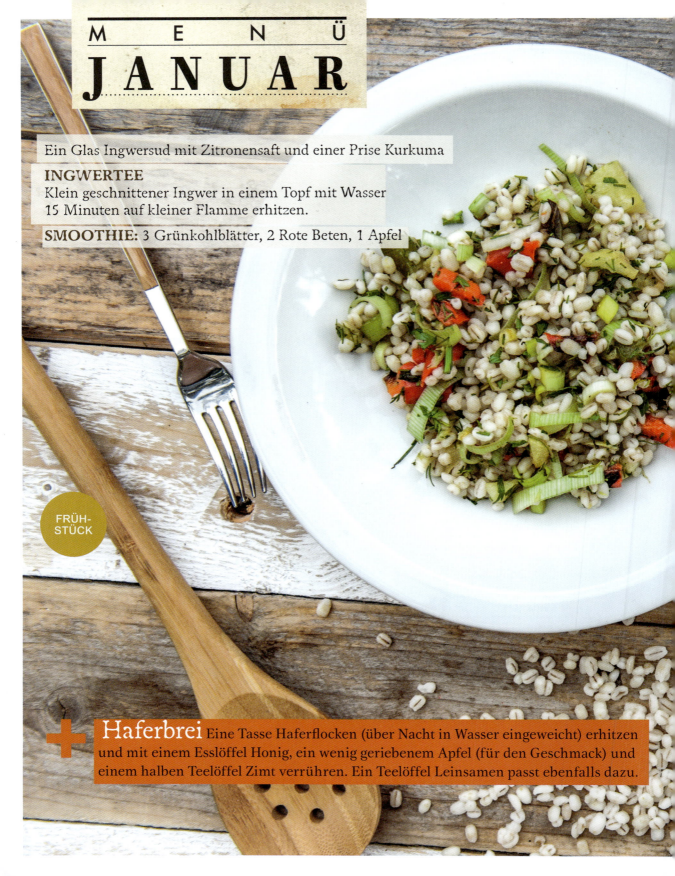

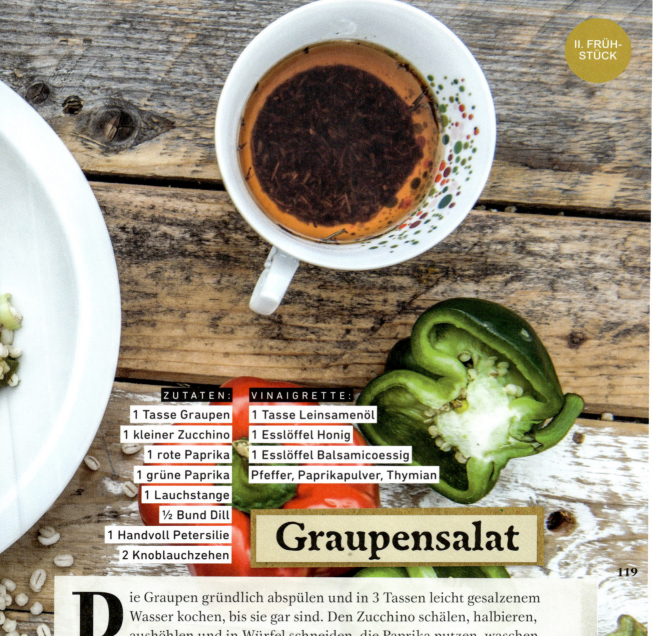

II. FRÜH-STÜCK

ZUTATEN:	VINAIGRETTE:
1 Tasse Graupen	1 Tasse Leinsamenöl
1 kleiner Zucchino	1 Esslöffel Honig
1 rote Paprika	1 Esslöffel Balsamicoessig
1 grüne Paprika	Pfeffer, Paprikapulver, Thymian
1 Lauchstange	
½ Bund Dill	
1 Handvoll Petersilie	
2 Knoblauchzehen	

Graupensalat

Die Graupen gründlich abspülen und in 3 Tassen leicht gesalzenem Wasser kochen, bis sie gar sind. Den Zucchino schälen, halbieren, aushöhlen und in Würfel schneiden, die Paprika putzen, waschen und würfeln. Während die Graupen kochen, den Zucchino und die Paprika bei 180 °C für 25 Minuten im Ofen backen (dies kann man auch schon am Vorabend erledigen). Den Lauch putzen, waschen und seinen weißen Teil anschließend in halbe Ringe schneiden. Die Kräuter waschen und klein hacken. Die abgekühlten Graupen mit dem Zucchino und der Paprika in einer Schüssel vermengen.

Den Lauch, die Kräuter und den gehackten Knoblauch dazugeben. In einem kleinen Einmachglas Öl, Honig und Essig sowie Gewürze mischen, es zudrehen und ordentlich schütteln. Die fertige Vinaigrette über den Salat geben.

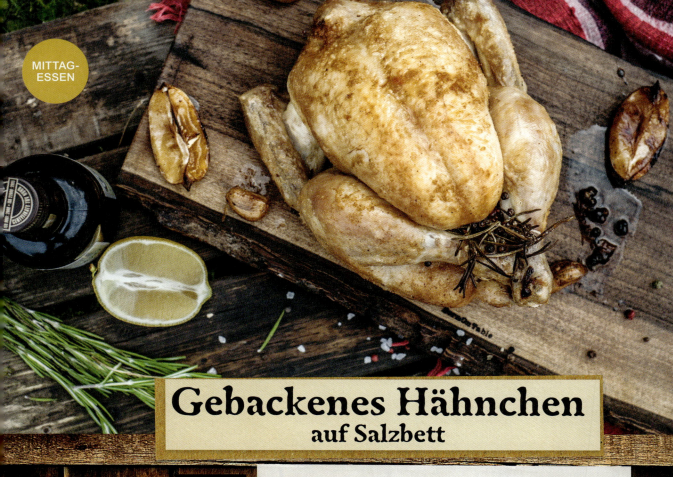

MITTAGESSEN

Gebackenes Hähnchen
auf Salzbett

ZUTATEN:
1 Hähnchen
Traubenkern- oder ein ähnliches (aber gesundes!) Öl
bunter Pfeffer
1 Zitrone
3 Knoblauchzehen
frischer Rosmarin
frischer Estragon
1 kg grobes Salz

Das Hähnchen innen und außen gründlich waschen und trocken tupfen. Anschließend von innen mit Öl und Pfeffer einreiben und mit 3 Zitronenscheiben, geschälten Knoblauchzehen sowie den Rosmarin- und Estragonzweigen füllen. Die Hähnchenkeulen zusammenbinden. Von außen wird das Hähnchen auf dieselbe Weise eingerieben (dabei vor allem den Pfeffer möglichst in die Haut einmassieren). Überschüssiges Öl mit etwas Küchenrolle entfernen.

Den Ofen auf 200 °C vorheizen und das gesamte Kilogramm Salz in einer feuerfesten Form verteilen. Das Hähnchen mit dem Bürzel nach oben auf das Salz legen und kräftig eindrücken. Dann geht es für 40 Minuten in den Ofen, bevor es einmal gewendet wird (darauf achten, dass das Salz nicht kleben bleibt) und für weitere 40 Minuten brät – bis die Haut knusprig und das Fleisch weich ist. Dann muss man es nur noch tranchieren und servieren.

Wärmende Karottencreme

ZUTATEN:

1 Petersilienwurzel

etwas Knollensellerie

1 Lauchstange

2 Zwiebeln

6 Karotten

1 kleines Stück
Ingwer (ca. 1 cm)

geklärte Butter

1 Esslöffel Anis

1 Teelöffel frisch
gemahlene Muskatnuss

ein paar Pimentkörner

1 Lorbeerblatt

Petersilie

Sellerie und Petersilienwurzel schälen, waschen, in Stücke schneiden und beiseitelegen. Den Lauch ebenfalls putzen, waschen und klein schneiden. Die Zwiebeln schälen und in Ringe schneiden. Die Karotten waschen, schälen, und in Scheiben schneiden. Den Ingwer schälen und ebenfalls in kleine Stücke schneiden. Die Butter in einer Pfanne erwärmen und die Zwiebelringe und den Lauch hinzugeben. Sobald sie glasig sind, Karottenscheiben, Anis, Ingwer sowie Muskatnuss dazugeben und alles 4 Minuten lang dünsten.

In einem weiten Kochtopf Wasser mit Piment und einem Lorbeerblatt zum Kochen bringen. Es darf nicht zu viel Wasser sein, das Gemüse sollte lediglich bedeckt sein. Zunächst Sellerie und Petersilienwurzel in das kochende Gewürzwasser geben, anschließend den Pfanneninhalt. Alles auf kleiner Flamme köcheln lassen, bis das Gemüse weich ist. Anschließend pürieren, bis die Konsistenz cremig ist, und die gehackte Petersilie hinzugeben.

Selleriesalat

ZUTATEN:

1 Sellerieknolle

2 Handvoll Walnüsse

3 Esslöffel Olivenöl

2 Teelöffel griechischer
Joghurt

1 Teelöffel Senf

1 Esslöffel gehackter Dill

Meersalz

Den Sellerie schälen, waschen und mit einer Reibe grob raspeln. Die Walnüsse zerbröseln und mit dem Sellerie vermengen. Das Öl, den Joghurt und den Senf zu einer Soße vermischen und über den Selleriesalat geben. Abschließend den Dill untermischen und mit Salz abschmecken.

NACH-
MITTAGS-
SNACK

Bratäpfel

Mit einem Apfelausstecher zunächst das Kerngehäuse aus einigen Äpfeln entfernen. Die Äpfel auf einem Backblech auslegen und im Anschluss jeweils eine Prise Zimt, ½ Teelöffel Preiselbeerkonfitüre sowie eine Prise Kardamom und ein paar Tropfen Ahornsirup (nicht unbedingt notwendig) in die Aushöhlungen geben. Die Äpfel nun 20 Minuten lang bei 150 °C backen. Für Menschen, die kein Obst und Gemüse mit Schale essen können: Die geschälten und in Zimt gerollten Äpfel vor dem Backen in Alufolie einwickeln.

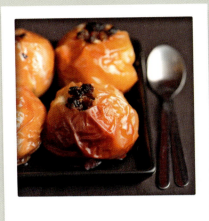

Gefüllte Auberginen

ABEND-
ESSEN

ZUTATEN:
1 große Aubergine
Saft von einer Zitrone
Salz, Pfeffer
1 Handvoll gemahlene Mandeln
2 Handvoll Petersiliengrün
1 Handvoll getrocknete Aprikosen
1 Tasse getrocknete Tomaten
Majoran, Thymian
1 Tasse Quinoa

Die Aubergine waschen, putzen, der Länge nach halbieren und in der Mitte aushöhlen – das Fruchtfleisch beiseitelegen. Die Hälften mit Zitronensaft beträufeln, salzen, pfeffern und ebenfalls zur Seite stellen.

In einem Topf Mandeln, gehackte Petersilie, grob gewürfelte Aprikosen und Tomaten, Kräuter sowie das Fruchtfleisch der Aubergine vermengen, etwas Wasser hinzufügen und auf kleiner Flamme kurz andünsten. Gleichzeitig in einem zweiten Topf Quinoa nach Packungsanweisung kochen. Die Tomatenmischung mit einem Mixer grob zerkleinern, die gekochte Quinoa dazugeben und alles gründlich vermischen. Die Auberginenhälften damit füllen und diese in den Backofen stellen, wo sie für 30 Minuten bei 200 °C gebacken werden.

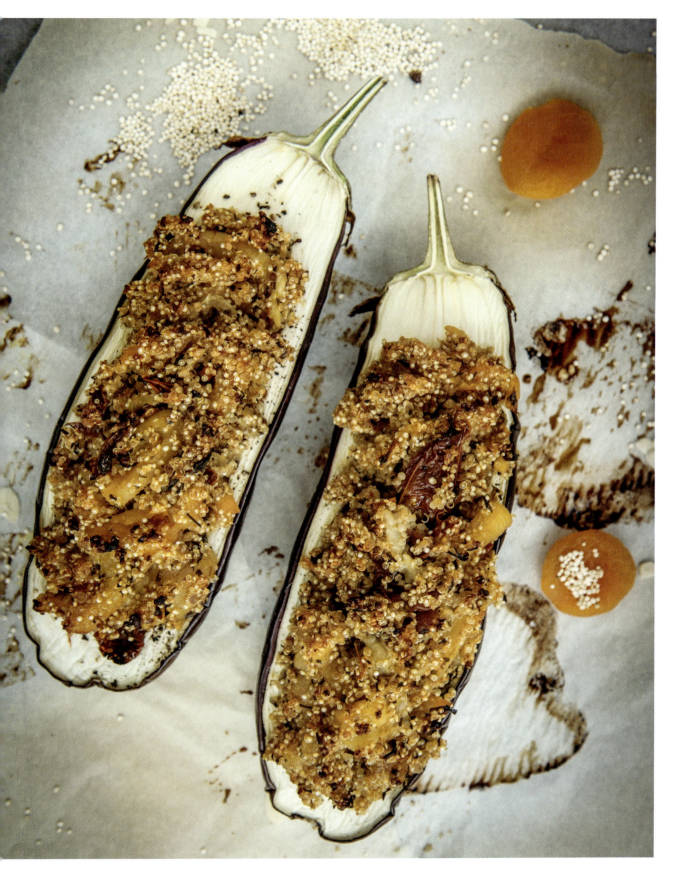

MENÜ
FEBRUAR

Ein halbes Glas warmes Wasser mit Zitronensaft

WÄRMENDER TEE
Zum Grünen-Tee-Aufguss gebe ich ein paar getrocknete Lavendelblüten und einen Teelöffel Akazienhonig hinzu.

SMOOTHIE: 2 Bratäpfel, ein wenig geriebener Ingwer, 1 Prise Zimt, 1 Tasse pflanzliche Milch

FRÜHSTÜCK

ZUTATEN:
1 Tasse Amaranthbrei
½ Tasse Roggenflocken
½ Tasse Mandelmilch
1 Esslöffel Honig
Kardamom, Zimt, Ingwer
1 Handvoll getrocknete Apfelbeeren (Aronia)
1 Handvoll Goji-Beeren

Roggenflocken mit Amaranthbrei

Den Brei und die in Wasser eingeweichten Flocken mit der Mandelmilch, dem Honig, den Gewürzen und den Früchten 5 bis 10 Minuten kochen.

II. FRÜH-STÜCK

ZUTATEN:

½ Tasse Rosinen

5 mittelgroße Karotten

4–5 Eier

2½ Tassen Dinkelmehl (Weizenmehl ist auch okay – je höher der Mehltyp, desto besser)

½ Teelöffel Backpulver

1 Esslöffel Zimt

1 Teelöffel Kardamom

1 Teelöffel Natron

1 Teelöffel Muskatnuss

⅔ Tasse nicht raffiniertes Pflanzenöl, z. B. Kokosöl

Karottenkuchen

Die Rosinen sorgfältig waschen und mit kochendem Wasser übergießen. Die Karotten waschen, schälen und mit einer sehr feinen Reibe raspeln. Das Mehl, das Backpulver und die Gewürze mischen. Die Eier schaumig rühren und nach und nach das Mehl hineingegeben. Die Karotten und die abgetropften Rosinen sowie am Ende das Öl hinzufügen. Alles gut miteinander vermengen. Falls der Teig noch zu trocken ist, könnt ihr ruhig noch etwas Wasser hinzugeben. Die Kuchenform mit Backpapier auslegen, den Teig hineingießen und den Kuchen eine Stunde lang bei 180 °C backen.

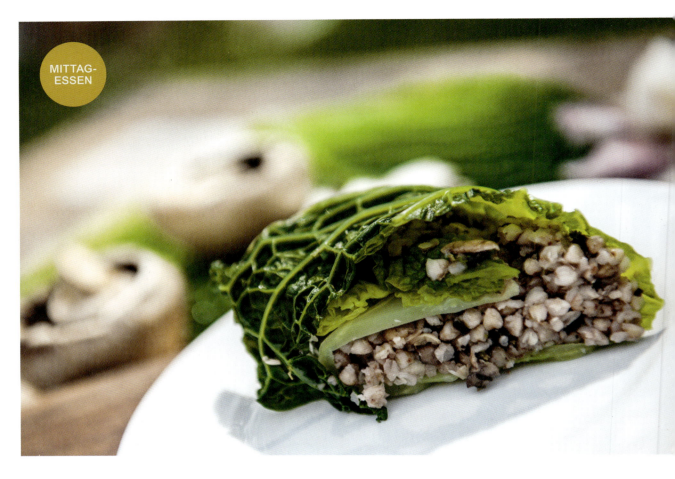

MITTAG-ESSEN

Kohlrouladen mit Buchweizen und Champignons

ZUTATEN:

1 großer Kohl (Weißkohl ist okay, aber ich bevorzuge Wirsing, weil sich seine Blätter besser rollen lassen)

2 Tassen Buchweizengrütze

Salz

400 g Champignons (ob du alle verwendest, kannst du davon abhängig machen, wie sehr die Füllung nach Champignons schmecken soll)

1 große Zwiebel

2 Knoblauchzehen

2 Esslöffel geklärte Butter

Majoran, frisch gemahlener Pfeffer, Dill, Petersilie

6 Tassen Gemüsebrühe (am besten selbst gemachte, du kannst aber auch Bio-Brühwürfel verwenden)

Den Kohl waschen und den Strunk herausschneiden. Wasser in einem großen Topf zum Kochen bringen, den Kohl hineinlegen und etwa 3 Minuten lang kochen. Den Kohl wieder herausnehmen, die äußeren Blätter, die sich jetzt leicht ablösen lassen, abtrennen, und den Kohlkopf wieder zurück ins Wasser legen. Die Prozedur so lange wiederholen, bis alle Kohlblätter lose sind. Die Blätter einzeln flach drücken. Währenddessen kann man den Buchweizen in leicht gesalzenem Wasser kochen. Abgetropft zur Seite stellen. Die Champignons putzen und klein schneiden. Die Zwiebel und den Knoblauch schälen und fein würfeln bzw. fein hacken. Einen Esslöffel Butter sowie Zwiebel, Knoblauch und Champignons in eine heiße Pfanne geben und alles wenige Minuten dünsten. Diese Mischung mit der Buchweizengrütze vermengen und den Majoran, viel Pfeffer und die gehackte Petersilie hinzugeben. Mit Salz abschmecken.

Aus jedem Kohlblatt vorsichtig die Mittelrippe herausschneiden. In die Mitte dann je nach Größe des Blatts eine Portion der Füllung geben. Im nächsten Schritt die beiden Seiten des Blatts nach innen klappen, um die Füllung zu bedecken. Von der Blattunterseite beginnend, die Blätter mit der Füllung einrollen.

Vor dem Kochen einen Topf mit dickem Boden mit Kohlblättern auslegen (man kann die nutzen, die für das Rollen nicht geeignet waren), und die Kohlrouladen dicht aneinander hineinlegen. Zum Schluss die Gemüsebrühe darübergießen und alles mit den restlichen gekochten Kohlblättern abdecken. Die restliche Butter dazugeben und alles für 40 Minuten auf kleiner Flamme schmoren.

Rote-Bete-Creme mit Birne

ZUTATEN:

3 kleine Karotten

1 kleiner Sellerie

1 Petersilienwurzel

1 Lorbeerblatt, Kümmel, Thymian, Meersalz

10 kleine Rote Beten

1 Birne

3 Knoblauchzehen

½ TL Majoran, Kurkuma, Ingwer, Pfeffer

1 Esslöffel Zitronensaft

Karotten, Sellerie und Petersilienwurzel schälen, waschen, klein schneiden und zusammen mit dem Lorbeerblatt, Kümmel, Thymian und einer Prise Meersalz in etwa 6 Tassen kochendes Wasser geben. In einem separaten Topf die ganzen ungeschälten Rote Beten etwa 35 Minuten kochen. Sobald sie fast weich sind, herausholen, schälen, klein schneiden und mit in die Gemüsebrühe geben. Die geschnittene Birne, den gehackten Knoblauch, Majoran, Kurkuma, Ingwer und Pfeffer dazugeben und alles weitere 5 Minuten kochen. Abgießen, die Flüssigkeit dabei auffangen. Das Gemüse pürieren, dafür nach und nach die Brühe dazugeben, bis eine glatte Creme entsteht. Den Zitronensaft dazugeben.

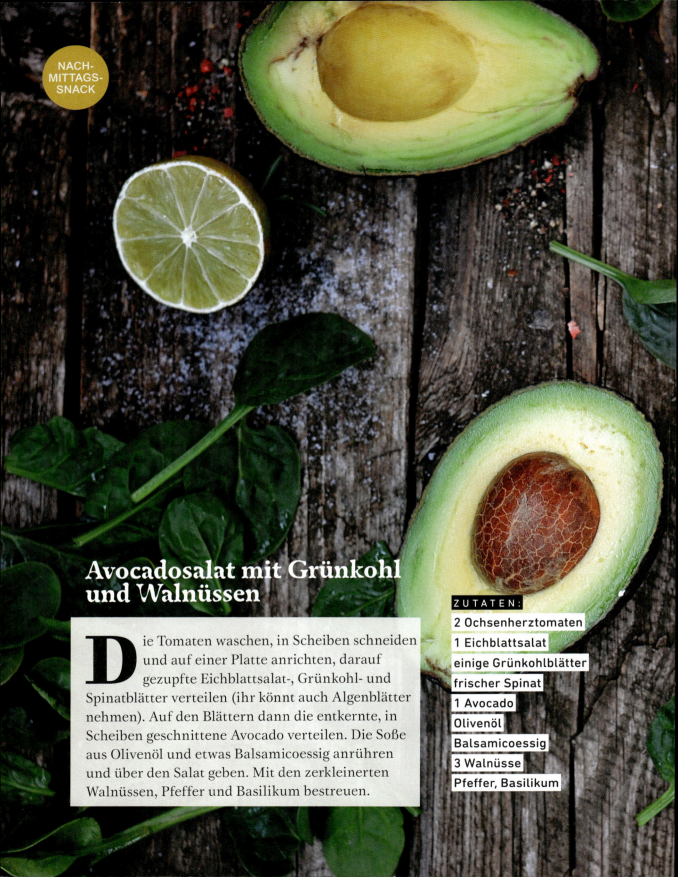

NACH-MITTAGS-SNACK

Avocadosalat mit Grünkohl und Walnüssen

Die Tomaten waschen, in Scheiben schneiden und auf einer Platte anrichten, darauf gezupfte Eichblattsalat-, Grünkohl- und Spinatblätter verteilen (ihr könnt auch Algenblätter nehmen). Auf den Blättern dann die entkernte, in Scheiben geschnittene Avocado verteilen. Die Soße aus Olivenöl und etwas Balsamicoessig anrühren und über den Salat geben. Mit den zerkleinerten Walnüssen, Pfeffer und Basilikum bestreuen.

ZUTATEN:
2 Ochsenherztomaten
1 Eichblattsalat
einige Grünkohlblätter
frischer Spinat
1 Avocado
Olivenöl
Balsamicoessig
3 Walnüsse
Pfeffer, Basilikum

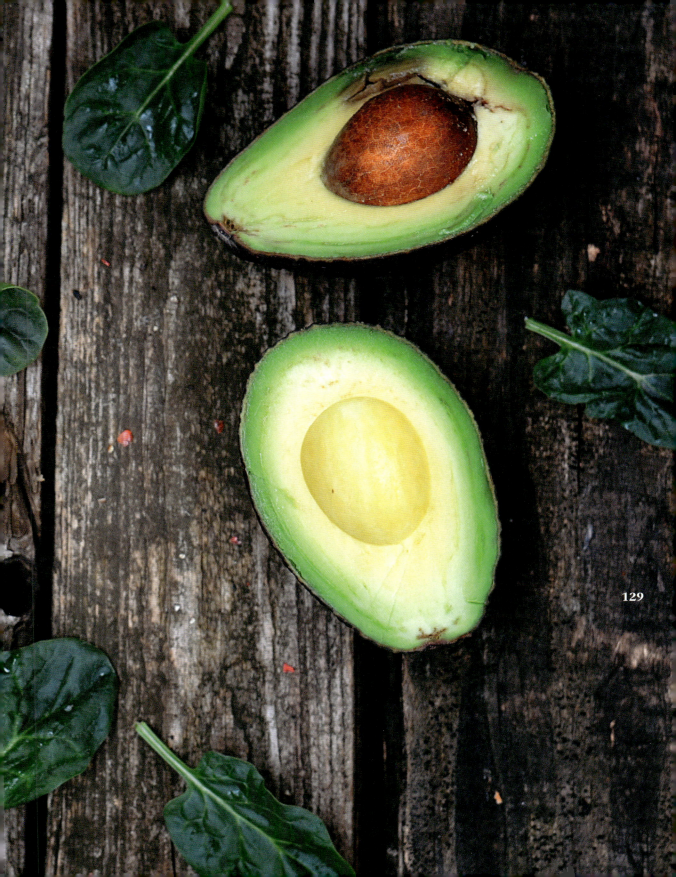

ABEND-ESSEN

Fisch mit Gemüse, mehr oder weniger griechischer Art

ZUTATEN:

1 kg Kabeljaufilet (alternativ könnt ihr auch einen anderen weißen Meeresfisch verwenden)

Zitronensaft

Kurkuma

weißer und schwarzer Pfeffer

Olivenöl

Sesamsamen

geklärte Butter

2 Zwiebeln

5 Karotten

1 große Petersilienwurzel

1 kleine Sellerieknolle

1 Stängel Zitronengras oder Zitronenschale

1 Lorbeerblatt

3 Pimentkörner

1 Tasse Tomatenmark

Die Fischfilets waschen, trocken tupfen und in gleich große Portionen schneiden. Mit Zitronensaft beträufeln und mit einer Prise Kurkuma sowie weißem und schwarzem Pfeffer würzen. Anschließend werden die Filets in Olivenöl getaucht und mit Sesam paniert, bevor sie in einer Pfanne mit heißer Butter 2 Minuten lang von jeder Seite gebraten werden.

Die Zwiebeln währenddessen schälen und klein würfeln. Den Fisch herausnehmen. Die Zwiebeln in dem Bratfett glasig dünsten.

Die Karotten, die Petersilienwurzel und den Sellerie waschen, schälen und mit einer Küchenreibe grob raspeln. Das Zitronengras von den harten Blättern befreien und nur den weißen Teil übrig lassen. Diesen in ganz feine Scheibchen schneiden. Einen flachen Topf auf die Flamme stellen und, sobald er heiß ist, 2 Esslöffel Öl sowie das gesamte Gemüse, die Zwiebeln und das Zitronengras hineingeben. Das Ganze einige Minuten dünsten und danach mit ein wenig Wasser ablöschen. Zuletzt noch das Lorbeerblatt, die Pimentkörner und das Tomatenmark hinzugeben und alles so lang köcheln lassen, bis das Gemüse weich ist.

Zum Servieren in eine Auflaufform abwechselnd jeweils eine Schicht Gemüse und eine Schicht Fisch hineinlegen.

Das Gericht kann man kalt oder warm essen.

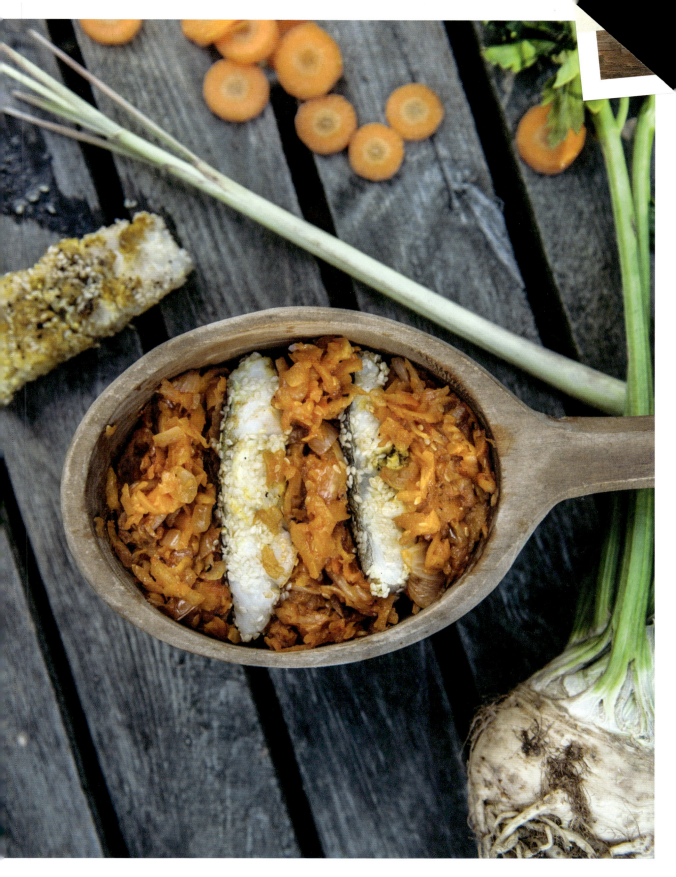

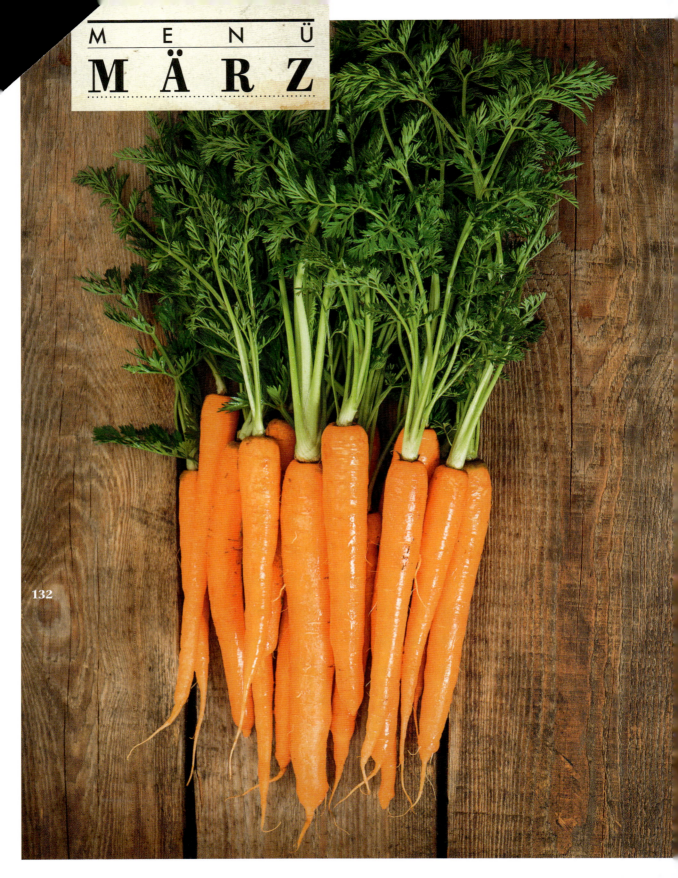

SMOOTHIE: 2 Äpfel, 2 Limetten oder Zitronen, 2 Tassen Spinatblätter

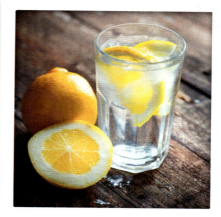

Ein Glas warmes Wasser mit Zitronensaft

Wärmendes Kompott

Wasche, schäle und schneide 3 Äpfel in Stücke. Anschließend ein paar getrocknete Pflaumen und Aprikosen, 3 getrocknete Datteln (es können auch Feigen sein), ein paar Rosinen und Goji-Beeren (nicht unbedingt notwendig) waschen und klein schneiden. Die Früchte in kochendes Wasser geben (Früchte sollen nicht bedeckt sein) und eine Zimtstange, einen halben Teelöffel abgeriebene Bio-Orangenschale sowie 3 dünne Ingwerscheibchen hinzutun und mehrere Minuten köcheln lassen, bis die Äpfel zerfallen.

Omelett mit Karotte

FRÜH-STÜCK

ZUTATEN:
1 Karotte
geklärte Butter
3 Eier
1 Prise Salz (Meer- oder Kräutersalz)
1 Prise gemahlener schwarzer Pfeffer oder 1 Prise Cayennepfeffer
1 Prise Zimt, Kardamom und Ingwer

Die Karotte waschen, schälen und in dünne Scheiben schneiden. In einer Pfanne geklärte Butter erhitzen und die Karottenscheiben darin anbraten.

Sobald sie weich sind, kann man sie mit einer Gabel zerstampfen. In einer Schüssel die Eier verquirlen und anschließend in die Pfanne gießen, die Gewürze hinzugeben und das Omelett braten.

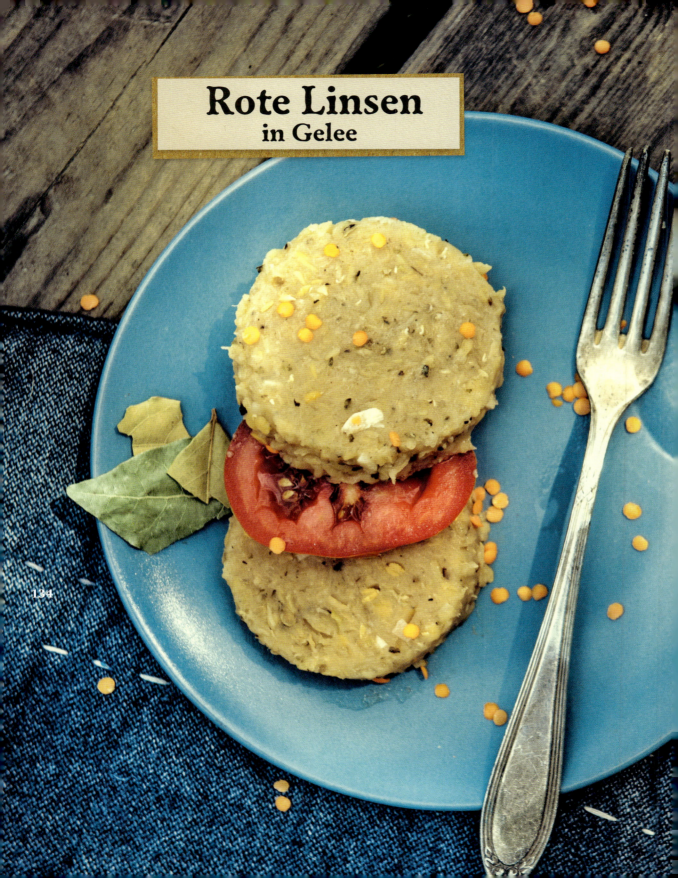

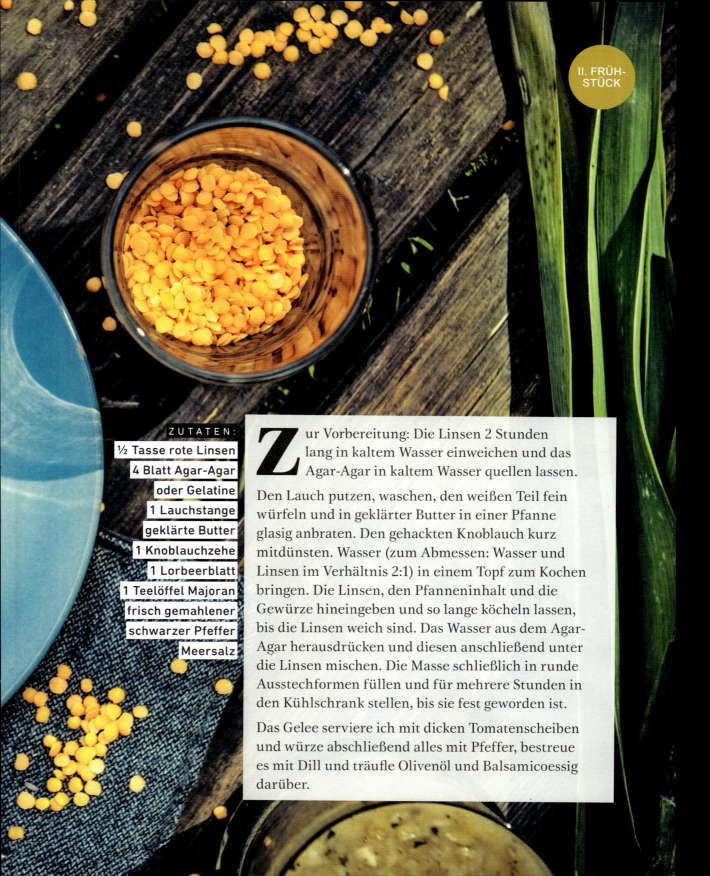

II. FRÜH-STÜCK

ZUTATEN:

½ Tasse rote Linsen
4 Blatt Agar-Agar oder Gelatine
1 Lauchstange
geklärte Butter
1 Knoblauchzehe
1 Lorbeerblatt
1 Teelöffel Majoran
frisch gemahlener schwarzer Pfeffer
Meersalz

Zur Vorbereitung: Die Linsen 2 Stunden lang in kaltem Wasser einweichen und das Agar-Agar in kaltem Wasser quellen lassen.

Den Lauch putzen, waschen, den weißen Teil fein würfeln und in geklärter Butter in einer Pfanne glasig anbraten. Den gehackten Knoblauch kurz mitdünsten. Wasser (zum Abmessen: Wasser und Linsen im Verhältnis 2:1) in einem Topf zum Kochen bringen. Die Linsen, den Pfanneninhalt und die Gewürze hineingeben und so lange köcheln lassen, bis die Linsen weich sind. Das Wasser aus dem Agar-Agar herausdrücken und diesen anschließend unter die Linsen mischen. Die Masse schließlich in runde Ausstechformen füllen und für mehrere Stunden in den Kühlschrank stellen, bis sie fest geworden ist.

Das Gelee serviere ich mit dicken Tomatenscheiben und würze abschließend alles mit Pfeffer, bestreue es mit Dill und träufle Olivenöl und Balsamicoessig darüber.

MITTAG-ESSEN

Cremige Suppe aus frischen und getrockneten Tomaten

ZUTATEN:

ca. 700 g Tomaten

1 Zwiebel

2 Knoblauchzehen

geklärte Butter oder Kokosbutter

2 Karotten (klein)

1 kleine Dose oder 1 Glas getrocknete Tomaten

1 Handvoll Petersilie

1 Handvoll Basilikum

Salz, Cayennepfeffer, Majoran, Thymian

ZUM BESTREUEN:

Amaranth, Sesam, Chia-Samen (je nach Gusto)

Leinöl

Die frischen Tomaten mit heißem Wasser übergießen, häuten, klein schneiden und in einen Topf mit einer Tasse kochendem Wasser geben. Zwiebel und Knoblauch hacken, in einer Pfanne in Butter dünsten und, sobald sie glasig sind, zu den Tomaten hinzugeben. Die Karotten waschen, schälen und zusammen mit den getrockneten Tomaten klein schneiden (Dosentomaten etwas zerdrücken) und in die Suppe geben. Dann noch Petersilie und Basilikum hacken und hinzufügen und alles 4 bis 6 Minuten lang kochen. Abschließend alles pürieren. Wenn die Suppe etwas zu dick geworden ist, kann sie mit einem Schuss Wasser verdünnt werden. Danach sollte alles nochmals vermischt und kurz auf kleiner Flamme aufgekocht werden. Zuallerletzt Majoran, Thymian und Pfeffer hinzugeben. Ich serviere die Suppe garniert mit frischen Basilikumblättern und Petersilie. Dann nach Belieben mit Amaranth, Sesam oder Chia-Samen bestreuen und etwas Öl darüberträufeln.

Gretschnewaja Kascha
(Buchweizenbrei)

ZUTATEN:

2 Tassen getrocknete Pilze
(Steinpilze, Filzröhrlinge
oder andere)

1 Tasse Buchweizengrütze,
am besten ungebrannt

1 Teelöffel Sojasoße

1 Esslöffel Olivenöl

geklärte Butter

1 Zwiebel

1 Knoblauchzehe

Meersalz, Majoran,
Liebstöckel

1 Esslöffel Dill

Petersilie

Die Pilze gründlich waschen und in kaltem Wasser einweichen. Die Grütze in einem Sieb ausspülen. In einem Topf 2 Tassen Wasser mit der Sojasoße und einem Esslöffel Olivenöl zum Kochen bringen. Die Grütze hineingeben und so lange kochen, bis sie das gesamte Wasser aufgesogen hat. Anschließend den Topf vom Herd nehmen, in eine Decke wickeln und beiseitestellen.

Die Butter in eine heiße Pfanne geben und die fein gehackte Zwiebel sowie den gehackten Knoblauch darin glasig braten. Die abgetropften Pilze und 3 Esslöffel von dem Einweichwasser hinzugeben. Pilze erwärmen, alles mit der Grütze vermischen und Salz, Majoran, Liebstöckel sowie einen Esslöffel Dill hinzufügen. Zum Servieren streue ich Petersilie darüber.

NACH-MITTAGS-SNACK

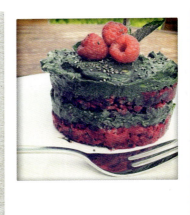

ZUTATEN:

GRÜNE MASSE:

1 Avocado, geschält und entkernt

1 Esslöffel Kakao

1 Esslöffel Honig

Saft von ½ Zitrone oder Limette

5 Datteln (am besten frische)

1 Esslöffel Spirulina

ROTE MASSE:

2 kleine gekochte Rote Beten

1 Handvoll Walnüsse

1 Teelöffel Zimt

Avocado-Rote-Bete-Törtchen

Zur Vorbereitung beider Massen werden sämtliche Zutaten in jeweils einer Schüssel mit einem Mixer verrührt. In einer Form dann abwechselnd je zwei Schichten einer Farbe übereinandergeben. Spirulina ist sehr gesund und hat eine wunderschöne grüne Farbe, daher verwende ich sie hier. Man kann das Törtchen auch mit einer Handvoll Spinat (statt Spirulina) zubereiten. Das fertige Törtchen in der Form für 40 Minuten in den Gefrierschrank stellen. Anschließend mit Chia-Samen oder einer anderen Garnitur (z. B. Himbeeren) bestreuen. Die hier verwendeten Mengen reichen für ein Törtchen für zwei Personen.

ABEND-ESSEN

Putenfilets mit Spinat

ZUTATEN:

2 Putenbrustfilets

Olivenöl

Thymian, weißer Pfeffer, Rosmarin, Estragon

300 g Tiefkühlspinat

5 Knoblauchzehen

2 Esslöffel griechischer Joghurt

Saft von ½ Zitrone

Meersalz

geklärte Butter

Die Putenfilets sorgfältig waschen und trocken tupfen. In einer Schüssel das Olivenöl mit Thymian, weißem Pfeffer, Rosmarin und Estragon verrühren. Damit anschließend das Fleisch gut einreiben und für 15 Minuten in den Kühlschrank stellen. In einem Dampfkochtopf Wasser zum Kochen bringen und das Fleisch auf einem Siebeinsatz darüberhängen und im Dampf etwa 10 Minuten garen. 2 Esslöffel Butter in einem heißen Wok (es kann auch ein flacher Topf sein) zerlaufen lassen und anschließend den Spinat sowie den fein gehackten Knoblauch und den Zitronensaft hineingeben.

Sobald der Spinat vollständig aufgetaut und erwärmt ist, den Joghurt und eine Prise Meersalz hinzugeben und alles verrühren.

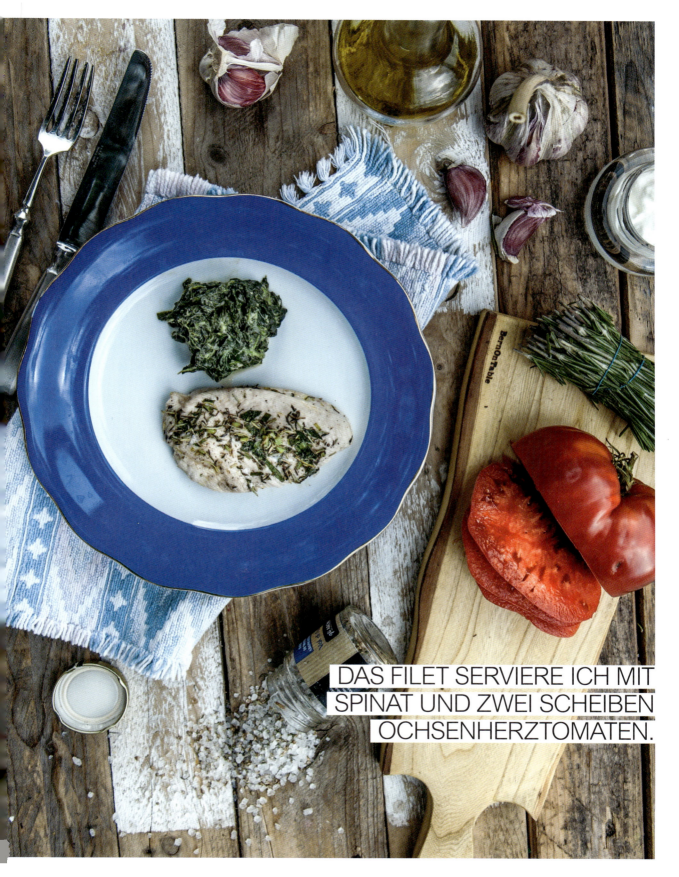

DAS FILET SERVIERE ICH MIT SPINAT UND ZWEI SCHEIBEN OCHSENHERZTOMATEN.

MENÜ
APRIL

Ein halbes Glas Wasser mit Zitronensaft

SMOOTHIE: Petersilie und Limette (3 Bund Petersilie, Saft von 4 Limetten sowie ein paar Minzblätter mit 0,7 l Mineralwasser aufgießen)

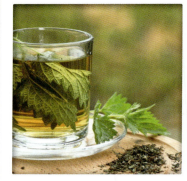

Aufguss aus jungen Brennnesseln

FRÜH-STÜCK

Granola

Bei der Zubereitung von Granola kann man wunderbar experimentieren. Es eignet sich hervorragend, um die eigenen Kochkünste unter Beweis zu stellen. Die Grundlage bilden einfache Getreideflocken, zum Beispiel Hafer- oder Roggenflocken (die Flocken machen den größten Teil aus – 3 oder 4 Tassen). Zu den Flocken jeweils eine Handvoll meiner Lieblingszutaten geben: Walnüsse, Leinsamen, Maulbeeren, Sonnenblumenkerne oder auch Chia-Samen. Alles gründlich mit 3 bis 4 Esslöffeln Honig und einem Teelöffel Pflanzenöl, zum Beispiel Kokos- oder Leinöl, und Salz vermischen. Manche geben noch Wasser dazu, um ihre Lieblingskonsistenz zu erreichen. Die Granola-Masse gleichmäßig auf einem mit Backpapier ausgelegten Blech verteilen und für ca. 30 Minuten bei 160 °C in den Ofen schieben, bis sie knusprig ist. Währenddessen kann man die Masse ein- oder zweimal durchrühren, damit alles gleichmäßig gebacken wird.

Mandelmilch

ZUTATEN:
250 g ganze ungeschälte Mandeln
Wasser

* Diese Art Milch kannst du selbst zu Hause zubereiten:

Die Mandeln waschen und in eine Schüssel gegeben. Anschließend kaltes Wasser darüber gegeben und über Nacht stehen lassen. Am nächsten Tag das Wasser abgießen und die Mandeln zerstampfen. Eine Tasse Wasser hinzugeben und alles zu einem Brei verrühren. Erneut eine Tasse heißes Wasser dazugeben und die Mischung einige Minuten quellen lassen. Den Brei zum Schluss mithilfe von Gaze oder einem engmaschigen Küchensieb abseihen. So erhältst du eine halbe Tasse Mandelmilch.

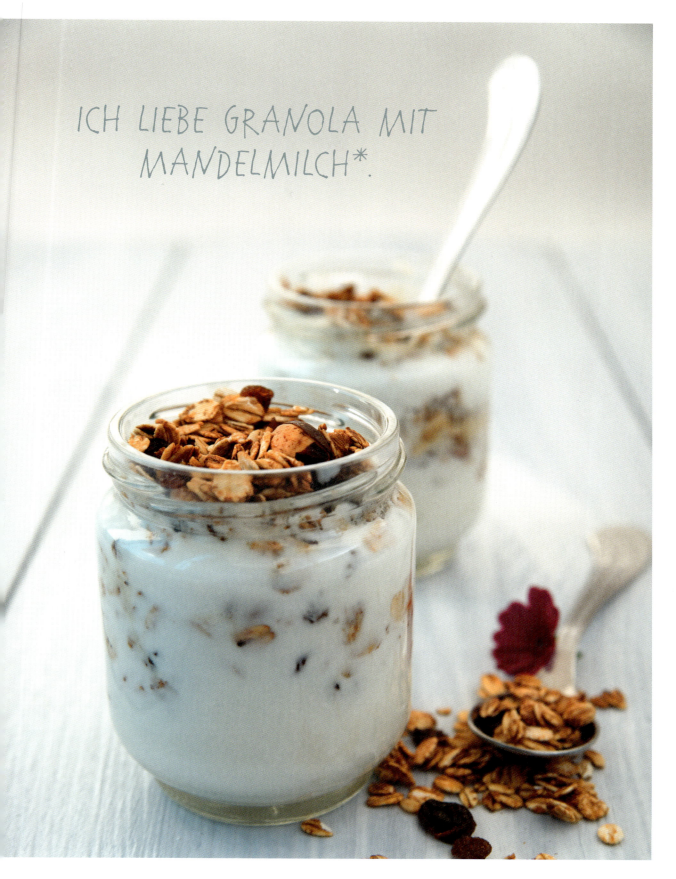

ICH LIEBE GRANOLA MIT MANDELMILCH*.

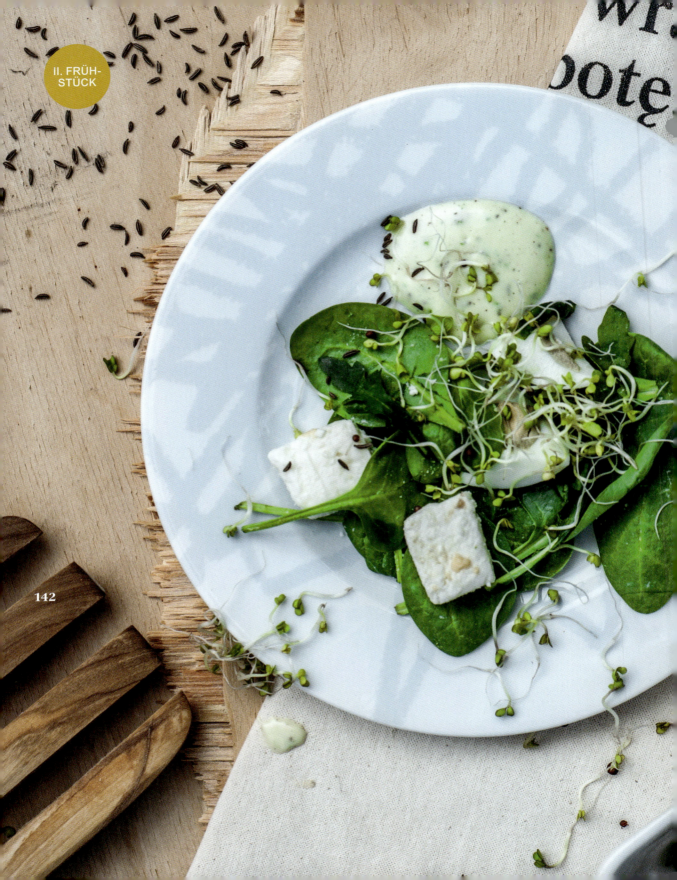

Frühlings-salat

ZUTATEN:

- 1 Handvoll Feldsalat
- 1 Handvoll Löwenzahnblätter
- 1 Handvoll Kresse
- 1 Handvoll Spinat
- 2 hart gekochte Eier
- weißer Ziegenkäse
- ⅓ Tasse Olivenöl
- 1 Teelöffel Dijon-Senf
- 1 Esslöffel griechischer Joghurt
- weißer Pfeffer, Salz, Kümmel

Das grüne Gemüse waschen, trocken schleudern und in einer Schüssel mischen. Auf Teller verteilen. Die Eier pellen und klein schneiden. Den Käse in Würfel schneiden. Auf dem Salat anrichten.

Aus Olivenöl, Senf, Joghurt und den Gewürzen ein Dressing anrühren und zum Schluss über den Salat gießen.

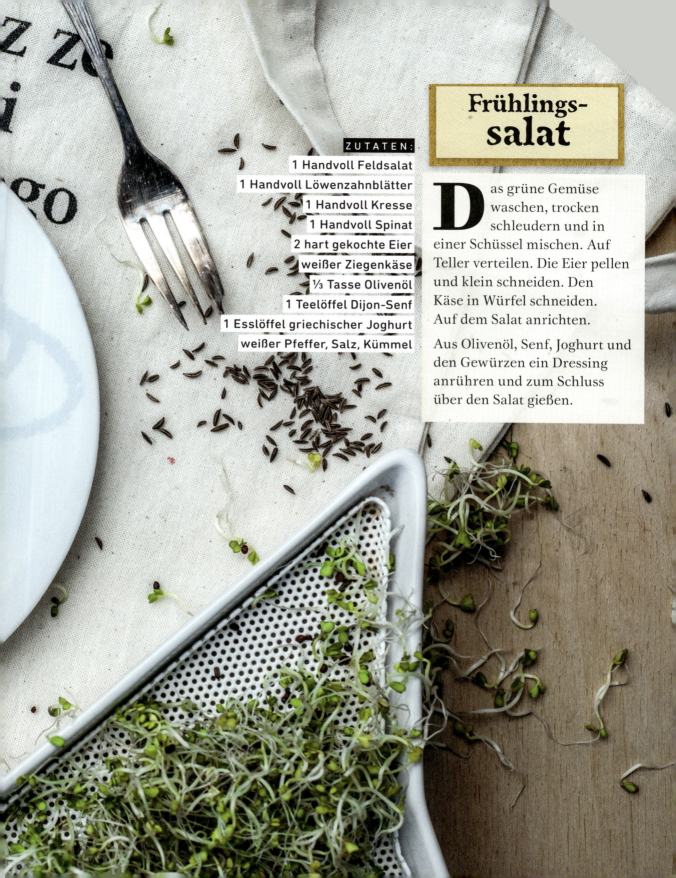

Selleriesuppe mit Süßkartoffeln

MITTAGESSEN

ZUTATEN:
2 große Süßkartoffeln
2 mittelgroße Sellerieknollen
geklärte Butter
1 Zwiebel
Meersalz, Pfeffer
1 Handvoll Petersilie
Sprossen (nach Belieben)
Leinöl

Die Süßkartoffeln und den Sellerie schälen, waschen, klein würfeln und mit 5 Tassen Wasser in einen Topf geben. In einer Pfanne mit Butter die in feine Streifen geschnittene Zwiebel andünsten und anschließend ebenfalls in den Topf geben. Die Mischung mit Salz und Pfeffer abschmecken und so lange kochen, bis alles weich ist. Anschließend wird die Suppe püriert und die gehackte Petersilie dazugegeben. Auch hier gilt: Ist die Suppe etwas zu dickflüssig geworden, kann sie mit etwas Wasser verdünnt werden. Ich gebe gern noch Sprossen und etwas Öl dazu.

Warmer Mangold mit glutenfreiem Brot

NACHMITTAGSSNACK

ZUTATEN:
Mangold
1 Zwiebel
2 Knoblauchzehen
1 kleines Stück Lauch
2 Esslöffel geklärte Butter
Meersalz, Pfeffer
½ Teelöffel Kümmel
1 Teelöffel Honig
Sojasoße (nach Belieben)

Den frischen Mangold putzen, waschen und klein zupfen. Die Zwiebel und den Knoblauch schälen und fein hacken. Den Lauch putzen, waschen und in halbe Taler schneiden. Die Butter in eine heiße Pfanne geben und die Zwiebel, den Knoblauch und den Lauch darin dünsten. Sobald alles leicht glasig ist, den Mangold, Salz, Pfeffer und Kümmel dazugeben und alles einige Minuten dünsten lassen. Anschließend den Honig unterrühren und, wenn man möchte, einen Esslöffel Sojasoße hinzufügen.

Ich serviere es mit glutenfreiem Brot (Rezept siehe rechts).

Glutenfreies Brot mit Kokos

ZUTATEN:
- 25 g frische Hefe
- 5 Tassen warmes Wasser
- 200 g Buchweizenmehl
- 150 g Reismehl
- 150 g Kokosmehl
- 1 Handvoll Kürbis- und Sonnenblumenkerne
- 1 Handvoll Rosinen oder Goji-Beeren
- 1 Esslöffel Leinsamen
- 1 Teelöffel Kümmel
- 1 Esslöffel Xylit
- 1 gestrichener Esslöffel Meersalz

Die Hefe in warmem Wasser auflösen und für eine halbe Stunde beiseitestellen.

Anschließend alle Zutaten miteinander verkneten und den Teig zum Aufgehen für ca. eine Stunde an einem warmen Ort ruhen lassen. Danach den Teig in eine Form geben und im Ofen bei 200 °C ca. eine Stunde lang backen.

Gedämpftes Gemüse mit Lachs aus dem Ofen

Das gewaschene und geputzte Gemüse (Karotten, Spinat, Brokkoli und grüne Bohnen) in einem Topf in ca. 1 cm Wasser dämpfen, bis es weich ist. Das Lachsfilet (ohne Haut) mit etwas Öl und dem Saft einer Zitrone beträufeln und in den Ofen schieben. Dort bleibt er für 15 Minuten bei 180 °C. Wenn der Lachs besonders saftig werden soll, umwickelt man ihn am besten vorher mit Alufolie (das ist allerdings die weniger gesunde Variante). Vor dem Servieren beträufle ich das Gemüse mit Olivenöl und streue einige Kräuter darüber (Basilikum, Thymian).

ABENDESSEN

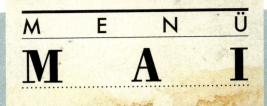

MENÜ MAI

Ein Glas warmes Wasser mit Zitronensaft

Birkensaft

SMOOTHIE: 2 Äpfel, 2 Limetten, 2 Tassen Spinatblätter, 4 Blätter Grünkohl, 1 Gurke, 1 Bund Koriander, 1 kleines Stück Ingwer

Kartoffelsalat mit Nüssen

FRÜH-STÜCK

ZUTATEN:
10 kleine junge Kartoffeln
1 Bund Frühlingszwiebeln
½ Tasse Olivenöl
1 Esslöffel Zitronensaft
1 Esslöffel Honig
4 Knoblauchzehen
1 Tasse Walnüsse
1 Bund Dill
Majoran
Meersalz, schwarzer Pfeffer

Die Kartoffeln waschen und mit Schale gar kochen. Anschließend schälen und vierteln. Die Frühlingszwiebeln putzen, waschen und in kleine Ringe schneiden. In einem Schraubglas Olivenöl, Zitronensaft, Honig und den mit einer Knoblauchpresse zerkleinerten Knoblauch vermengen und anschließend darin gut durchschütteln. Die Kartoffeln in eine Salatschüssel geben. Die Frühlingszwiebeln, die gehackten Nüsse, Dill und Majoran sowie die Vinaigrette darübergegeben. Zum Schluss nach Geschmack salzen, pfeffern und gut durchmischen.

* SAMMLE AN EINEM SONNIGEN TAG ZWEIGE MIT GEÖFFNETEN BLÜTEN, MÖGLICHST WEIT ENTFERNT VON STRASSEN. WEISSE BLÜTEN SIND ÜBRIGENS SÜSSER ALS GELBE.

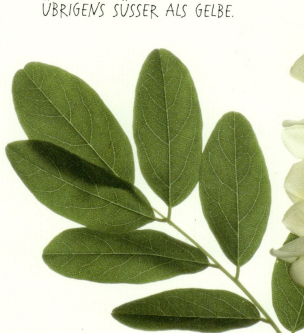

Akazienblüten

ZUTATEN:
2 Eier
1 Tasse Mandel- oder Kokosmilch
½ Tasse Wasser
1 Tasse Mehl
12 Akazienzweige (Blüten)*
geklärte Butter

Verquirle in einer Schüssel Eier mit Milch und Wasser. Gib nach und nach das Mehl hinzu. Der Teig sollte die Konsistenz von geschlagener Sahne haben und nicht vom Löffel tropfen. Die Blüten vorsichtig waschen und trocken tupfen. Anschließend an den Stielen haltend vorsichtig in den Teig tauchen und in geklärter Butter anbraten. Gegessen werden nur die Blüten. Achtung: Die anderen Teile der Pflanze sind giftig!

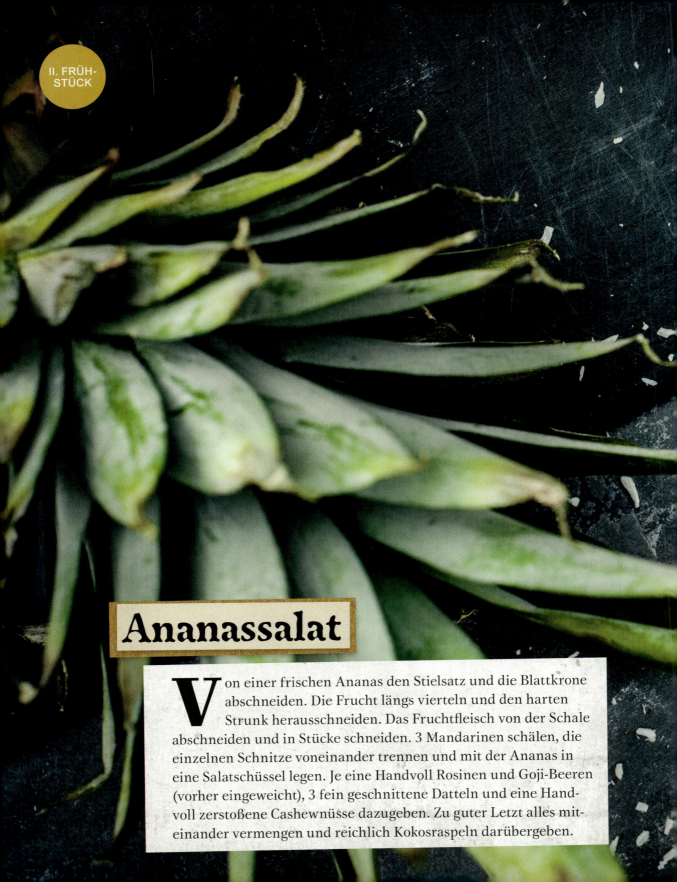

II. FRÜH-STÜCK

Ananassalat

Von einer frischen Ananas den Stielsatz und die Blattkrone abschneiden. Die Frucht längs vierteln und den harten Strunk herausschneiden. Das Fruchtfleisch von der Schale abschneiden und in Stücke schneiden. 3 Mandarinen schälen, die einzelnen Schnitze voneinander trennen und mit der Ananas in eine Salatschüssel legen. Je eine Handvoll Rosinen und Goji-Beeren (vorher eingeweicht), 3 fein geschnittene Datteln und eine Handvoll zerstoßene Cashewnüsse dazugeben. Zu guter Letzt alles miteinander vermengen und reichlich Kokosraspeln darübergeben.

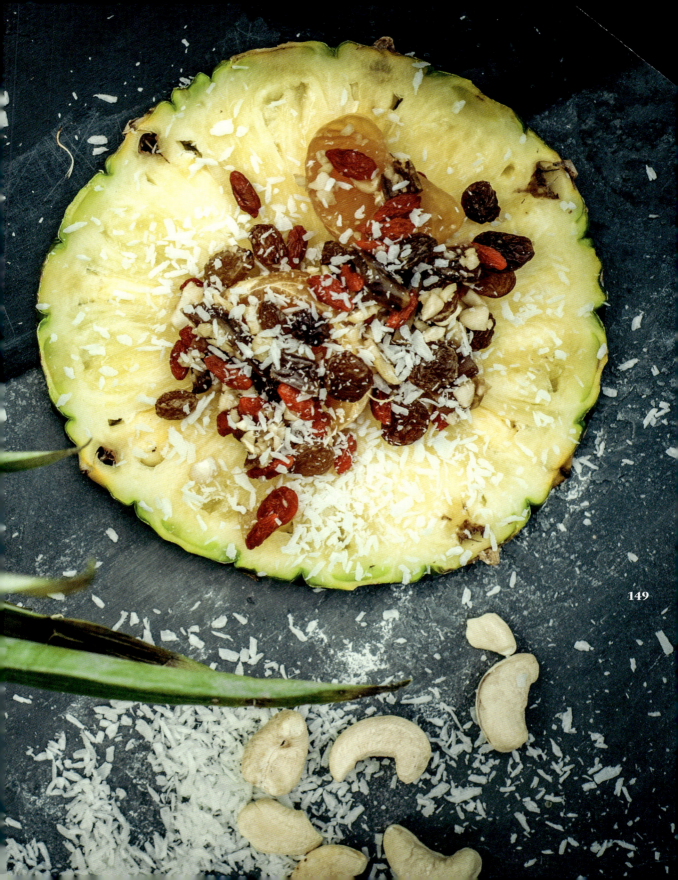

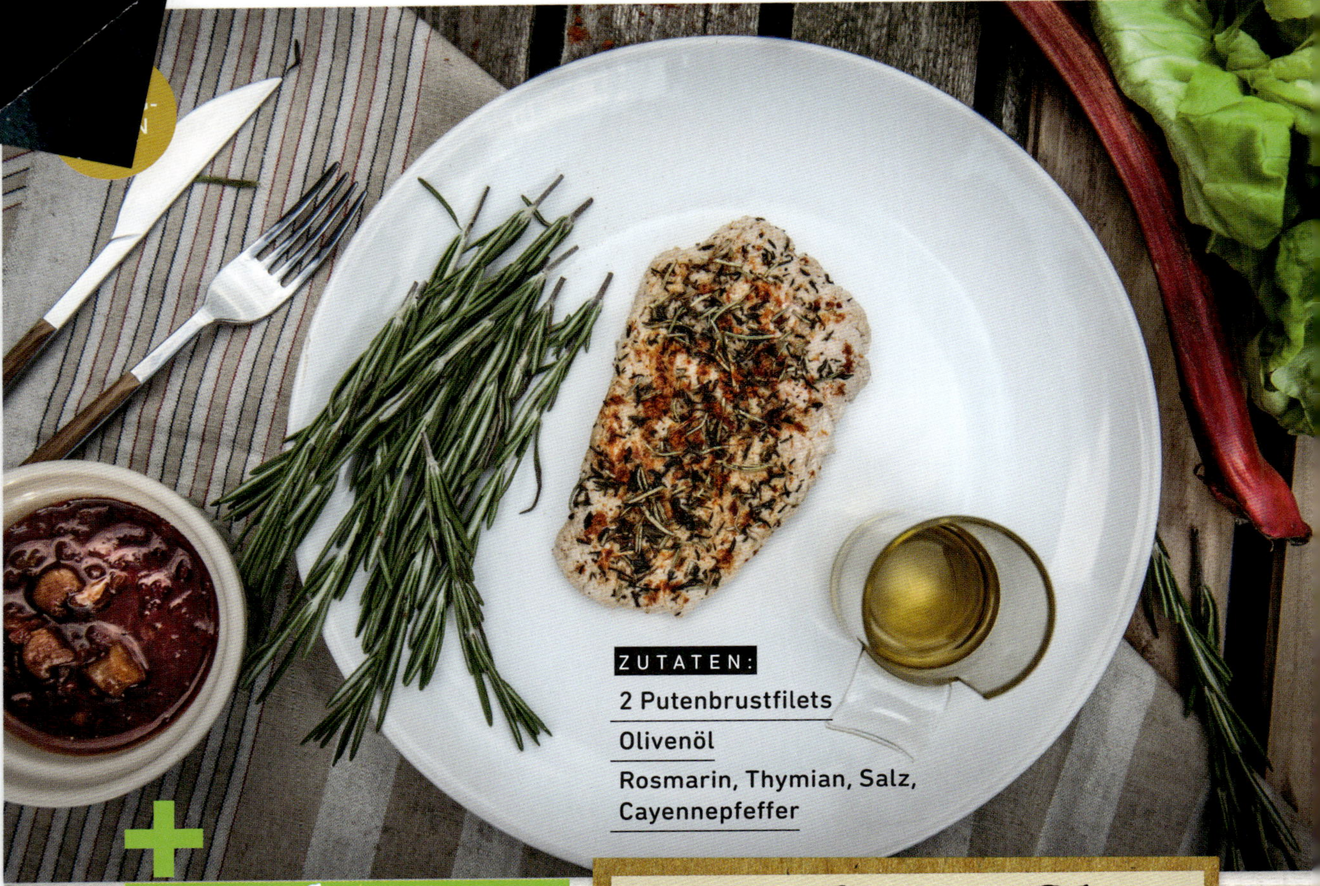

ZUTATEN:

2 Putenbrustfilets

Olivenöl

Rosmarin, Thymian, Salz, Cayennepfeffer

Spargelsuppe

2 Bund grüner Spargel

1 Zwiebel

1 Knoblauchzehe

2 Lauchstangen

ein paar Tropfen Zitronensaft

Salz, Pfeffer, abgeriebene Bio-Zitronenschale, Thymian

In einem Topf den geputzten Spargel in etwa 3 Tassen Wasser kurz kochen. Die Zwiebel und den Knoblauch schälen und fein würfeln. Den Lauch putzen, waschen und klein schneiden und anbraten. Dieses mit den Gewürzen zum Spargel geben und etwa 5 bis 10 Minuten garen, bis alles das Gemüse weich ist. Zum Schluss pürieren.

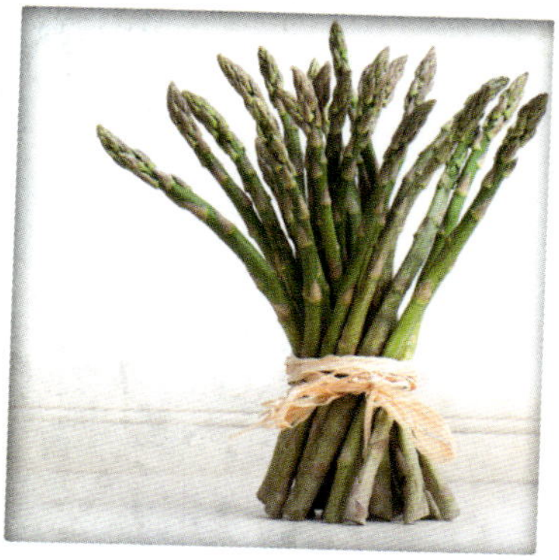

Putenbrustfilets

Die Putenbrustfilets waschen und trocken tupfen. Olivenöl und Gewürze verrühren und die Putenbrustfilets für 2 Stunden darin einlegen, bevor sie mit Dampf gegart werden. Ich serviere sie mit einer Rhabarbersoße (2 Esslöffel pro Filet) und einem Salat.

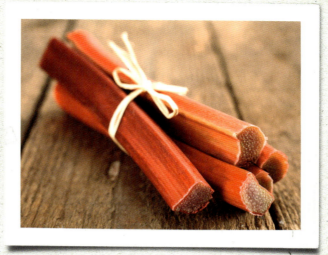

ZUTATEN:
1 Bund Rhabarber
1 rote Zwiebel
1 Knoblauchzehe
Olivenöl
1 Tasse Honig
geriebene Muskatnuss
2 Gewürznelken
gemahlener Ingwer,
gemahlener Zimt
Saft von ½ Zitrone
Meersalz

Rhabarbersoße

Den Rhabarber waschen, von harten Fasern und den Enden befreien und in Scheibchen schneiden. Zwiebel und Knoblauch schälen, in feine Würfel hacken, in eine heiße Pfanne mit Öl geben und glasig dünsten. Honig hinzugeben und kurz braten. Rhabarber und Gewürze hinzugeben, salzen sollte man aber erst, wenn der Rhabarber weich ist. Die Mischung auf kleiner Flamme 35 Minuten dünsten. Übriggebliebene Soße kann man in ein Glas füllen und im Kühlschrank aufbewahren; so kann man sie noch 3 Tage lang verwenden.

Püree aus frischen Erbsen

NACH-
MITTAGS-
SNACK

Ein halbes Kilo frische, gewaschene, gepaltene Erbsen für eine Minute in kochendes, leicht gesalzenes Wasser geben, anschließend abgießen und pürieren. In einer trockenen Pfanne 2 Esslöffel Sesamsamen und einen Esslöffel Mandelblättchen rösten und danach mit dem Erbsenpüree und einem Esslöffel Butter verrühren.

Zum Schluss streue ich gehackte Petersilie darüber.

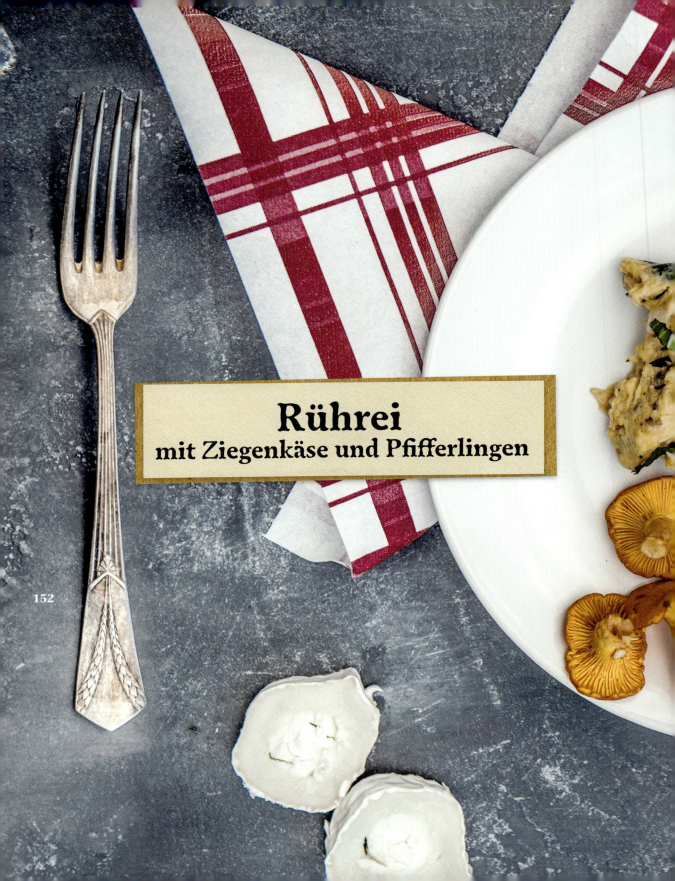

Rührei
mit Ziegenkäse und Pfifferlingen

ABEND-ESSEN

ZUTATEN:

6 Eier
2 Esslöffel Butter
½ Bund Frühlingszwiebeln
1 Handvoll Pfifferlinge
200 g weicher Ziegenkäse
Bohnenkraut
Meersalz
½ Teelöffel frisch gemahlener schwarzer Pfeffer

Die Eier verquirlen. In einer heißen Pfanne die Butter zerlassen und zunächst die gewaschenen und geschnittenen Frühlingszwiebeln sowie anschließend die geputzten und zerkleinerten Pfifferlinge hineingeben. Eine Minute braten. Die Eier zugeben und das Rührei zubereiten. Kurz bevor das Rührei fertig ist, den in kleine Würfel geschnittenen Käse, eine größere Prise Bohnenkraut, eine Prise Salz und den Pfeffer hinzugeben.

Mai-Salat Die Blätter von einem Bund junger Rote Bete abzupfen, waschen und in eine Salatschüssel geben. Diese mit je einer Tasse gewaschenem Feldsalat und Spinatblättern sowie ein paar Blättern zerkleinertem frischen Kopfsalat mischen. Anschließend gewaschene und in zwei Hälften geschnittene Radieschen sowie gewaschene und gehackte Petersilie dazugeben. In einem Schraubglas eine halbe Tasse Olivenöl, einen Teelöffel französischen Senf, einen Esslöffel Balsamicoessig und einen halben Teelöffel Estragon vermengen und das verschlossene Glas ordentlich schütteln. Das Dressing über den Salat geben und alles vermischen.

MENÜ
JUNI

Ein Glas Wasser mit Zitronensaft

Grüner Tee

SMOOTHIE: 1 Handvoll Erdbeeren, 1 Handvoll Himbeeren, Saft von 1 Grapefruit, ein paar Blätter Zitronenmelisse

Eiweißomelett mit Pfifferlingen

FRÜH-STÜCK

ZUTATEN:
3 Eiweiße
Meersalz, Pfeffer
1 Handvoll Pfifferlinge
½ Teelöffel geklärte Butter
oder Kokosbutter

Die Eiweiße schlagen, bis sie steif sind, Salz und Pfeffer dazugeben. Die gesäuberten Pfifferlinge in geklärter Butter in einer Pfanne auf niedriger Temperatur anbraten. Nach einigen Minuten den Eischnee darübergeben und alles unter einem Deckel ca. 4 Minuten weiterbraten.

II. FRÜH-STÜCK

Bananenbrot

ZUTATEN:
- 3 reife Bananen
- 1 Esslöffel Chia-Samen
- 3 Esslöffel kochendes Wasser
- 1 Prise Zimt
- 2½ Esslöffel Kokosöl
- 1½ Tassen Mandelmehl

Die Bananen pellen und in einer Schüssel zerdrücken. In einer zweiten Schüssel ein sogenanntes Chia-Ei herstellen – einen Ei-Ersatz. Dazu die Samen mit dem kochenden Wasser übergießen und für 2 Minuten einweichen lassen. Dabei entsteht eine glutenartige Konsistenz, die sich sehr gut als Bindemittel eignet (für Kuchen zu empfehlen). Schließlich sämtliche Zutaten in die Schüssel mit den Bananen geben und vermischen. Den so entstandenen Teig in eine kleine gefettete Backform füllen und 50 bis 60 Minuten bei 180 °C im Ofen backen.

MITTAG-
ESSEN

ZUTATEN:
3 Rote Beten
Kurkuma, frischer Thymian
1 Bund Radieschen
1 Salatgurke
1 Bund junge Rote-Bete-Blätter
1 großer Becher Soja- oder Ziegenmilchjoghurt
1 kleines Bund Schnittlauch

Kalter Borschtsch

Die ungeschälte Rote Bete in 3 Tassen Wasser mit Kurkuma und Thymian etwa 40 Minuten kochen, bis sie gar sind. Herausnehmen, schälen und würfeln. Die Radieschen putzen, waschen, die Gurke schälen und beides in Scheibchen schneiden. Die Rote-Bete-Blätter ebenfalls kurz im noch heißen Wasser kochen und klein schneiden. Anschließend kommen sämtliche Zutaten ins Kochwasser und werden grob püriert. Zuletzt Joghurt hinzugeben und mit Salz und Pfeffer abschmecken. Die Schüssel in den Kühlschrank stellen. Die Suppe serviere ich garniert mit Schnittlauchröllchen.

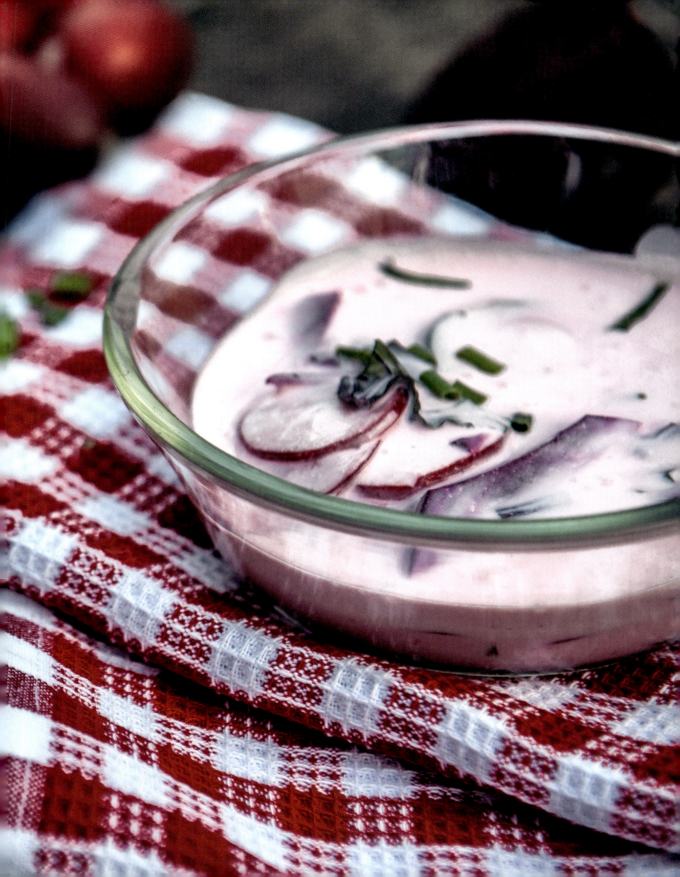

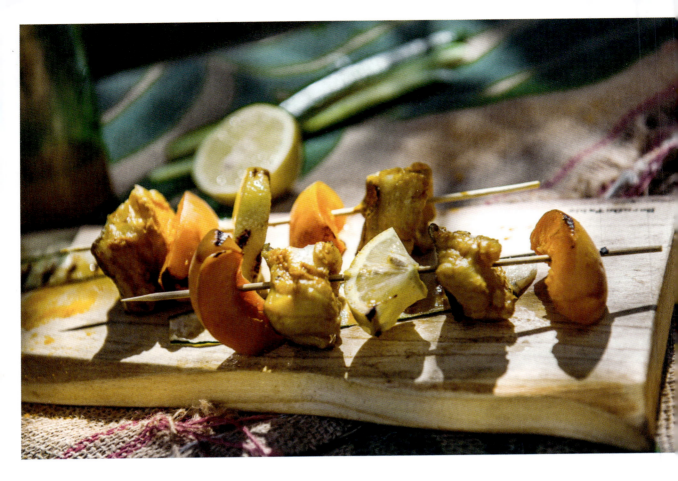

Fisch-Schaschlik vom Grill

ZUTATEN:
3 dicke Kabeljaufilets
helle Sojasoße
Olivenöl
1 Zitrone (Saft und ein paar Scheiben)
Kurkuma
1 junger Zucchino
ein paar frische Aprikosen
Salz

Die Fischfilets zunächst waschen, trocken tupfen und in große Würfel schneiden. Aus Sojasoße, Olivenöl, Zitronensaft und Kurkuma eine Marinade anrühren, mit der die Filetstücke eingerieben werden. Danach den Zucchino putzen, waschen und längs in dünne Scheibchen schneiden. Diese in siedendes Wasser geben, bis sie weich sind. Die Aprikosen vierteln und einige geviertelte Zitronenscheiben vorbereiten. Die Spieße abwechselnd mit Fisch, Zucchini und Aprikosen bestücken sowie in der Mitte jeweils eine Zitronenscheibe aufstecken. Dann 3 bis 4 Minuten lang auf dem Grill braten und dabei immer wieder wenden. Mit Salz würzen.

Juni-Salat

Zu gleichen Teilen gewaschenen Blattspinat, Sauerampfer, Feldsalat, Sellerie und Rucola in einer Schüssel vermengen. Ziegenkäse-Camembert in Scheiben schneiden und dazugeben. Anschließend eine Vinaigrette aus Olivenöl und Balsamicoessig (zu gleichen Teilen) darübergeben. Ich streue noch Pinienkerne darüber und garniere den Salat mit einigen Kirschen.

NACH-MITTAGS-SNACK

Bohnen mit Pfifferlingen

ZUTATEN:
3 Tassen Dicke Bohnen
Meersalz
3 Tassen frische Pfifferlinge
geklärte Butter
Frühlingszwiebeln
frischer Thymian
3 Esslöffel Sojajoghurt
1 Esslöffel Butter
frischer Dill

Die Bohnen waschen und in leicht gesalzenem Wasser gar kochen. Die Pfifferlinge säubern. In einer Pfanne geklärte Butter erhitzen. Pfifferlinge, klein geschnittene Frühlingszwiebeln, Thymian und eine Prise Salz hineingeben. Einige Minuten lang garen und anschließend den Joghurt dazugeben. Zum Schluss alles mit den abgetropften Bohnen vermischen und die Butter und viel Dill unterrühren.

ABEND-ESSEN

MENÜ JULI

Ein Glas Wasser mit Zitronensaft und Minze

SMOOTHIE: ⅓ Wassermelone, 2 Rote Beten, 1 Handvoll Erdbeeren

FRÜH-STÜCK

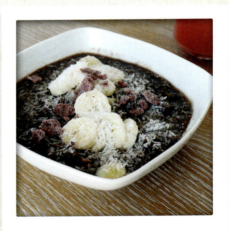

ZUTATEN:

1½ Tassen gekochte, ungebrannte Buchweizengrütze

1 Esslöffel Kakao- oder Carobpulver

1 Esslöffel Kokosbutter

½ Teelöffel Honig

1 Teelöffel Zimt

½ Teelöffel selbst gemachter Vanillezucker

1 Handvoll Himbeeren, Banane und Kokosraspeln zum Garnieren

Süßer Buchweizenbrei

Den gekochten Buchweizen mit Carobpulver, Kokosbutter, Honig und Zimt und Vanillezucker vermengen. In Schüsselchen verteilen und mit Himbeeren, Bananenscheiben und Kokosraspeln dekorieren.

Selbst gemachter Vanillezucker

Es reicht, wenn du 2 bis 3 Vanilleschoten kaufst (im Internet sind sie günstiger als in den Supermärkten, vor dem Kauf solltest du jedoch prüfen, wie lange sie haltbar sind). Das ausgekratzte Mark mit 2 Tassen Zucker vermischen und anschließend gemeinsam mit den Schoten in ein Schraubglas geben. Fertig! Er ist gesünder und bestimmt auch günstiger als Vanillezucker aus dem Supermarkt.

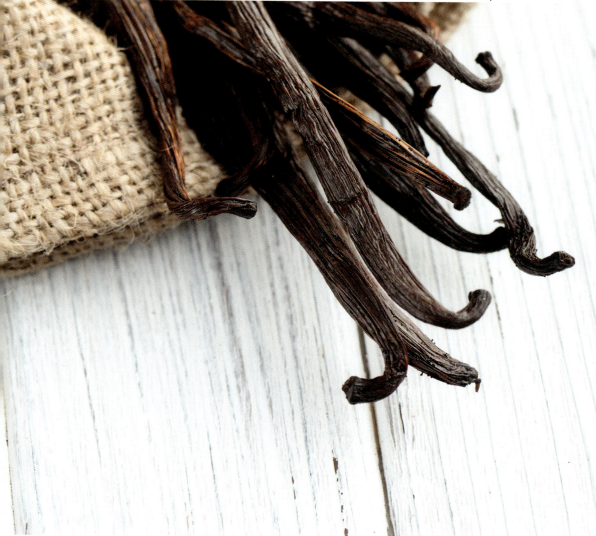

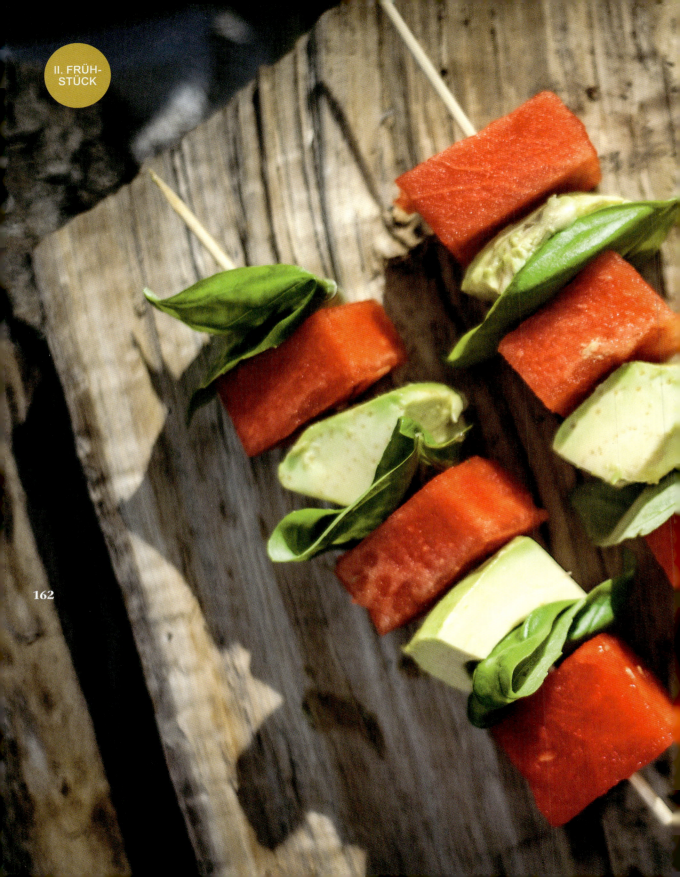

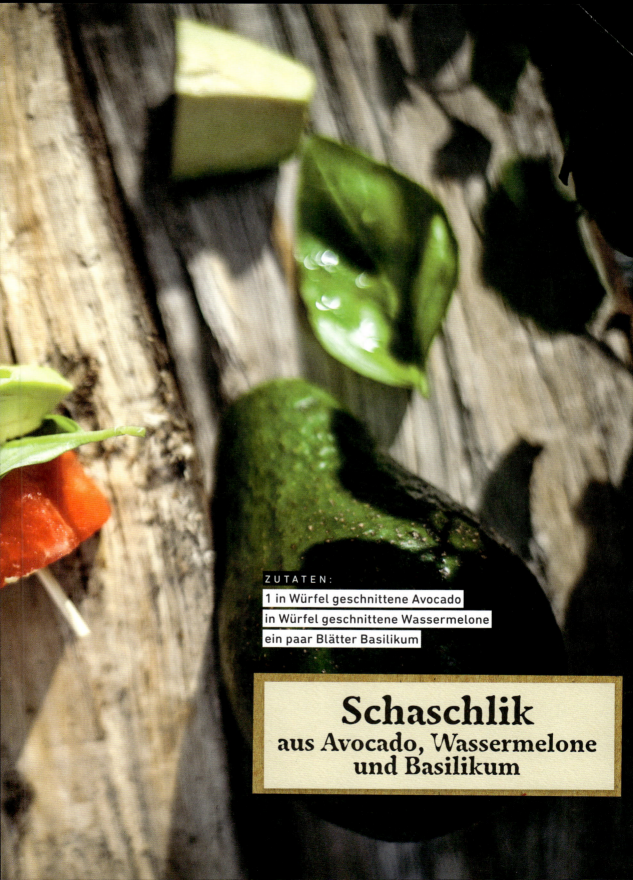

ZUTATEN:
1 in Würfel geschnittene Avocado
in Würfel geschnittene Wassermelone
ein paar Blätter Basilikum

Schaschlik
aus Avocado, Wassermelone und Basilikum

Cremige Zucchinisuppe mit Minze

ZUTATEN:
3–4 Zucchini
geklärte Butter
3 kleine Knoblauchzehen
Salz, Pfeffer, Majoran, Thymian
frisches Basilikum
1 Handvoll frische Minze
1 Handvoll Petersilie
Leinöl
Sprossen zum Garnieren

Die Zucchini schälen, in Scheiben schneiden und mit der Butter in der Pfanne andünsten. Kurz den gehackten Knoblauch hinzugeben. Den Pfanneninhalt in einen Topf geben, mit 4 bis 5 Tassen Wasser übergießen, die Gewürze hinzufügen und 15 Minuten lang kochen. Anschließend Basilikum-, Minze- und Petersilienblätter dazugeben und alles pürieren. Zu der Suppe gebe ich noch Leinsamenöl und garniere sie mit Sprossen.

Tagliatelle mit Spinat

ZUTATEN:
Vollkorn-Tagliatelle (oder glutenfreie Nudeln, z. B. Maisnudeln)
Meersalz
geklärte Butter
1 kg frischer Spinat
6 Knoblauchzehen
1 Handvoll Walnüsse
Feta-Käse
frisches Basilikum
Cocktailtomaten

Die Nudeln in leicht gesalzenem Wasser kochen, bis sie al dente sind. In einer heißen Pfanne Butter zerlaufen lassen, den gewaschenen Spinat und klein gehackten Knoblauch mit ein wenig Wasser hineingeben und für 5 Minuten dünsten. Die Nudeln in eine Schüssel geben und mit dem Spinat vermengen, anschließend mit zerbröselten Walnüssen und Feta-Käse bestreuen. Mit Salz abschmecken und die Pasta mit frischem Basilikum und Cocktailtomaten garnieren.

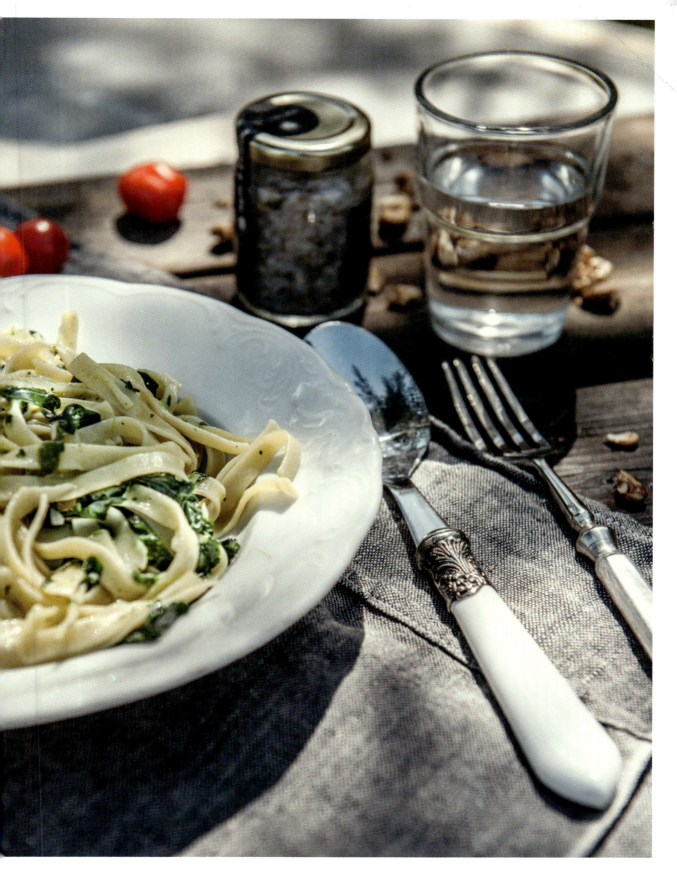

NACH-
MITTAGS-
SNACK

Sandwiches mit Salzgurken

Die Sonnenblumenkern-Brotscheiben mit Butter bestreichen und mit frischem Dill und Schnittlauch bestreuen. Salzgurken in zwei Hälften schneiden und jede davon mit frischem Honig bestreichen.

Brot mit Sonnenblumenkernen und Goji-Beeren

ZUTATEN:

SAUERTEIG:
½ Tasse Vollkorn-Roggenmehl
1 Tasse Wasser

BROT:
½ Tasse Goji-Beeren
40 g Hefe oder Sauerteig
1 Teelöffel Honig
2½ Tassen Wasser
600 g Vollkorn- oder Dinkelmehl
200 g Buchweizenmehl
1 Esslöffel geklärte Butter
2 Esslöffel Meersalz
½ Tasse Leinsamen
½ Tasse Kürbis- und Sonnenblumenkerne

SAUERTEIG

Vollkorn-Roggenmehl und Wasser in ein sauberes Schraubglas geben und alles verrühren. Das Schraubglas mit einem Baumwolltuch abdecken und für 3 Tage beiseitestellen. Der Sauerteig sollte Blasen werfen und einen spezifischen, leichten Hefegeruch verströmen.

DAS BROT

Die Goji-Beeren in einer Schüssel mit Wasser übergießen und zum Quellen beiseitestellen. Die Hefe (oder den selbst gemachten Sauerteig) in eine Schüssel geben, Honig sowie etwas Wasser hinzufügen, dann alles vermengen und ebenfalls für eine Viertelstunde beiseitestellen. Danach beide Mehltypen dazuschütten sowie die Butter und die übrigen Zutaten (auch die abgetropften Beeren) hinzufügen. Alles miteinander verrühren und zu einem Teig kneten. Diesen erneut 40 Minuten ruhen lassen. Anschließend den Teig in eine mit Backpapier ausgelegte Backform geben und im Ofen 70 Minuten lang bei 200 °C backen.

ABEND-
ESSEN

Junger Kohl

ZUTATEN:

Gemüse für die Brühe (Karotten, Petersilie, Sellerie, Lauch) oder fertige Bio-Gemüsebrühe

Salz

1 Lorbeerblatt

3 Pimentkörner

2 getrocknete Pilze

3 Esslöffel Traubenkern- oder ein anderes Öl

1 Zwiebel

1 junger Kohlkopf (ca. 1 kg)

1 saurer Apfel

2 getrocknete Pflaumen

½ Teelöffel Kreuzkümmel

½ Teelöffel Liebstöckel

½ Teelöffel Majoran

Das Gemüse für die Brühe putzen, waschen und in leicht gesalzenem Wasser mit einem Lorbeerblatt und Piment kochen. So erhältst du eine Brühe. Das Gemüse kannst du herausnehmen, klein schneiden und als Beilage zum Frühstück für den folgenden Tag (mit gekochter Quinoa) aufbewahren.

Die Pilze zunächst in Wasser einweichen. Dann das Öl und die fein gehackte Zwiebel in eine heiße Pfanne geben und dünsten, bis die Zwiebelstücke langsam glasig werden. Den Kohlkopf waschen, beschädigte Blätter entfernen und den Rest klein schneiden. Den Apfel schälen, vierteln, entkernen, würfeln und mit dem Kohl vermischen. Die Pilze klein schneiden. Den Inhalt der Pfanne anschließend in einen Topf füllen, den Kohl mit dem Apfel und die Pilze sowie das Wasser, in dem sie eingeweicht wurden, ebenfalls hinzufügen. Abschließend noch klein geschnittene Pflaumen und Kreuzkümmel dazugeben und alles mit einer Tasse der heißen Brühe übergießen. Bei niedriger Temperatur köcheln lassen, bis der Kohl gar ist. Als Letztes kommen der Liebstöckel sowie gegen Ende der Majoran hinzu.

167

MENÜ
AUGUST

Ein halbes Glas Wasser mit Zitronensaft

SMOOTHIE: 1 Tasse Blaubeeren, 1 Tasse gekochte Hirse, 1 Handvoll Mandeln, 2 Bananen, ½ Tasse Kokosmilch

Urlaubsdrink

In einen 1-Liter-Glasbehälter eine Handvoll frische Minze, einen Zweig Rosmarin und eine Handvoll Rosenblüten geben (es kann auch eine Handvoll Lavendelblüten sein). Die Mischung mit kaltem Mineralwasser übergießen, das Glas mit Gaze abdecken und über Nacht in den Kühlschrank stellen. Am Morgen ist der Drink fertig. Du kannst einige Tropfen Zitronen- oder Orangensaft hinzufügen.

FRÜHSTÜCK

ZUTATEN:
4 Bananen
4 Eier
3 Teelöffel Kokosmehl oder geriebene Kokosnuss
1 Prise Zimt
Kokosöl
Himbeeren (nach Belieben)

Bananen-Pfannkuchen

Die Bananen pellen und zerdrücken. Alle Zutaten (außer Öl) miteinander verrühren, und den Teig anschließend portionsweise in Kokosöl braten, sodass du Pfannkuchen erhältst. Ich serviere sie mit einer Handvoll Himbeeren.

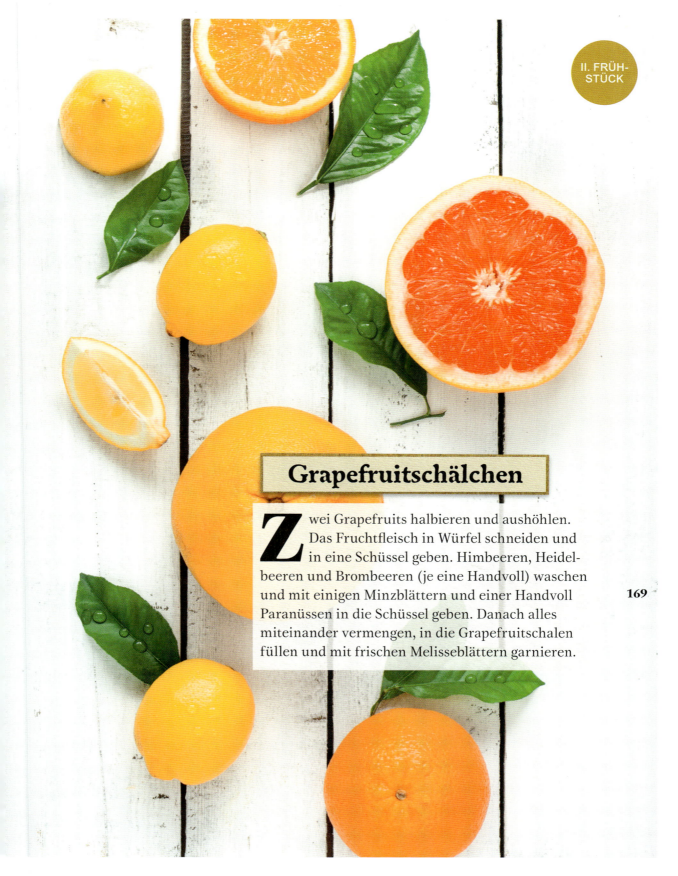

II. FRÜH-STÜCK

Grapefruitschälchen

Zwei Grapefruits halbieren und aushöhlen. Das Fruchtfleisch in Würfel schneiden und in eine Schüssel geben. Himbeeren, Heidelbeeren und Brombeeren (je eine Handvoll) waschen und mit einigen Minzblättern und einer Handvoll Paranüssen in die Schüssel geben. Danach alles miteinander vermengen, in die Grapefruitschalen füllen und mit frischen Melisseblättern garnieren.

Cremige Brokkoli-Rucola-Suppe

MITTAG-ESSEN

ZUTATEN:

Kokosöl oder ein anderes pflanzliches Fett

1 Zwiebel

2 Knoblauchzehen

1 Brokkoli

2 Karotten

½ Sellerieknolle

Kreuzkümmel, Meersalz, Curry oder Kurkuma, schwarzes Salz (Kala Namak)

2 Tassen Rucola

ein paar Mandeln

Kokosöl in eine Pfanne geben und darin eine gewürfelte halbe Zwiebel und den gehackten Knoblauch andünsten. Beiseitestellen. Das Gemüse waschen, die Röschen vom Brokkoli abschneiden sowie die Karotten und den Sellerie schälen und zerkleinern. Die Brokkoliröschen kurz in einem Topf in etwa 4 Tassen heißem Wasser kochen. Gewürze, Karotten, Sellerie und die zweite Zwiebelhälfte dazugegeben. Wenn das Gemüse weich ist, den Pfanneninhalt dazugeben und alles pürieren. Anschließend kommt der gewaschene Rucola dazu und wird weitere 3 Minuten mitgekocht. Danach nochmals durchmixen und die Mandeln hinzugeben.

Ich persönlich würze die Suppe manchmal noch mit Chili.

Gemüse-Auflauf mit Gerste

ZUTATEN:

1 Tasse Gerstengrütze

Meersalz

1 Brokkoli

1 Karotte

1 Stück einer
Sellerieknolle (ca. 250 g)

1 Petersilienwurzel

1 große Zwiebel

1 Tasse getrocknete
Pilze oder 2 Tassen
frische Waldpilze

geklärte Butter

schwarzer Pfeffer,
Thymian, Dill, Majoran

2 Esslöffel gemahlene
Mandeln

Die Gerste zunächst gründlich waschen und in 2 Tassen leicht gesalzenem Wasser kochen. Den Brokkoli waschen und die Röschen abtrennen. Karotte, Sellerie und Petersilienwurzel schälen, ebenfalls waschen und anschließend gemeinsam mit den Brokkoliröschen in einer geringen Menge Wasser bissfest garen. Danach kurz abkühlen lassen und abgesehen vom Brokkoli mit einer Reibe grob raspeln. Die Zwiebel schälen und in feine Würfel schneiden. Die getrockneten Pilze zu Pulver mahlen. Wenn du frische Pilze verwenden möchtest, solltest du sie ebenfalls klein schneiden. Die Zwiebelwürfel in eine Pfanne mit zerlassener Butter geben und glasig werden lassen (jetzt kannst du auch die frischen Pilze hinzugeben).

Die gekochte Gerste, den Pfanneninhalt, die gemahlenen getrockneten Pilze, Brokkoliröschen sowie die Gemüseraspel in eine große Schüssel geben. Die Gewürze hinzufügen und alles vermischen. Die Mischung in eine feuerfeste Form füllen und mit gemahlenen Mandeln bestreuen. Der Auflauf wird 15 Minuten lang bei 180 °C gebacken.

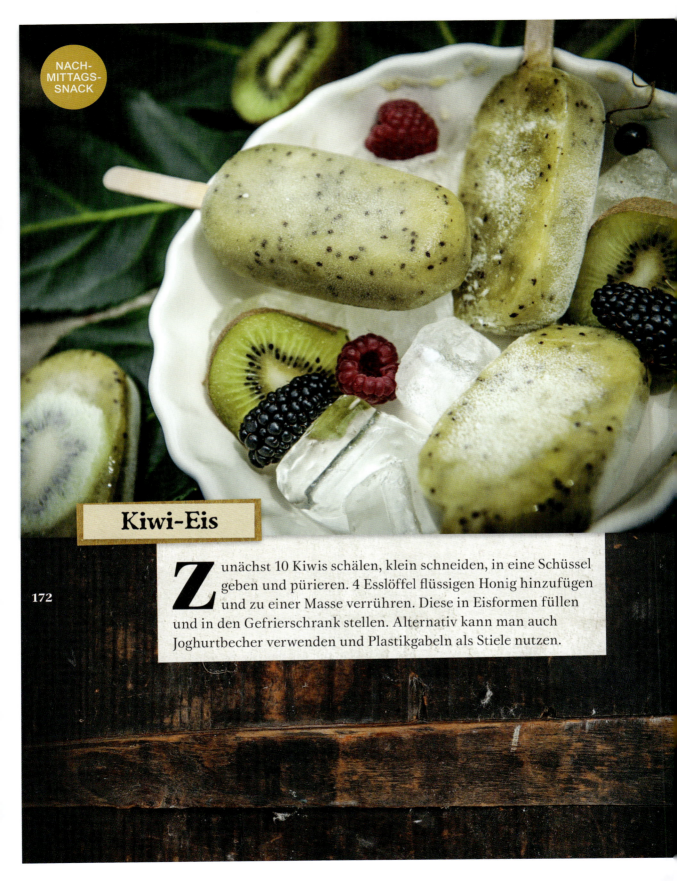

NACH-MITTAGS-SNACK

Kiwi-Eis

Zunächst 10 Kiwis schälen, klein schneiden, in eine Schüssel geben und pürieren. 4 Esslöffel flüssigen Honig hinzufügen und zu einer Masse verrühren. Diese in Eisformen füllen und in den Gefrierschrank stellen. Alternativ kann man auch Joghurtbecher verwenden und Plastikgabeln als Stiele nutzen.

ABEND-ESSEN

Hähnchen vom Grill

ZUTATEN:

frischer Estragon,
frischer Rosmarin

ein paar Zweige
frischer Dill

½ Tasse Olivenöl

2 Esslöffel
Balsamicoessig

1 Bund Schnittlauch

3 Knoblauchzehen

4 Hähnchenbrustfilets

1 Tasse Schimmelkäse

geklärte Butter

Meersalz

1 Esslöffel Kreuzkümmel

Die Blätter von den Estragon-, Rosmarin- und Dillzweigen abzupfen und anschließend mit Olivenöl, Balsamico und einer Handvoll gehacktem Schnittlauch in ein Schraubglas geben. Den Knoblauch schälen und mit einer Knoblauchpresse hineindrücken. Das Glas verschließen und kräftig schütteln. Die Hähnchenbrustfilets waschen, trocken tupfen, gründlich mit der Marinade einreiben und etwa 2 Stunden im Kühlschrank ziehen lassen. Den Schimmelkäse zerbröseln und mit 2 Esslöffeln Butter vermengen. Mit Kreuzkümmel würzen. Die Filets werden schließlich von jeder Seite etwa 4 Minuten lang auf dem Grill angebraten, bevor jedes mit der Käse-Butter-Mischung bestrichen und weiter gegrillt wird, bis es kross ist.

Tomatensalat mit Kiwi

Drei in Scheiben geschnittene Tomaten, 3 geschälte und ebenfalls in Scheiben geschnittene Kiwis sowie einen Bund feingehackte Frühlingszwiebeln in eine Schüssel geben. Mit Salz und Pfeffer würzen und alles vermischen.

MENÜ
SEPTEMBER

Ein Glas Wasser mit Zitronensaft

SMOOTHIE: 2 Birnen, 5 Datteln,
1 Apfel, 1 Handvoll Goji-Beeren

FRÜH-STÜCK

ZUTATEN:

1 Banane

1 weiche, saftige Birne

2–3 Pfirsiche

1 Rispe Trauben

ein paar rote Pflaumen

ein paar Aprikosen

Eine Schüssel voller Farben und Aromen

Die Banane und die Birne schälen, Birnen vierteln und entkernen. Beides in kleine Stücke schneiden. Die Pfirsiche, Trauben, Pflaumen und Aprikosen waschen, halbieren, entkernen, Pfirsiche klein schneiden. Alle Früchte in einer Schüssel mischen. Ein Dressing ist nicht nötig, da die Früchte selbst genug Flüssigkeit abgeben.

II. FRÜH-STÜCK

ZUTATEN:

2 Tassen gekochter Hirsebrei

2 Esslöffel Reismehl (man kann den Kuchen auch ohne Mehl zubereiten)

1 Ei

2 Esslöffel Kokosmilch oder Wasser

1 Prise Rohrzucker oder Xylit

1 große Prise Schwarzkümmel

1 Esslöffel Kokosbutter

Hirse-Pancakes

Alle Zutaten (außer der Butter) miteinander vermengen und in einem Standmixer pürieren. Die Masse sollte dickflüssiger sein als normaler Pfannkuchenteig. Die Pancakes portionsweise in einer Pfanne in Kokosbutter bei geschlossenem Deckel braten.

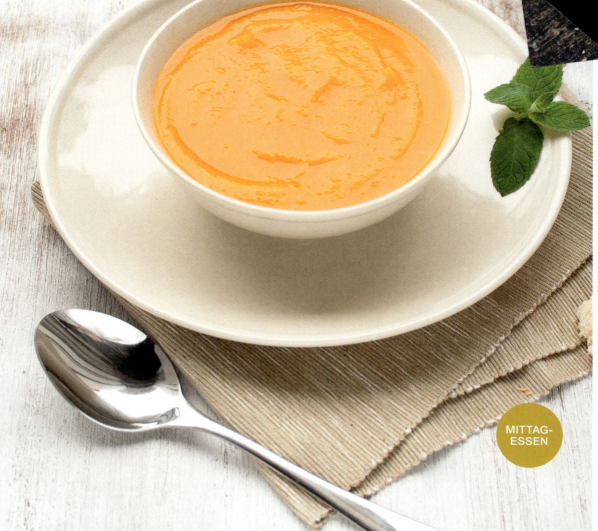

Kürbissuppe mit einem Hauch Sommer – Orange und Kokosnuss

Zunächst den Kürbis in Würfel schneiden. Dann die geschnittene Zwiebel und den gehackten Knoblauch in Butter glasig andünsten. Den Kürbis hinzugeben, andünsten. Anschließend alles mit etwa 3 Tassen Wasser ablöschen und auf kleiner Flamme garen, bis der Kürbis weich ist. Zum Schluss den Orangensaft und die Kokosmilch dazugeben. Jetzt noch mit Salz, Pfeffer und Currypulver würzen und alles pürieren, bis es eine dickflüssige Konsistenz hat.

ZUTATEN:

1 kleiner Kürbis (ca. 600 g)
1 Zwiebel
3 Knoblauchzehen
Kokosbutter
Saft von einer Orange
½ Tasse Kokosmilch
Salz, Pfeffer, Curry

MITTAG-ESSEN

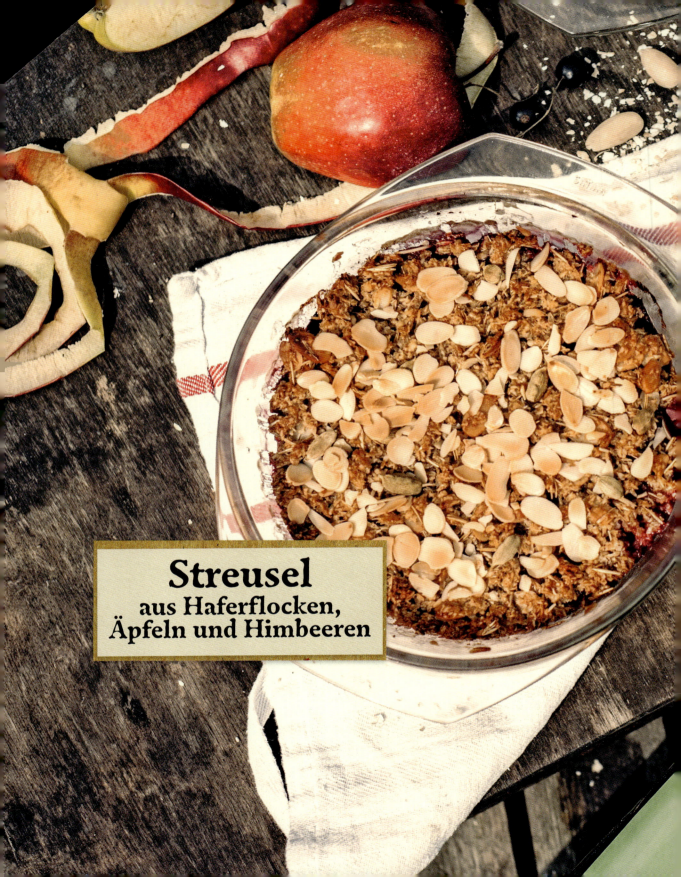

Streusel
aus Haferflocken, Äpfeln und Himbeeren

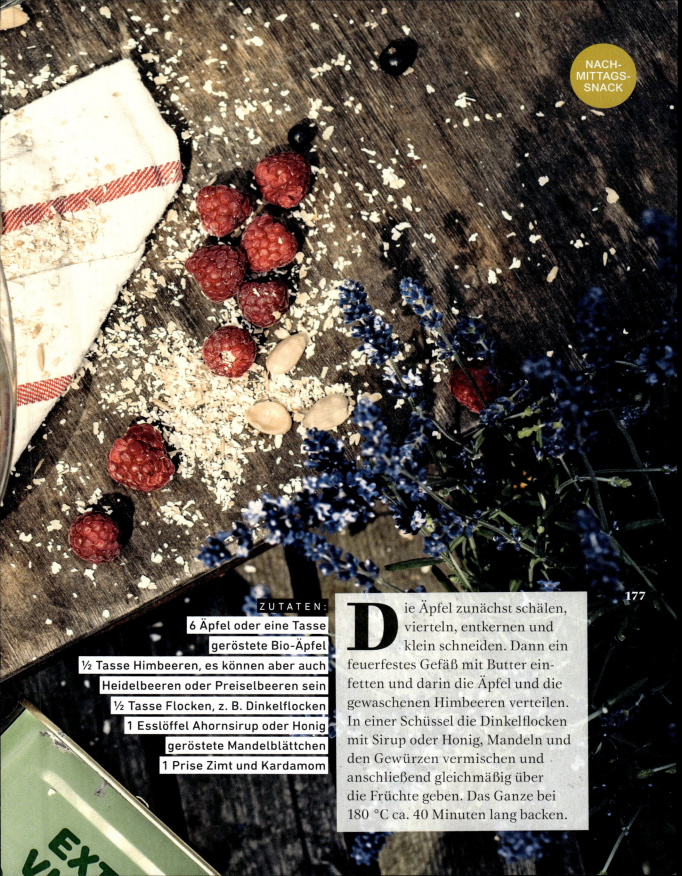

NACH-
MITTAGS-
SNACK

ZUTATEN:
6 Äpfel oder eine Tasse
geröstete Bio-Äpfel
½ Tasse Himbeeren, es können aber auch
Heidelbeeren oder Preiselbeeren sein
½ Tasse Flocken, z. B. Dinkelflocken
1 Esslöffel Ahornsirup oder Honig
geröstete Mandelblättchen
1 Prise Zimt und Kardamom

Die Äpfel zunächst schälen, vierteln, entkernen und klein schneiden. Dann ein feuerfestes Gefäß mit Butter einfetten und darin die Äpfel und die gewaschenen Himbeeren verteilen. In einer Schüssel die Dinkelflocken mit Sirup oder Honig, Mandeln und den Gewürzen vermischen und anschließend gleichmäßig über die Früchte geben. Das Ganze bei 180 °C ca. 40 Minuten lang backen.

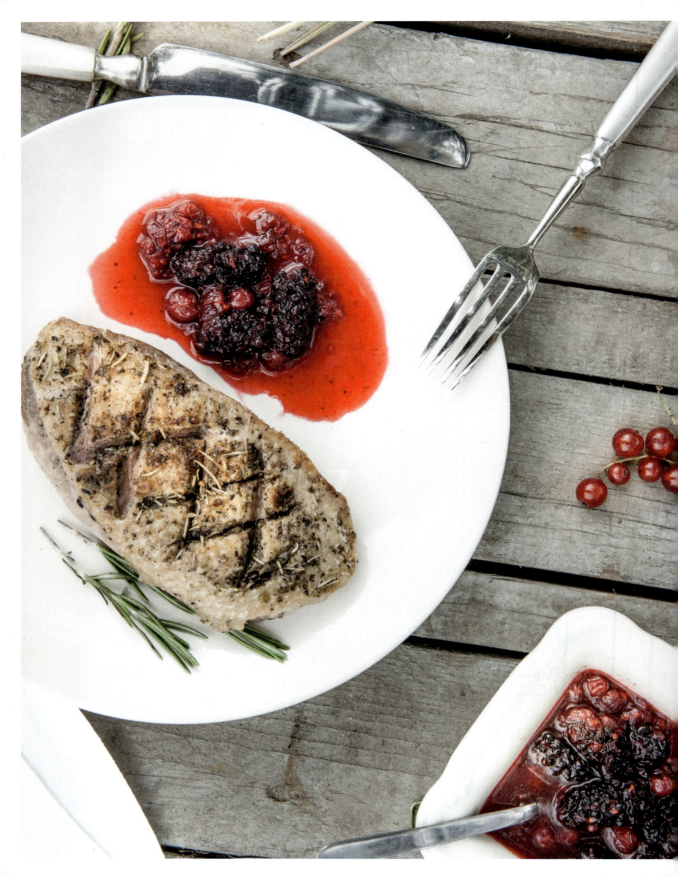

ABEND-ESSEN

Entenbrustfilets mit Waldfruchtsoße

ZUTATEN:
4 Entenbrustfilets
Meersalz
frisch gemahlener Pfeffer
1 Teelöffel Majoran
1 Teelöffel Rosmarin
3 getrocknete Wacholderbeeren, in einem Mörser zerkleinert

SOSSE:
geklärte Butter
2 Tassen Obst (Himbeeren, rote und schwarze Brombeeren sowie Johannisbeeren)
½ Tasse Honig
1 Esslöffel Rotweinessig
3 Nelken, geriebene Muskatnuss
1 Prise Zimt und Ingwer

Die Entenbrustfilets waschen und trocken tupfen. Anschließend die Haut bis zum Fleisch im Abstand von 2 cm diagonal einschneiden und gründlich mit den Gewürzen einreiben. In Folie wickeln und über Nacht in den Kühlschrank legen. Die Filets am nächsten Tag in eine kalte und trockene Pfanne auf die Hautseite legen und so lange auf kleiner Flamme anbraten, bis das gesamte Fett ausgetreten und die Haut rosig ist. Sobald die Filetstücke sich nach oben wellen, werden sie gewendet und einige Minuten weitergebraten, bevor sie erneut gewendet und nochmals 2 Minuten gebraten werden. Danach die Filets aus der Pfanne nehmen und zum Abkühlen beiseitelegen. Erst dann tranchiere ich sie. Die Filets serviere ich mit einem Kleks Waldfruchtsoße und einem Salat aus frischer Gurke, Frühlingszwiebeln und Dill.

WALDFRUCHTSOSSE

In einer Kasserolle Butter erhitzen und die gewaschenen Früchte hineingeben sowie den Honig, den Essig und die Gewürze. Alles so lange köcheln lassen, bis die Soße reduziert und eingedickt ist.

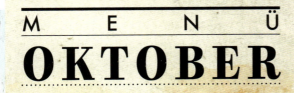

MENÜ
OKTOBER

Ein Glas warmes Wasser mit Zitronensaft

Hagebuttentee

SMOOTHIE: 1 kleiner Kürbis, 2 Äpfel, 1 Banane, 1 Esslöffel Honig, 1 Prise Zimt, Mineralwasser

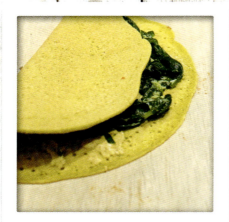

Eierpfannkuchen mit Basilikum

Die Eier mit der Milch verquirlen und währenddessen nach und nach das Mehl hinzugeben. Nachdem der Teig etwas gesalzen wurde, können die Pfannkuchen portionsweise ausgebacken werden. Jeweils Basilikum darüberstreuen und zusammenklappen. Anstatt der Eier kannst du auch eine Tasse kohlensäurehaltiges Mineralwasser nehmen. Wenn der Teig zu dickflüssig gerät, gebe ich immer noch etwas Milch hinzu.

FRÜH-STÜCK

ZUTATEN:
2 Eier
1 Tasse Sojamilch
2 Tassen Kastanienmehl
1 Prise Salz
2 Handvoll Basilikum

II. FRÜH-STÜCK

Tomaten mit Pesto

Eine Avocado schälen, halbieren und entkernen. Fruchtfleisch klein schneiden und in einen Rührbecher geben. Je eine Handvoll Basilikum-, Petersilien- und Minzeblätter zugeben und pürieren, dabei so viel Leinöl zugießen, dass eine cremige Paste entsteht. Mit Meersalz und Pfeffer abschmecken. Auf die Tomatenhälften streichen.

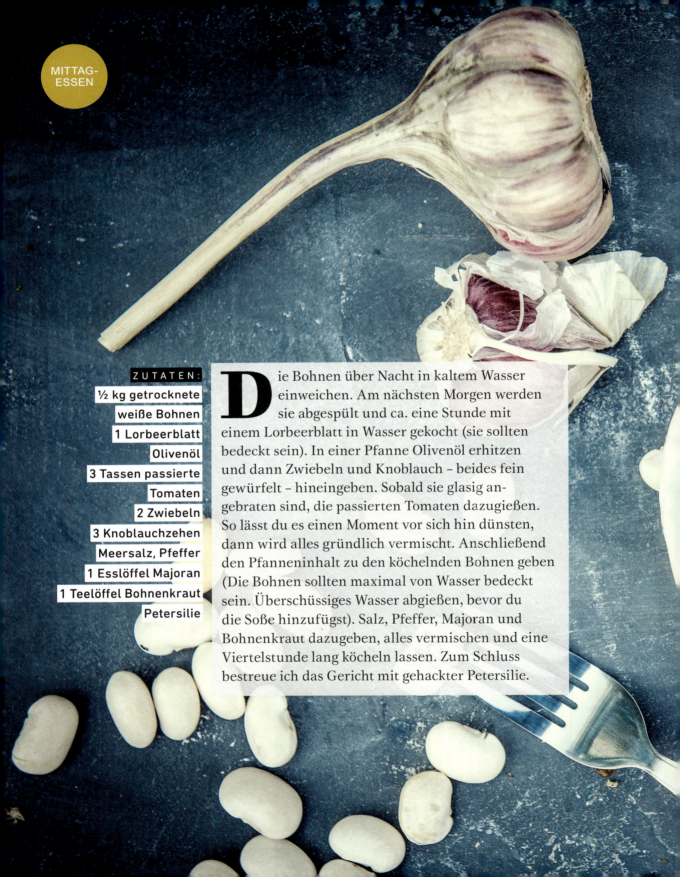

MITTAG-ESSEN

ZUTATEN:

½ kg getrocknete weiße Bohnen
1 Lorbeerblatt
Olivenöl
3 Tassen passierte Tomaten
2 Zwiebeln
3 Knoblauchzehen
Meersalz, Pfeffer
1 Esslöffel Majoran
1 Teelöffel Bohnenkraut
Petersilie

Die Bohnen über Nacht in kaltem Wasser einweichen. Am nächsten Morgen werden sie abgespült und ca. eine Stunde mit einem Lorbeerblatt in Wasser gekocht (sie sollten bedeckt sein). In einer Pfanne Olivenöl erhitzen und dann Zwiebeln und Knoblauch – beides fein gewürfelt – hineingeben. Sobald sie glasig angebraten sind, die passierten Tomaten dazugießen. So lässt du es einen Moment vor sich hin dünsten, dann wird alles gründlich vermischt. Anschließend den Pfanneninhalt zu den köchelnden Bohnen geben (Die Bohnen sollten maximal von Wasser bedeckt sein. Überschüssiges Wasser abgießen, bevor du die Soße hinzufügst). Salz, Pfeffer, Majoran und Bohnenkraut dazugeben, alles vermischen und eine Viertelstunde lang köcheln lassen. Zum Schluss bestreue ich das Gericht mit gehackter Petersilie.

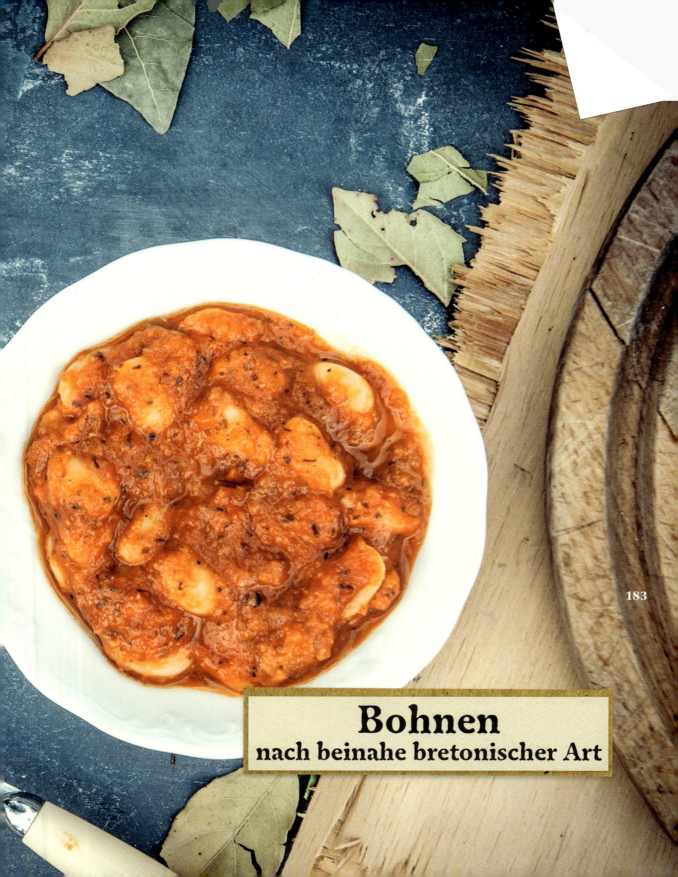

Bohnen
nach beinahe bretonischer Art

Rote-Bete-Cookies

NACH-
MITTAGS-
SNACK

ZUTATEN:
2 Rote Beten
3 Esslöffel Hirsemehl
1 Esslöffel Sonnenblumenkerne
1 Esslöffel Leinsamen
1 Esslöffel Honig
Vanillezucker
1 Prise Zimt

Die Rote Beten zunächst ungeschält ca. 40 Minuten gar kochen, dann erst schälen und würfeln. Mit den übrigen Zutaten vermischen und in einem Mixer zerkleinern. Aus der Masse Cookies formen und auf einem mit Backpapier ausgelegten Blech verteilen. Ich lasse sie bei 150 °C ca. 40 Minuten lang backen (während der letzten 5 Minuten drehe ich den Ofen auf 180 °C hoch).

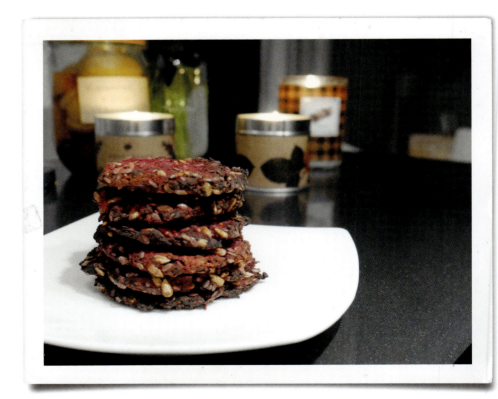

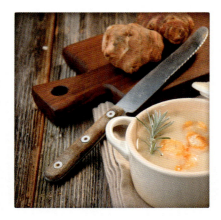

Suppe mit Pastinaken und Topinambur

ZUTATEN:

3 Pastinakenwurzeln

2 Topinamburknollen

1 Lauchstange

1 große Zwiebel

Kokosbutter

1 Stück Ingwer (etwa daumengroß)

1 Handvoll Pekan- oder Walnüsse

Salz, schwarzer Pfeffer, Knoblauchpulver, Majoran, Thymian, Kurkuma

Kokosmilch

Pastinaken, Topinambur und Lauch putzen, waschen und klein schneiden. Zwiebel würfeln und mit dem Lauch in Butter in einem flachen Topf glasig anbraten. Ingwer schälen, klein schneiden, mit dem Gemüse in den Topf geben und andünsten. Mit etwa 4 Tassen Wasser ablöschen und garen, bis das Gemüse weich ist. Dann die Nüsse und Gewürze dazugeben und alles vermischen. Wenn der Ingwergeschmack zu dominant ist, gebe ich immer etwas Wasser und Kokosmilch hinzu.

Die Suppe serviere ich mit Sprossen garniert.

Diese Suppe kann man auch ausschließlich mit Pastinaken zubereiten oder anstatt Topinambur Süßkartoffeln oder herkömmliche Kartoffeln verwenden.

ABEND-ESSEN

MENÜ
NOVEMBER

Ein halbes Glas warmes Wasser mit Zitronensaft

KARDAMOM-TEE
Ein paar Kardamomsamen in einem Mörser zerkleinern und mit kochendem Wasser übergießen, dazu einen Teelöffel Buchweizenhonig geben.

SMOOTHIE: 2 kleine Karotten, 2 saure Äpfel, 2 Esslöffel gemahlene Leinsamen

FRÜH-STÜCK

Gerstensuppe

ZUTATEN:
2 Hähnchenkeulen
1 Tasse Gerstengrütze
4 Pimentkörner
1 Lorbeerblatt
1 gestrichener Esslöffel Kümmel
je 1 Prise Thymian, Kurkuma, Liebstöckel
3 Karotten
1 Petersilienwurzel
½ Sellerieknolle
1 Lauchstange
3–4 Kartoffeln
Meersalz
1 Handvoll Petersilie
1 TL Majoran

Die gewaschenen und trocken getupften Keulen, die abgespülte Grütze und die Gewürz in einen Topf mit etwa 5 Tassen kochendem Wasser geben. Dies lässt du 20 Minuten lang kochen. Dann das klein geschnittene Gemüse und die Kartoffeln sowie ein wenig Salz, Petersilie und Majoran hinzufügen. Alles weiter kochen lassen, bis das Gemüse weich ist. Die Keulen herausnehmen, die Haut entfernen, das Fleisch von den Knochen lösen, klein schneiden und wieder in die Suppe geben.

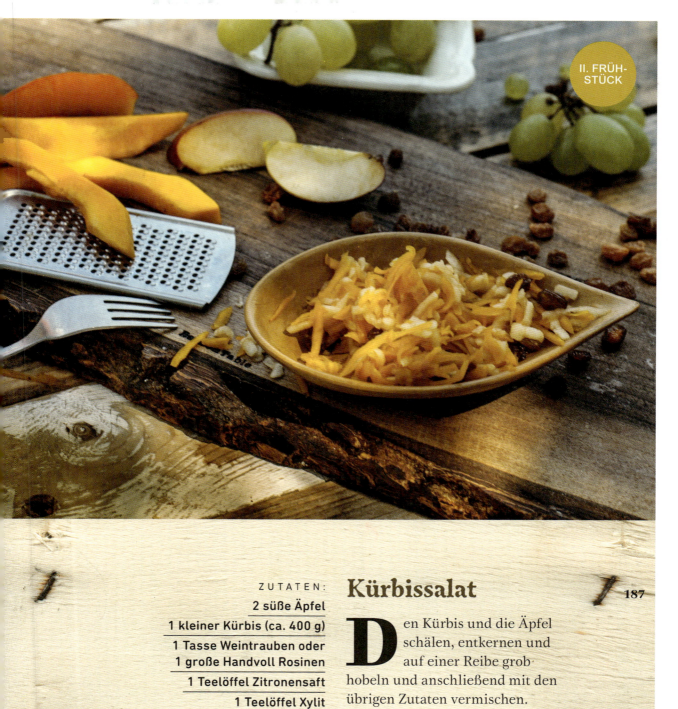

II. FRÜH-STÜCK

ZUTATEN:
2 süße Äpfel
1 kleiner Kürbis (ca. 400 g)
1 Tasse Weintrauben oder
1 große Handvoll Rosinen
1 Teelöffel Zitronensaft
1 Teelöffel Xylit

Kürbissalat

Den Kürbis und die Äpfel schälen, entkernen und auf einer Reibe grob hobeln und anschließend mit den übrigen Zutaten vermischen.

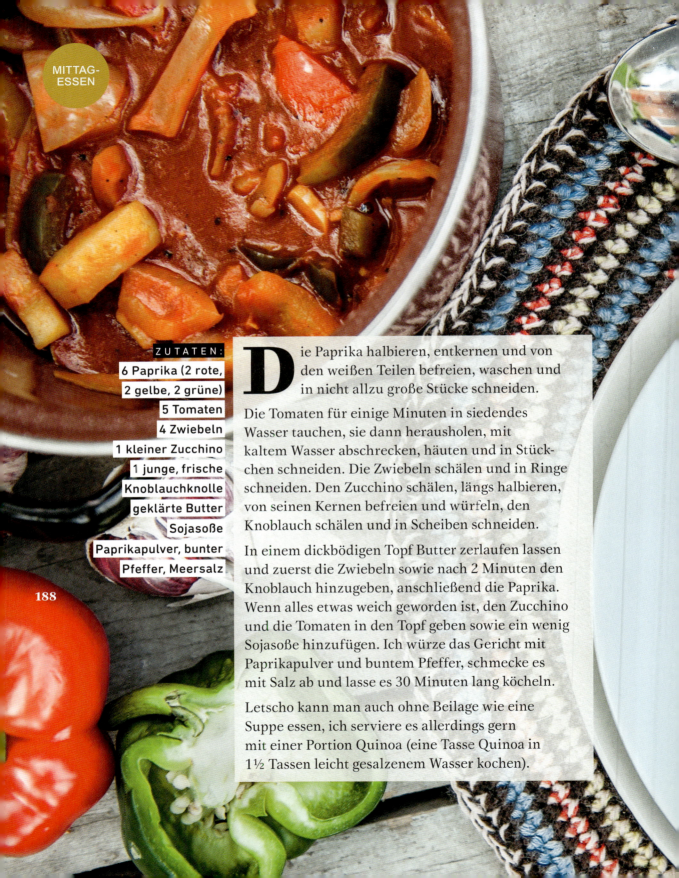

MITTAG-ESSEN

ZUTATEN:

6 Paprika (2 rote, 2 gelbe, 2 grüne)
5 Tomaten
4 Zwiebeln
1 kleiner Zucchino
1 junge, frische Knoblauchknolle
geklärte Butter
Sojasoße
Paprikapulver, bunter Pfeffer, Meersalz

Die Paprika halbieren, entkernen und von den weißen Teilen befreien, waschen und in nicht allzu große Stücke schneiden.

Die Tomaten für einige Minuten in siedendes Wasser tauchen, sie dann herausholen, mit kaltem Wasser abschrecken, häuten und in Stückchen schneiden. Die Zwiebeln schälen und in Ringe schneiden. Den Zucchino schälen, längs halbieren, von seinen Kernen befreien und würfeln, den Knoblauch schälen und in Scheiben schneiden.

In einem dickbödigen Topf Butter zerlaufen lassen und zuerst die Zwiebeln sowie nach 2 Minuten den Knoblauch hinzugeben, anschließend die Paprika. Wenn alles etwas weich geworden ist, den Zucchino und die Tomaten in den Topf geben sowie ein wenig Sojasoße hinzufügen. Ich würze das Gericht mit Paprikapulver und buntem Pfeffer, schmecke es mit Salz ab und lasse es 30 Minuten lang köcheln.

Letscho kann man auch ohne Beilage wie eine Suppe essen, ich serviere es allerdings gern mit einer Portion Quinoa (eine Tasse Quinoa in 1½ Tassen leicht gesalzenem Wasser kochen).

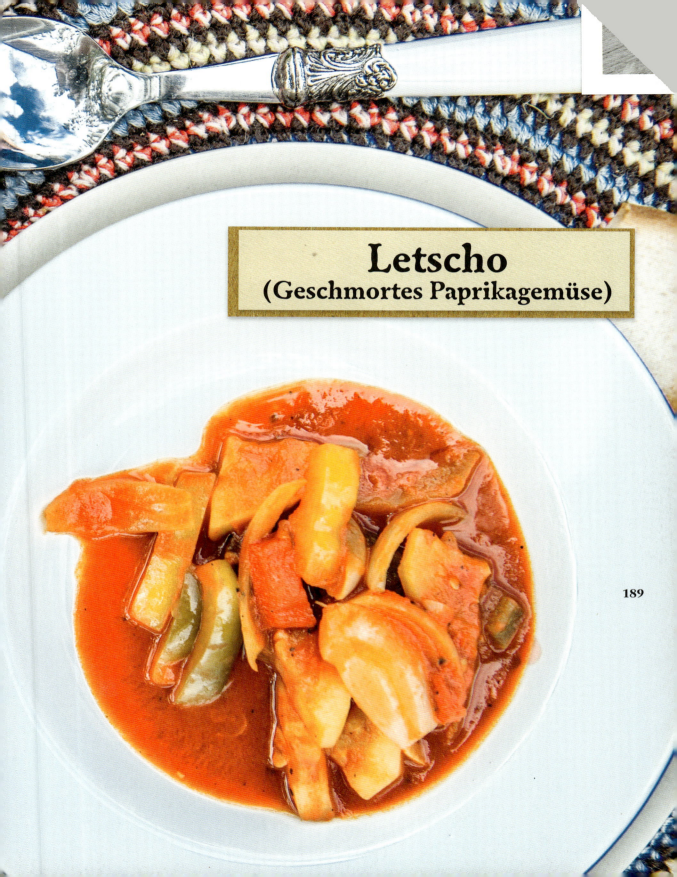

NACHMITTAGSSNACK

Chia-Pudding

ZUTATEN:

DIE WEISSE SCHICHT:

2 Esslöffel Chia-Samen (vollwertiges Protein, das sehr gesund ist)
1 Tasse Kokosmilch
½ Tasse Reismilch
1 Esslöffel Agavensirup
Goji-Beeren (nach Belieben)

Alle Zutaten in einem Schraubglas vermengen, dieses zudrehen und kräftig durchschütteln. Bevor es für mindestens 3 Stunden in den Kühlschrank wandert, kann man noch einige Goji-Beeren hinzugeben.

DIE BUNTE SCHICHT:

2 Esslöffel Chia-Samen
1 Tasse Kokosmilch
1 Teelöffel Agavensirup
1 Teelöffel Waldfruchtmarmelade oder 2 Esslöffel getrocknete Acai-Beeren

Auch hier wird alles in einem Schraubglas vermischt und in den Kühlschrank gestellt. Vor dem Servieren schichte ich den bunten Teil auf den weißen.

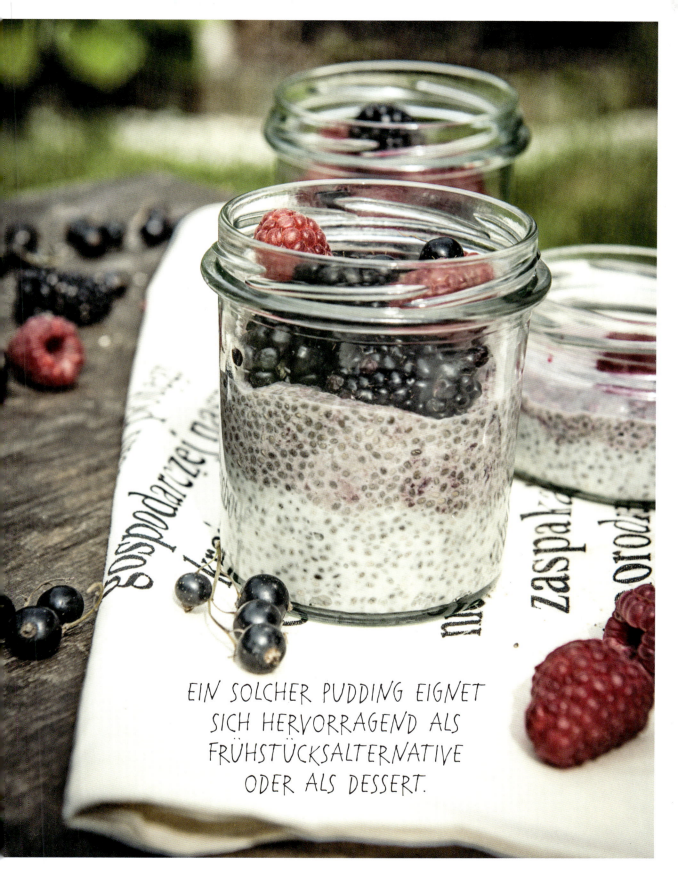

EIN SOLCHER PUDDING EIGNET SICH HERVORRAGEND ALS FRÜHSTÜCKSALTERNATIVE ODER ALS DESSERT.

ABEND-ESSEN

Lachs im Sesammantel
mit Brokkolipüree

ZUTATEN:
4 Lachsfilets
Salz, Pfeffer
1 Zitrone
5 Esslöffel Olivenöl
⅓ Tasse Sesamsamen

Den Lachs gründlich waschen, trocken tupfen, salzen und pfeffern, mit dem Saft einer Zitrone beträufeln und mit Olivenöl einreiben. Dann die Sesamsamen auf einem Teller verteilen und den Lachs darin wenden. Den Ofen auf 180 °C vorheizen, dann die Lachsfilets auf einem mit Backpapier ausgelegten Backblech für 15 Minuten in den Ofen schieben. Zum Lachs serviere ich einen mit Olivenöl, Balsamicoessig und Gurkenscheiben angerichteten Salat.

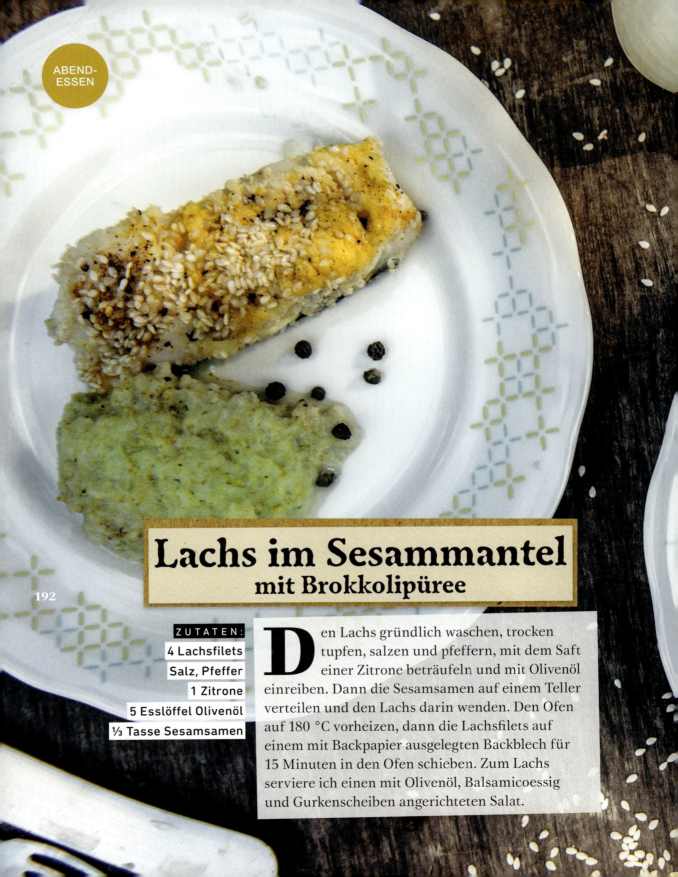

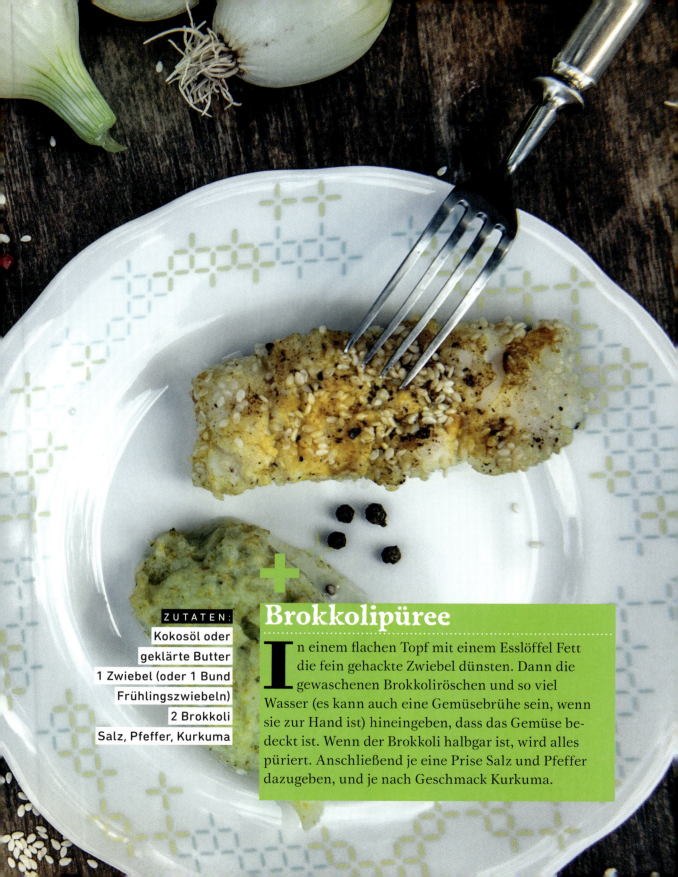

Brokkolipüree

ZUTATEN:
Kokosöl oder geklärte Butter
1 Zwiebel (oder 1 Bund Frühlingszwiebeln)
2 Brokkoli
Salz, Pfeffer, Kurkuma

In einem flachen Topf mit einem Esslöffel Fett die fein gehackte Zwiebel dünsten. Dann die gewaschenen Brokkoliröschen und so viel Wasser (es kann auch eine Gemüsebrühe sein, wenn sie zur Hand ist) hineingeben, dass das Gemüse bedeckt ist. Wenn der Brokkoli halbgar ist, wird alles püriert. Anschließend je eine Prise Salz und Pfeffer dazugeben, und je nach Geschmack Kurkuma.

MENÜ
DEZEMBER

Ein halbes Glas warmes Wasser mit Zitronensaft

SMOOTHIE: 1 Rote Bete, 2 Stangen Lauch, Karotten, 1 Sellerieknolle

Wärmender Kaffee

ZUTATEN:
- 2 Teelöffel gemahlener Kaffee
- 1 Prise Ingwer
- 1 Prise Zimt
- 1 Prise Kardamom
- 2 Nelken (nach Belieben)
- 1 Esslöffel Kakao
- 1 Teelöffel Honig (am besten Raps- oder Mischblütenhonig)

In einem kleinen Topf eine halbe Tasse Wasser mit Kaffee, Ingwer, Zimt und Kardamom zum Kochen bringen (man kann auch noch Nelken hinzufügen). Dann den Kakao dazugeben und alles auf kleiner Flamme 10 Minuten köcheln lassen. Den Topf danach so lange beiseitestellen, bis sich der Kaffee am Boden abgesetzt hat. Du kannst dem Kaffee zum Süßen auch einen Teelöffel Honig hinzufügen.

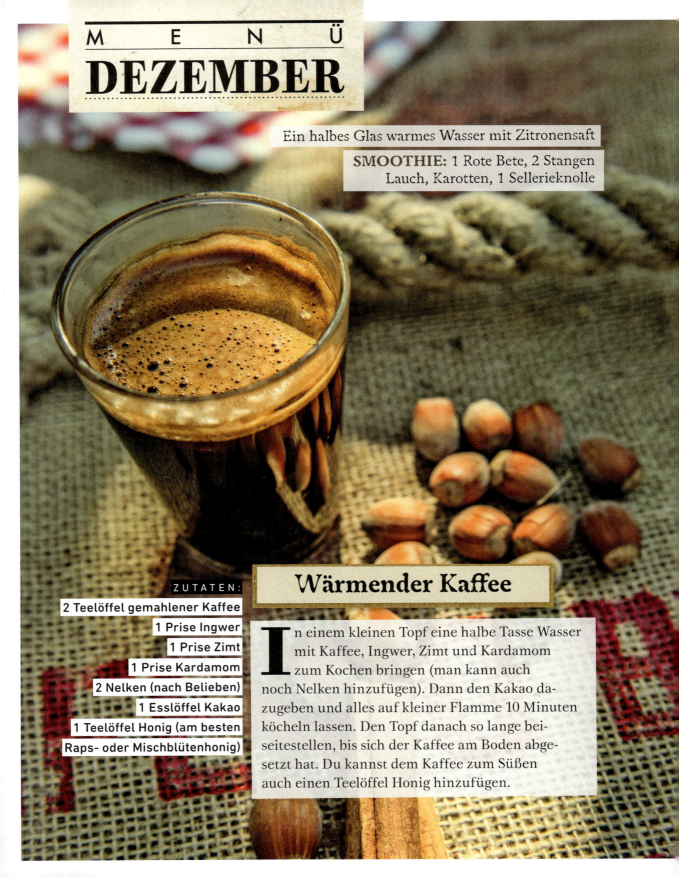

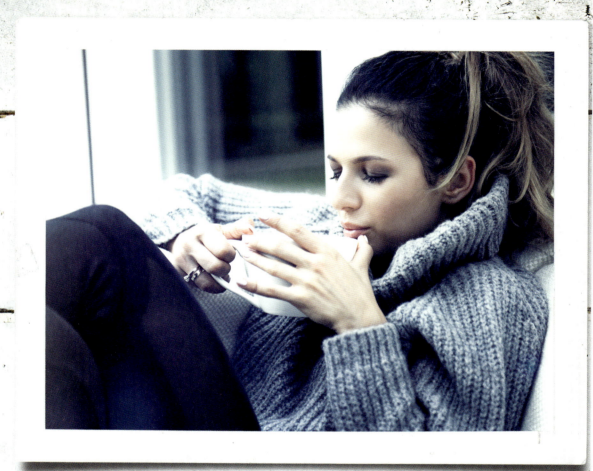

ENTDECKE IN ANDEREN UND IN DIR SELBST DIE GUTEN SEITEN UND VERBREITE POSITIVE ENERGIE – SIE WIRD ZU DIR ZURUCKKEHREN.

FRÜH-STÜCK

Hirse-Porridge
mit Äpfeln

ZUTATEN:
1 Tasse Hirsegrütze
1 Apfel
1 Esslöffel geklärte Butter
Rosinen oder Preiselbeeren
1 Esslöffel Honig
1 Teelöffel Zitronensaft
Zimt, Kardamom, Ingwer

Die Hirse in 2 Tassen leicht gesalzenem Wasser gar kochen. Den entkernen und in Scheiben geschnittenen Apfel in einem zweiten Topf mit etwas Wasser und der Butter andünsten. Dann die gewaschenen Rosinen (oder Preiselbeeren), den Honig sowie den Zitronensaft dazugeben. Anschließend alles mit der Hirse vermengen und mit Zimt, Kardamom und Ingwer würzen.

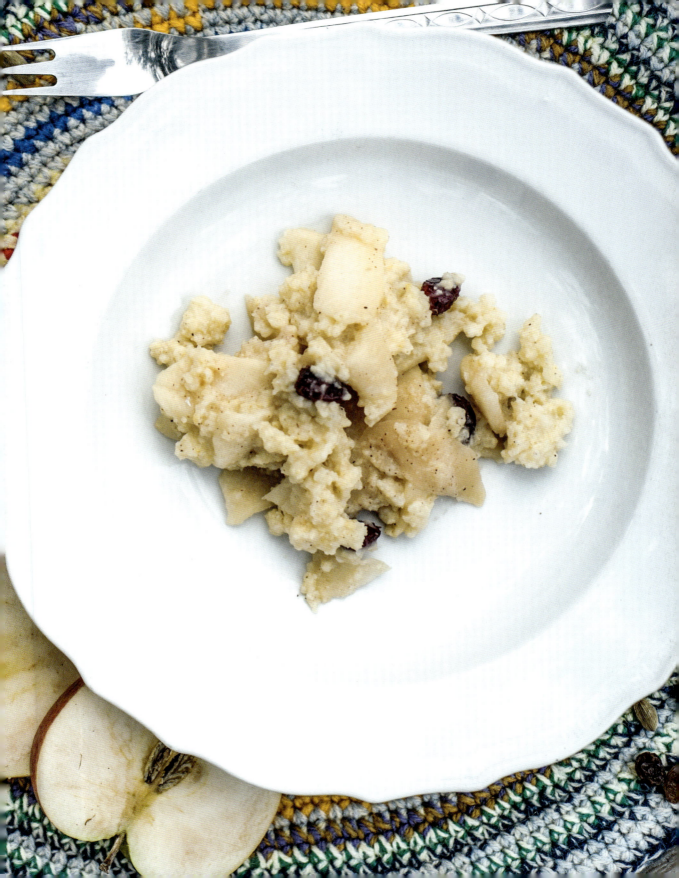

II. FRÜH-STÜCK

Körnerbrot-Sandwiches mit Avocado-Paste und Tomaten

ZUTATEN:

1½ Tassen lauwarmes Wasser

3 Esslöffel geklärte Butter oder Kokosbutter

1 Esslöffel Agavendicksaft

1 Tasse Sonnenblumenkerne

Je ½ Tasse Kürbiskerne, Cashewkerne, Leinsamen

2 gehäufte Teelöffel Chia-Samen

Preiselbeeren oder Goji-Beeren

1½ Tassen Hirseflocken (oder Haferflocken – dann enthält das Brot aber Gluten)

2 Teelöffel Meersalz

KÖRNERBROT

Wasser, geschmolzene Butter und Agavendicksaft in einer Schüssel gut vermengen. Die restlichen Zutaten hinzufügen und alles gut verkneten. Den Teig abgedeckt für mindestens 2 Stunden bei Zimmertemperatur ruhen lassen.

Den Ofen auf 180 °C vorgeheizen. Aus dem Teig einen Laib formen, auf ein mit Backpapier belegtes Backblech legen und das Brot 20 bis 40 Minuten auf mittlerer Schiene backen (da Öfen unterschiedlich sein können, musst du immer wieder prüfen, ob das Brot bereits fertig ist). Das Brot ist durchgebacken, wenn es beim Abklopfen der unteren Seite hohl klingt.

AVOCADO-PASTE FÜR SANDWICHES

Avocado eignet sich hervorragend als Fettersatz auf Sandwiches – vorausgesetzt, sie ist reif. Schon beim Einkaufen lohnt es sich zu prüfen, ob sie bereits weich ist, denn am besten kauft man solche, deren Haut auf Druck leicht nachgibt. Eine zu weiche Avocado kann überreif sein, eine zu harte muss daheim noch lange nachreifen.

Die Avocado in zwei Hälften schneiden sowie den Kern entfernen. Das Fruchtfleisch anschließend sorgfältig von der Schale lösen und in einer Schüssel mit einem Esslöffel Zitronensaft, 2 Knoblauchzehen, Basilikum, süßem Paprikapulver und buntem Pfeffer vermischen. Die Avocado selbst ist relativ geschmacksneutral, sodass es sehr leicht ist, mithilfe von Gewürzen den Lieblingsgeschmack der Paste zu kreieren.

Die Brotscheiben kannst du mit der Paste bestreichen, darauf die Tomatenscheiben und je ein Basilikumblatt legen. Dann wieder eine Brotscheibe obendrauf. Ich verpacke die Sandwiches in Brotpapier und nehme sie so gern mit zur Arbeit :).

MITTAGESSEN

Gebackene Kartoffeln mit Spinat

ZUTATEN:

- 4 große Kartoffeln
- Olivenöl
- Thymian, Majoran
- 3 Esslöffel geklärte Butter
- 1 Packung Tiefkühlspinat
- 5 große Knoblauchzehen
- 2 Esslöffel griechischer Joghurt
- Schafkäse oder Ziegenkäse
- Meersalz
- frischer Dill

Die Kartoffeln gründlich waschen (nicht schälen) und mit Olivenöl, Thymian und Majoran einreiben. Den Ofen auf 190 °C vorheizen, ein Backblech mit Backpapier auslegen und darauf die Kartoffeln verteilen. Diese für 20 Minuten backen, dann wenden und weitere 20 Minuten backen, bis sie gar sind.

Währenddessen die Butter und den Spinat in eine heiße Pfanne geben sowie anschließend den geschälten und klein gehackten Knoblauch und etwas Salz. Den Spinat dünsten, bis er aufgetaut und heiß ist. Zum Schluss gebe ich noch Joghurt dazu (der Spinat sollte jedoch nicht zu flüssig sein).

Die Kartoffeln längs einschneiden (etwa $\frac{2}{3}$ tief) und in die Spalte den Spinat und einige Scheiben Schafskäse füllen. Ich serviere die Kartoffeln auf Joghurt und bestreue sie mit Dill.

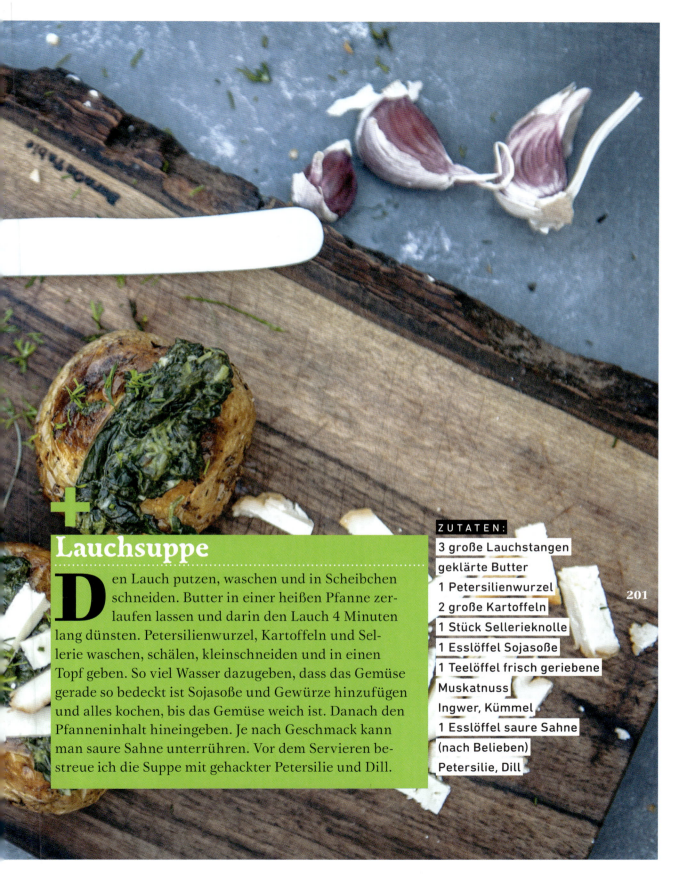

Lauchsuppe

Den Lauch putzen, waschen und in Scheibchen schneiden. Butter in einer heißen Pfanne zerlaufen lassen und darin den Lauch 4 Minuten lang dünsten. Petersilienwurzel, Kartoffeln und Sellerie waschen, schälen, kleinschneiden und in einen Topf geben. So viel Wasser dazugeben, dass das Gemüse gerade so bedeckt ist Sojasoße und Gewürze hinzufügen und alles kochen, bis das Gemüse weich ist. Danach den Pfanneninhalt hineingeben. Je nach Geschmack kann man saure Sahne unterrühren. Vor dem Servieren bestreue ich die Suppe mit gehackter Petersilie und Dill.

ZUTATEN:
- 3 große Lauchstangen
- geklärte Butter
- 1 Petersilienwurzel
- 2 große Kartoffeln
- 1 Stück Sellerieknolle
- 1 Esslöffel Sojasoße
- 1 Teelöffel frisch geriebene Muskatnuss
- Ingwer, Kümmel
- 1 Esslöffel saure Sahne (nach Belieben)
- Petersilie, Dill

NACH-MITTAGS-SNACK

Kürbiskuchen

ZUTATEN:
2 Tassen gewürfelten Kürbis
2 Eiweiße
½ Tasse Xylit (oder Rohrzucker)
2 Tassen Maismehl
1 Teelöffel Backpulver
1 Eigelb
2 Esslöffel selbst gemachter Vanillezucker (siehe Seite 161)
1 Esslöffel Zimt
Saft von ½ Orange
Kürbiskerne oder Rosinen

Den gewürfelten Kürbis auf ein mit Backpapier belegtes Backblech geben und 20 Minuten lang bei 190 °C backen. Die Eiweiße mit Xylit steif schlagen. Alle übrigen Zutaten (außer den Kürbiskernen) in einer Schüssel vermengen und den Eiweißschnee vorsichtig unterheben. Zum Schluss einige Kürbiskerne oder Rosinen hinzufügen. Die Masse in eine runde Backform umfüllen und für 25 Minuten bei 160 °C im Ofen backen. Wichtig: Der Teig sollte vor dem Backen klebrig sein. Beim ersten Mal wurde mein Kuchen zu fest, weil ich zu viel Mehl verwendet habe.

ABEND-ESSEN

Lachs mit Feldsalat und Ingwer

Das Lachsfilet (ohne Haut) waschen, trocken tupfen und portionieren. Die einzelnen Stücke mit Zitronensaft und Olivenöl beträufeln sowie Sesamsamen und gehackten Ingwer darüberstreuen. Anschließend den Lachs in eine feuerfeste Form legen und im vorgeheizten Ofen bei 200 °C für 10 bis 20 Minuten grillen. Ich serviere den Fisch mit einem Salat aus Römer- und Feldsalat und Cherrytomaten.

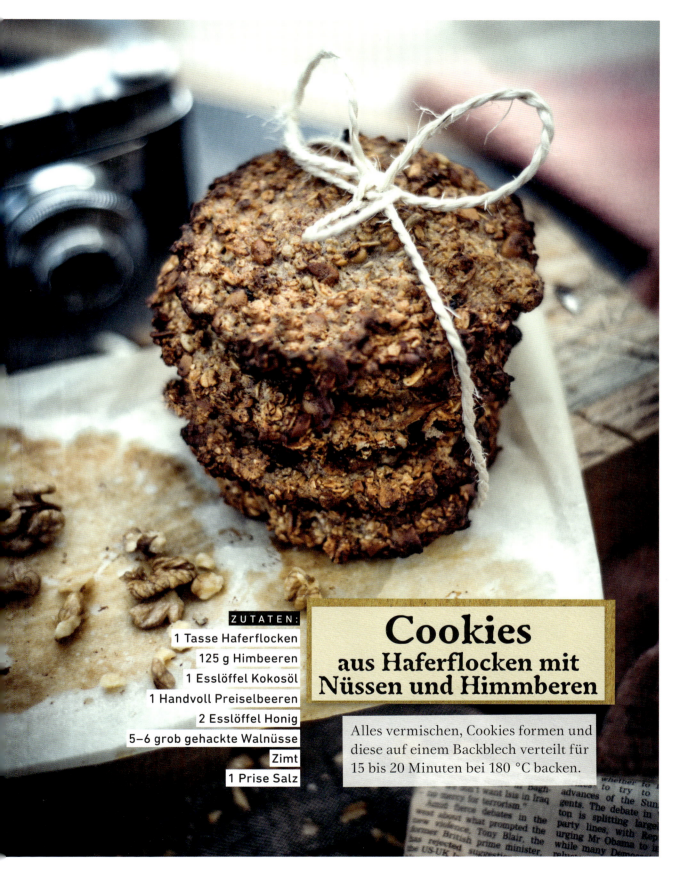

ZUTATEN:
- 1 Tasse Haferflocken
- 125 g Himbeeren
- 1 Esslöffel Kokosöl
- 1 Handvoll Preiselbeeren
- 2 Esslöffel Honig
- 5–6 grob gehackte Walnüsse
- Zimt
- 1 Prise Salz

Cookies
aus Haferflocken mit Nüssen und Himmberen

Alles vermischen, Cookies formen und diese auf einem Backblech verteilt für 15 bis 20 Minuten bei 180 °C backen.

DIE 2. SÄULE DER GESUNDHEIT

Inneres Gleichgewicht

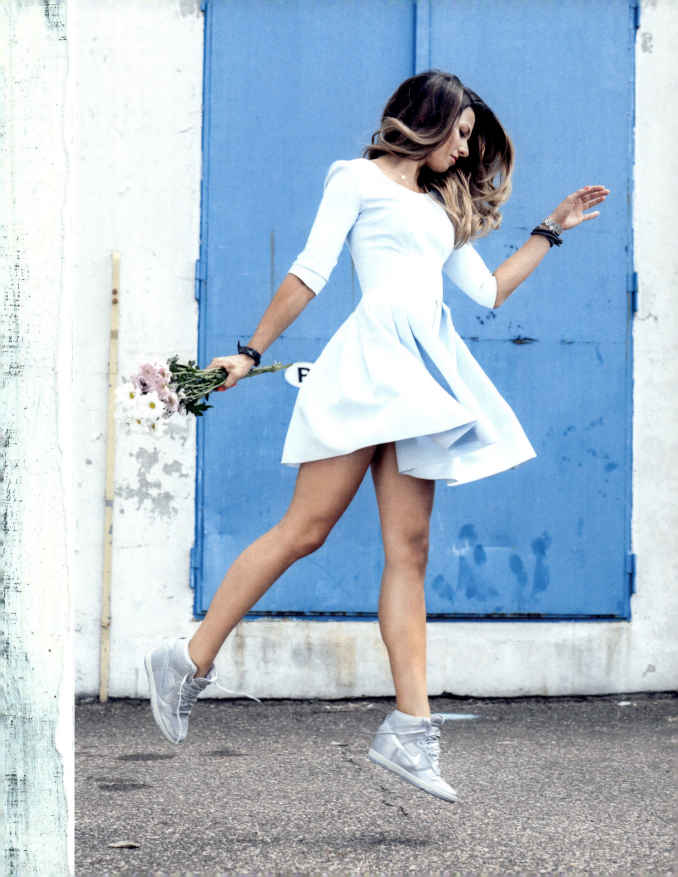

Häufig bekommen Patienten von ihrem Arzt zu hören: „Ihre Schmerzen sind nervlich begingt." Es ist allseits bekannt, dass zum Beispiel Magengeschwüre oder einige Herzkrankheiten psychische Ursachen haben. Auch Übergewicht und Fettleibigkeit sind bei vielen nicht die Folge falscher Ernährung, sondern von nicht zu bewältigendem Stress.

Das innere Gleichgewicht ist neben der korrekten Ernährung und körperlicher Aktivität eine der drei Säulen der Gesundheit, die sich alle gegenseitig erheblich beeinflussen. Die richtige Ernährung hilft, sich aufzuraffen und regelmäßig zu bewegen. Sport reguliert dafür wunderbar die Stimmung und wirkt entspannend. Die innere Ruhe trägt wiederum dazu bei, sich dauerhaft gut zu ernähren und systematisch fit zu halten. Dieser Idealzustand stellt sich natürlich nicht von heute auf morgen ein. Es lohnt sich aber, ihn im Blick zu haben, wenn man sein Leben umkrempeln möchte – so fällt es nämlich leichter.

Unsere Gesundheit wird enorm von Stress beeinflusst, also von all den biochemischen Reaktionen in unserem Organismus, die durch Reize (= Stressoren) ausgelöst werden. Für den Organismus ist Stress bedrohlich, er muss ihn bekämpfen. Stimuliert durch das Nervensystem produzieren die Nebennieren mehr Adrenalin und Noradrenalin, und durch den plötzlichen Anstieg dieses Hormonlevels werden die Atemfrequenz erhöht und die Bronchien erweitert. Unser Herz arbeitet schneller, der Puls steigt, in die Skelettmuskeln gelangt mehr Sauerstoff, die Leber baut aus ihren Vorräten Glykogen zu Glukose ab, die ins Blut gelangt; Fette werden in Fettsäuren und Glycerin gespalten. Es passiert ganz schön viel auf einmal … aber das ist nur der Anfang. Nach einigen Minuten oder Stunden tritt die sogenannte HHS-Achse in Aktion, die Hypothalamus-Hypophysen-Schilddrüsen-Achse. Ihr wichtigster Effekt ist die gesteigerte Produktion von Cortisol, das – unter anderem wegen des erhöhten Blutglukosespiegels und des Abbaus von Fettsäuren – den gesamten Organismus darauf trimmt, den Stress zu bekämpfen. Leider schwächen die Hormone, die währenddessen ausgeschüttet werden, die Funktion der Lymphozyten und in der Folge das Immunsystem.

Diese Kettenreaktion auf Stressoren lief bereits in den Organismen unserer Vorfahren ab. Damals half sie den frühen Menschen, Gefahren abzuwehren oder zu fliehen. Nach überstandener Gefahr kehrte der Organismus des Urmenschen in den „Ruhemodus" zurück. So konnte er sich erholen und, wenn erneut Gefahr drohte, effektiv reagieren.

Unsere heutige Lebenswelt setzt uns zahlreichen Stressoren aus, und das täglich. Viele Menschen sind ununterbrochen angespannt, was den Organismus in permanenter Habachtstellung hält. Aber biochemisch ist unser Organismus dafür gar nicht gerüstet.

Die anhaltende Überproduktion von Stresshormonen und sämtliche von ihnen in Gang gesetzte Reaktionen bewirken Folgendes:

▶ die konstante Freisetzung von Glukose aus Glykogen führt zu Diabetes;

▶ die permanente Schwächung der Lymphozyten – also des gesamten Immunsystems – führt u. a. zu einer erhöhten Anfälligkeit für Infektionen, die auch nur schwer bewältigt werden können;

▶ die Herztätigkeit ist ständig gestört, was zu ernsthaften Krankheiten führt;

▶ der Blutdruck ist konstant hoch;

▶ die Verdauung ist gestört;

▶ die lang anhaltende Muskelanspannung führt zu Schmerzen.

Auch unser Fortpflanzungssystem wird gestört, was es schwieriger macht, schwanger zu werden, und zu einer verminderten Libido führt.

Das sind nur einige wenige Effekte von anhaltendem Stress. Er beeinflusst stark, wie wir die Realität wahrnehmen und uns verhalten, da auch unser Gehirn und unser gesamtes Nervensystem nicht mehr einwandfrei funktionieren. Dadurch entstehen Konzentrationsschwierigkeiten, Gedächtnisstörungen, Nervosität, Migräne oder auch Angstzustände. Bei vielen kommt es zu Schlafstörungen, die die Stressspirale noch weiter ankurbeln, bei anderen führt es zu zwanghaftem Verhalten oder sogar Süchten.

Ich habe schon früher gewusst, dass Stress schadet, aber ich muss zugeben, dass ich dem nicht viel Beachtung geschenkt habe. Einleuchtender war für mich die Notwendigkeit gesunder Ernährung oder körperlich aktiv zu sein. Aber als ich begann, Bücher über Gesundheitsvorsorge zu lesen, habe ich mehr und mehr über die konkreten Auswirkungen von Stress auf einzelne Organe und anatomische Systeme erfahren – und bekam regelrecht Gänsehaut. Ich kann mich glücklich schätzen, bereits früh mit Karate begonnen zu haben – einer Sportart, die nicht nur Selbstverteidigung lehrt, sondern auch die Weisheit des Fernen Ostens. Die dynamischen Bewegungen des Kumite, einer Karateform, mit der ich bei Wettkämpfen antrete, helfen mir, mich von unangenehmen Emotionen zu befreien. Dank der Kunst des Atmens und der Entspannung kann ich Anspannung abbauen sowie Geist und Körper reseten.

Wie hilfst du dir selbst?

Für viele Stressoren sind wir übrigens selbst verantwortlich: Beispielsweise, weil wir unseren Alltag schlecht organisieren. Oft reicht es schon aus, 15 Minuten früher aufzustehen, um die morgendliche Hektik zu vermeiden. Es ist auch ungesund, sich über Situationen aufzuregen, die wir sowieso nicht ändern können. Wenn du im Stau steckst, betrachte diese Zeit als geschenkte Minuten. Nutze sie, um nachzudenken, um Musik zu hören. Deine Aufregung löst den Stau nicht auf, sie erhöht nur deine Herzfrequenz – und du hast nur ein Herz. Warum soll man sich über die Schlange beim Behördengang, an der Kasse im Supermarkt oder beim Ticketkauf ärgern – man steht immer mal irgendwo an. Anstatt dich also aufzuregen, nimm dir ein Buch mit und überbrücke die Wartezeit mit einem guten Krimi oder mit Lernen (und stell dich schon vorher darauf ein, dass du lange wirst warten müssen). Das sind Kleinigkeiten, aber unser Alltag besteht nun mal aus diesen, und wenn du dich über alles ärgerst, dann schadest du nicht nur deinem Herzen, sondern auch anderen, zum Beispiel Arbeitskollegen. Versuch doch mal, dir selbst gegenüber ehrlich zu sein, dich daran zu erinnern, was dich nervt, und darüber nachzudenken, ob du wirklich für nichts und wieder nichts deine Nervenzellen opfern willst.

Klar gibt es enorm schwierige Lebenssituationen: einen Kranken zu pflegen oder lange Zeit mit finanziellen Problemen zu kämpfen, eine Scheidung und vieles andere, aus dem man nicht einfach ausbrechen oder das man ignorieren kann. Aber auch unter solch schwierigen Umständen darf man seine Gesundheit nicht vergessen. Um solche Dramen zu überstehen – Trauer zu bewältigen, eine Scheidung zu überwinden oder sich aus einer finanziellen Misslage herauszuziehen –, braucht es viel Kraft. Und diese unglaublichen Kraftreserven gibt es; Menschen in schwierigen Situationen können plötzlich Berge versetzen. Dafür sind Adrenalin und andere Stresshormone verantwortlich. Wenn du aber dauerhaft gestresst bist, hört das Cortisol auf, dir zu helfen, und wird dir Kraft nehmen, anstatt sie dir zu geben. Daher ist es in solchen Situationen wichtig, Körper und Geist Zeit zur Regeneration zu geben. Manchmal reicht eine halbe Stunde Entspannung am Tag – nur sollte es die richtige sein: ohne Fernseher, Computer oder andere Ablenkungen. Eine halbe Stunde, still mit dir selbst.

Stress ist nicht zu vermeiden, und wir werden ihn nicht dauerhaft los – es ist unmöglich und auch unnötig, weil moderater Stress sogar hilfreich sein kann. Wir müssen nur dafür sorgen, dass er nicht unser Leben kontrolliert.

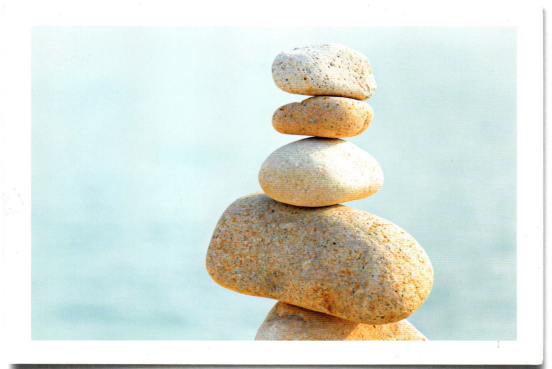

Sorge dafür, dass dein Alltag gut organisiert ist, und pflege positive Beziehungen. Meide (wenn möglich) Menschen und Situationen, die dir nicht guttun. Hilf anderen – dies lädt die eigenen Kraftreserven wunderbar auf und versetzt die gute Energie um dich herum in Bewegung. Lad dir nicht mehr auf, als du bewältigen kannst, und bitte andere um Hilfe, wenn du sie brauchst. Urteile nicht über andere, und sei mit dir selbst nicht zu streng. Befeuere keine negativen Gefühle in dir selbst: Eifersucht, Neid, Hass, Komplexe, Schuldgefühle usw. Versuch, in dir und in anderen das Positive zu sehen und teile deine gute Energie mit ihnen – sie kommt zu dir zurück. Dies sind Weisheiten meiner Familie und alter Freunde. Ich halte sie für sehr wichtig und weiß, dass es nicht einfach ist, sie ins eigene Leben zu integrieren. Aber ich versuche es dennoch immer wieder.

> Lad dir nicht mehr auf, als du bewältigen kannst,
> aber versuch ruhig, die Latte immer etwas höher zu legen.
> Wenn du Hilfe benötigst, solltest du auch darum bitten.
> Urteile nicht über andere, und sei mit dir selbst nicht zu streng.

DIE **3.** SÄULE DER GESUNDHEIT
Sport

Bewiesenermaßen garantiert gesunde Ernährung allein nicht, dass man gesund bleibt. Die Ergebnisse zahlreicher weltweit durchgeführter Studien zeigen eindeutig, dass bereits eine moderate sportliche Betätigung die Gesundheit fördert. Im Grunde ist dies nichts Neues – schon antike Kulturen haben Sport und seine Wirkung wertgeschätzt.

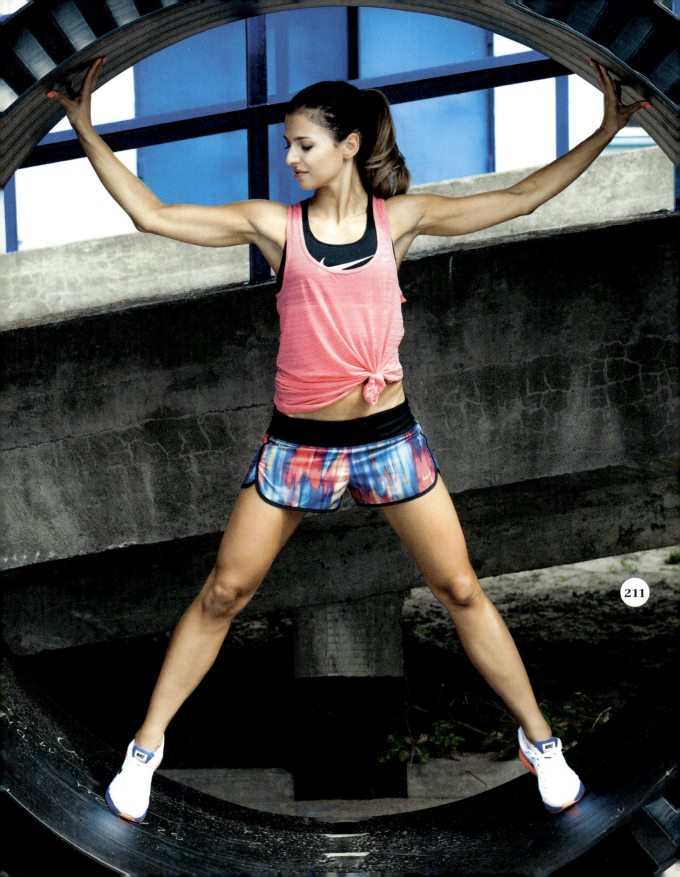

JE HÄUFIGER, DESTO BESSER

Der technologische Fortschritt hat unser Leben vereinfacht. In westlichen Ländern arbeiten immer weniger Menschen körperlich, stattdessen aber im Sitzen. Allerdings entspannen sie sich auch so – daheim auf der Couch. Aufgrund des Verzehrs industriell verarbeiteter Lebensmittel sind schon sehr junge Menschen lethargisch und zu unmotiviert, um Sport zu treiben. Daher leiden immer mehr Jugendliche an Übergewicht, Diabetes und anderen Erkrankungen, von denen früher nur Erwachsene betroffen waren.

Mich muss keiner zum Sport überreden, da ich glücklicherweise von Kindesbeinen an aktiv war. Dies hat in mir das Bedürfnis, mich zu bewegen, fest verwurzelt. Daher plädiere ich dafür, auch sehr junge Menschen an Sport heranzuführen. Wenn sie, unter Aufsicht erfahrener Erwachsener, sportlich aktiv sind:

▶ entwickeln sie kein Übergewicht und vermeiden Haltungsschäden;

▶ verinnerlichen sie die Prinzipien des Fair Play;

▶ lernen sie, was es bedeutet, im Team zu arbeiten und füreinander verantwortlich zu sein;

▶ werden sie schneller selbstständig;

▶ lernen sie, diszipliniert zu sein;

▶ wird in ihnen womöglich eine Leidenschaft entfacht;

▶ werden sie wahrscheinlich ihr ganzes Leben lang das Bedürfnis nach Sport verspüren.

Das Leben im Sitzen ist gefährlich. Der Stoffwechsel wird verlangsamt, Wirbelsäule, Gelenke und Muskeln werden blockiert und versteifen, Blutkreislauf und Lymphsystem sind bedroht.

Verbunden mit Stress verwandelt ein Leben im Sitzen den Körper in eine tickende Zeitbombe – zukünftige, manchmal auch schwere Erkrankungen sind garantiert.

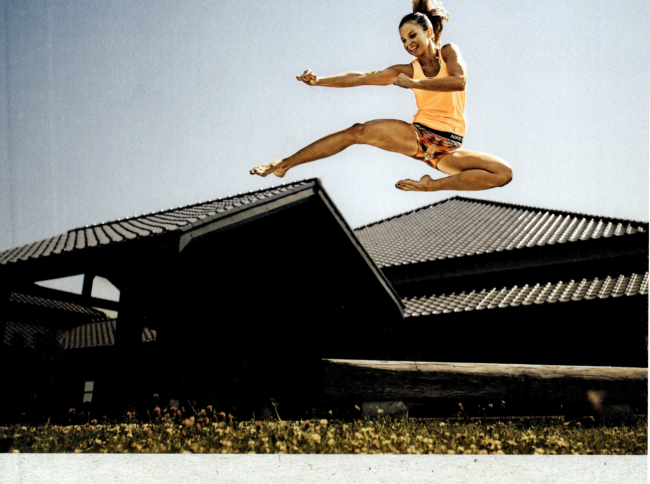

Man muss nicht gleich professionell trainieren und eine Sportkarriere anstreben. Nicht jeder ist mit dem ausreichenden Talent gesegnet, aber jeder kann sich von Kindesbeinen an daran erfreuen, aktiv zu leben. Glücklicherweise gibt es immer mehr Sportlehrer, die ihrem Beruf leidenschaftlich nachgehen. Umso schwieriger fällt es mir nachzuvollziehen, dass Eltern ihre Kinder leichtfertig vom Sportunterricht befreien. Vor einiger Zeit traf ich ein Mädchen, das sich vom Sportunterricht freistellen ließ, weil es sich für sein Übergewicht schämte. Durch den Bewegungsmangel kann sie aber erst recht nicht abnehmen – ein Teufelskreis.

MAN KANN AUF VIELERLEI ART KÖRPERLICH AKTIV SEIN.

Zum Beispiel im Verein (es gibt so viele Sportarten!) oder in einer Tanzschule oder auch einfach, indem man regelmäßig mit seinen Eltern aktiv ist. Ich persönlich empfehle von ganzem Herzen traditionelles Karate – nicht nur, um die eigenen Bewegungen zu schulen, sondern als Schule des Leben.

TRADITIONELLES KARATE
EINE LEBENSKUNST

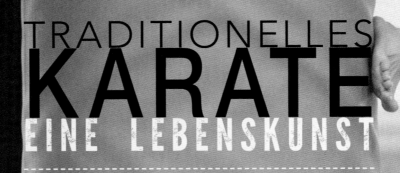

Aus den Statuten der International Traditional Karate Federation:

Der Sieg an sich ist beim traditionellen Karate nicht das oberste Ziel. Traditionelles Karate ist die Kunst der Selbstverteidigung, für die ausschließlich der menschliche Körper effizient eingesetzt wird. Beim traditionellen Karate werden Techniken des Blockens, Stoßens, Schlagens und Tretens angewendet und mit anderen Bewegungen verbunden.

Traditionelles Karate ermöglicht dem Menschen, seine körperlichen und geistigen Fähigkeiten zu erweitern und zu vertiefen.

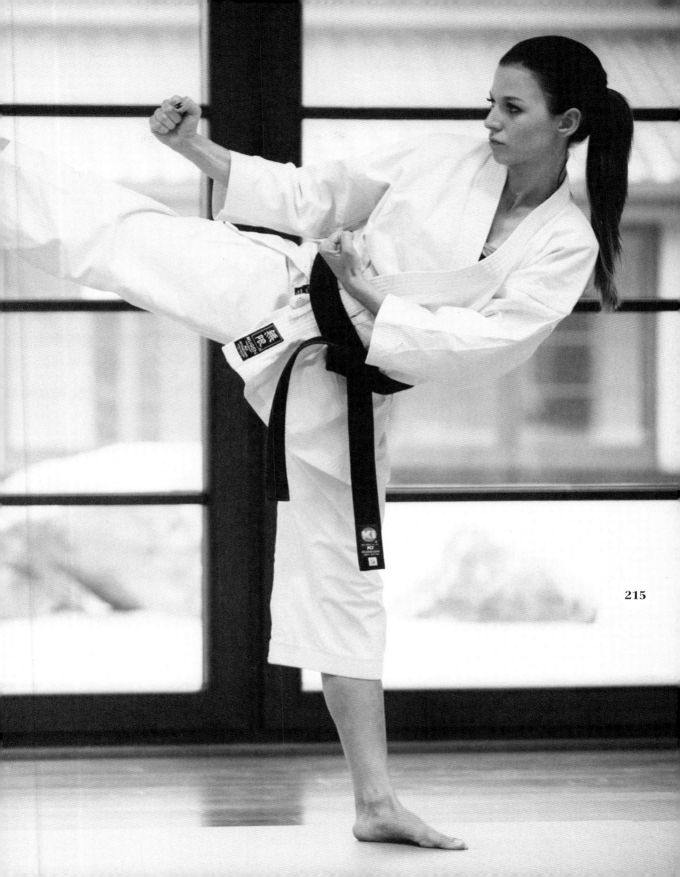

Seit meinem 11. Lebensjahr praktiziere ich begeistert Karate. Das Training war schon immer Teil meines Alltags.

Karate ist zu einem Teil meiner Persönlichkeit geworden; es ist mehr als nur Sport oder Kampfkunst. Respekt für andere, Selbstbeherrschung, Aufrichtigkeit – das sind nur einige der Werte, die die Lehrer vermitteln. Die besondere Etikette, der Kleidungsstil und die Kultur dieses Sports schaffen ein einzigartiges Klima, in dem man sich physisch und psychisch entwickeln kann. Beim Karate dient der gesamte Körper der Verteidigung. Die moderne Technik basiert auf profundem Wissen über die Anatomie und die Mechanik des menschlichen Organismus. Daher hat jede und jeder Karateka einen gesunden, biegsamen und schlanken Körper, den sie oder er bewusst wahrnimmt. Mich hat Karate zu dem Menschen geformt, der ich bin, meinen Charakter und meine Lebenshaltung beeinflusst. Als Hochleistungssportlerin bin ich dem Karate verbunden und fühle mich geehrt, Polen bei internationalen Wettbewerben vertreten zu dürfen. Ich kann die wunderbaren Emotionen kaum in Worte fassen, die mich mit einer Medaille um den Hals auf dem Siegertreppchen überkommen, wenn ich den Dąbrowski-Marsch – die polnische Nationalhymne – höre.

KARATE IST EINE KUNST FÜR JEDEN. VIELLEICHT AUCH FÜR DICH? VIELLEICHT AUCH FÜR DEINE KINDER?

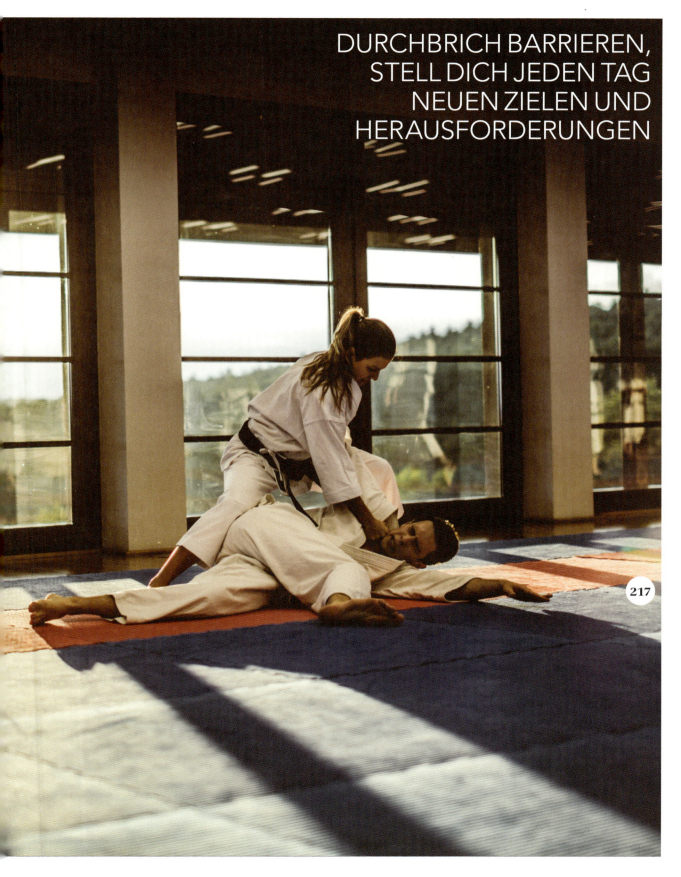

DURCHBRICH BARRIEREN, STELL DICH JEDEN TAG NEUEN ZIELEN UND HERAUSFORDERUNGEN

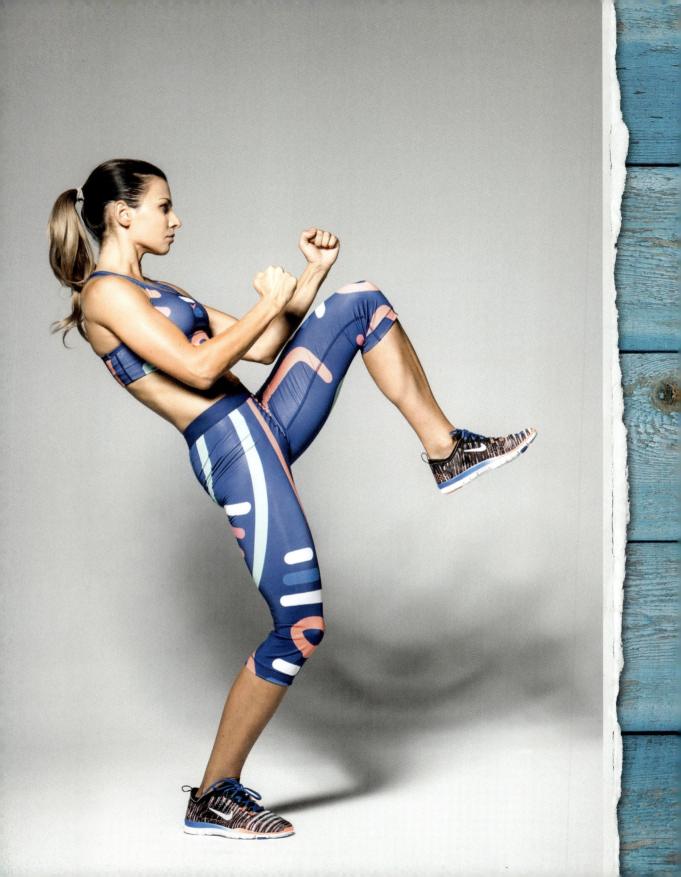

FAULHEIT
IST EINE
ILLUSION,
DIR FEHLT NUR DIE
RICHTIGE
MOTIVATION

TRAINIER!

Wenn du immer noch nur darüber redest, trainieren zu wollen, dann habe ich einen Tipp für dich: Hör damit auf und beweg dich! Zur Erinnerung zähle ich hier nochmals die Vorteile regelmäßigen moderaten Sports auf:

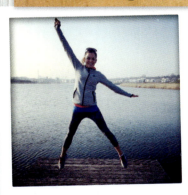

- entschieden besseres Allgemeinbefinden
- gesteigertes Selbstvertrauen und mehr Zufriedenheit
- gesteigerte Konzentrationsfähigkeit
- leichter zu organisierender Alltag
- verzögerte Alterungsprozesse
- überflüssige Kilos verschwinden und das Idealgewicht wird leichter gehalten
- höhere Leistungsfähigkeit des Körpers
- die inneren Organe arbeiten besser
- die Beweglichkeit der Gelenke bleibt erhalten
- die Gefahr, an „Wohlstandskrankheiten" zu leiden, sinkt
- die Muskelkraft nimmt zu
- das Immunsystem wird gestärkt
- das Stressniveau sinkt
- Ängste nehmen ab; die Anfälligkeit für Depressionen sinkt
- es fällt leichter, Süchte aufzugeben

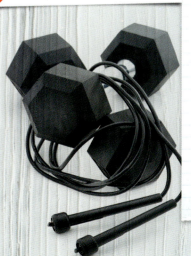

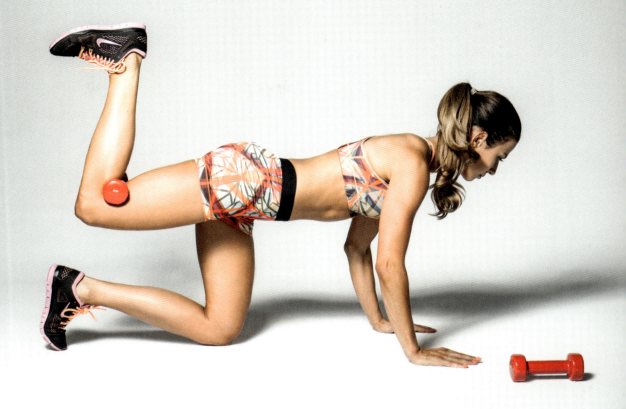

KÖRPERLICHE AKTIVITÄT IST IN JEDEM LEBENSALTER UNERLÄSSLICH

Ganz schön viel, nicht wahr? Jemand, der regelmäßig trainiert, ist leistungsfähiger, bewältigt also leichter die täglich anfallenden Aufgaben, ist weniger erschöpft und bleibt länger jung. Er sieht auch besser aus, ist folglich selbstsicherer – diese Selbstsicherheit nimmt mit jedem, auch noch so kleinen Trainingserfolg zu. Und das sind nicht mal alle Vorteile, die Sport dir bieten kann. Körperliche Aktivität ist in jedem Lebensalter unerlässlich, und es ist nie zu spät, damit zu beginnen – ob mit 10 oder mit 70.

Gesund zu leben wird immer populärer: Die Zahl der Menschen, die sich ihres Einflusses auf die eigene Gesundheit bewusst sind, ist bereits groß und wächst. Viele haben das Auto gegen ein Fahrrad eingetauscht, andere gehen ins Fitnessstudio, Laufen wird allmählich zum Volkssport. Leider gibt es noch viele Menschen, die sich dennoch nicht zum Sport aufraffen können. Sie wissen, dass sie es sollten, sie kennen die Vorteile, nur gelingt es ihnen nicht, sich von der Couch zu erheben. Aus den E-Mails, die ich erhalte, weiß ich, dass ein Grund der Widerwille ist, sich anzustrengen. Tatsächlich wird Anstrengung manchmal von unangenehmen Empfindungen begleitet, aber die unangenehmsten treten nur in den ersten Wochen auf, wenn der Organismus noch untrainiert ist. Durch diese Zeit muss man sich einfach durchbeißen. Dabei hilft es, sich VOR Trainingsbeginn vorzustellen, wie man sich in einem solchen „schweren" Moment fühlt und wie man ihn überwindet. Die Kraft der Visualisierung habe ich weiter vorn beschrieben.

Durchbrich Barrieren

Auch erste Erfolge helfen: Hat man seine Unlust überwunden und die ersten Übungen hinter sich, ist die Befriedigung riesig. Während der ersten Wochen kann man sich seine Workouts so zusammenstellen, dass man die Übungen macht, die man besonders mag. Wenn der Körper erst einmal in Schwung gekommen ist, werden die Übungen, die einem früher große Mühe bereitet haben, schon viel leichter fallen.

Ein anderer häufiger Grund aufzugeben ist falsche Scham – eigentlich ist es die Angst vor der Meinung anderer. Viele haben den Eindruck, kritisch beäugt zu werden: auf der Straße, bei der Arbeit, im Fitnessstudio, im Park ... und dass es dabei um ihr Aussehen, die Kondition, das Outfit geht. Aber diese Ängste gibt es nur in deinem Kopf! Denkst du wirklich, dass Menschen, denen du beim Joggen begegnest, sich für dein Aussehen interessieren? Und überhaupt: Wenn dies für dich tatsächlich wichtig ist, dann hast du doch allen Grund, an deiner Figur zu arbeiten. Also los geht's! Du glaubst doch nicht ernsthaft, dass schlanke Läufer und muskulöse Fitnessstudio-Stammgäste schon immer so großartig ausgesehen haben? Auch sie haben irgendwann angefangen. In den E-Mails finden sich auch noch andere Ausreden: Zeitmangel, Geldmangel, fehlender Platz zum Trainieren ... Man kann zu Hause oder draußen kostenlos trainieren. Und das ist doch wunderbar!

Körperliche Leistungsfähigkeit – Fähigkeit des Organismus, sich anzustrengen, seine Toleranz gegenüber der gestörten Balance aufgrund körperlicher Belastung und seine Fähigkeit, das Gleichgewicht nach der Anstrengung wiederherzustellen.

Hab ich alle überzeugt? Hier noch ein paar Tipps, die dabei helfen, Sport zu einem wirklich aufregenden Abenteuer zu machen, und nicht zu einer Problemquelle.

LASS DICH UNTERSUCHEN

▶ Wenn du häufig krank bist, solltest du dich vorher von einem Arzt untersuchen lassen.

▶ Wenn du gesund bist, lass die üblichen Vorsorgeuntersuchungen machen (sich regelmäßig durchchecken zu lassen lohnt sich – nicht nur im Hinblick auf Sport).

ERHÖHE DIE ANSTRENGUNG SCHRITTWEISE

MÖCHTEST DU GESUND LEBEN? HAST DU LUST UND BIST MOTIVIERT? DANN LEG LOS! ABER GEH ES LANGSAM AN.

Wenn du entschlossen bist und es nicht erwarten kannst, endlich loszulegen, verlangst du deinem Körper eventuell zu viel ab. Er braucht Zeit, um sich den neuen Anforderungen anzupassen. Dies gilt vor allem für Menschen, die größtenteils sitzen.

Um dich an die sportliche Anstrengung zu gewöhnen, verzichte auf Fahrstühle, nimm das Fahrrad, geh im Laufschritt, anstatt mit dem Bus zu fahren, und öfter mal mit dem Hund spazieren. Erst wenn dein Körper in Schwung gebracht ist, kannst du damit beginnen, ihn wirklich sportlich herauszufordern. Und das solltest du nur entsprechend deines aktuellen Leistungsstands tun – aber sei ruhig ehrgeizig. Wenn du dich an Trainingsplänen orientierst – zum Beispiel zu Hause die Übungen machst, die dir dein Trainer aufgegeben hat –, sei nicht enttäuscht, wenn du nicht sofort 20 Wiederholungen schaffst. Es waren nur 7? Super! Dann sammle deine Kräfte und versuch zwei weitere. In ein paar Wochen wirst du die 20 locker schaffen. Aber jetzt konzentrier dich darauf, die 7 oder 9 Wiederholungen korrekt auszuführen.

Wenn du deine Zielmarke von 20 Wiederholungen (oder auch eine 5-Kilometer-Strecke) geschafft hast und diese in den folgenden Tagen halten kannst, wird deine Leistungsfähigkeit ab einem bestimmten Punkt nicht mehr steigen. Daher lohnt es sich, sich neue Ziele (das ist bei jedem anders) zu setzen und den Körper vor neue Herausforderungen zu stellen. Das kann beispielsweise die Anzahl der Wiederholungen oder eine schwierigere Variante einer Übung sein, oder du kannst die Trainingsdauer verlängern.

Denk aber stets an deine Sicherheit – zu ambitionierte Herausforderungen enden oft mit Überlastung, Übertraining oder einer Verletzung. Das demotiviert natürlich – dabei soll Sport doch Spaß machen! Sorg dafür, dass die sportliche Anstrengung nicht zu einer fürchterlichen Schinderei wird.

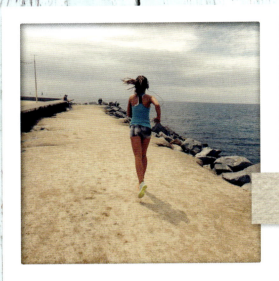

SORGE BEIM SPORT FÜR ABWECHSLUNG

DAS HAUPTZIEL DER KÖRPERLICHEN AKTIVITÄT, VON DER ICH SPRECHE, IST, GESUND ZU BLEIBEN. EIN GESUNDER KÖRPER IST FLEXIBEL, ELASTISCH, KRÄFTIG, HAT STARKES MUSKELGEWEBE, EIN EFFIZIENTES ATMUNGSSYSTEM, EINEN GUTEN KREISLAUF UND BEWEGLICHE GELENKE.

Wie erreicht man so unterschiedliche Ziele?

Indem man die Trainingsformen variiert – das ist der einzige Weg. Die Leistungsfähigkeit von Lungen und Kreislauf stärkt man mit aeroben Übungen, zum Beispiel während schneller Märsche, beim Laufen, Fahrradfahren oder Zumba. Die Elastizität und Flexibilität kann durch Stretching erhöht werden, aber auch mithilfe von Yoga und Pilates. Für Kraft und Muskelaufbau kannst du im Fitnessstudio beim Gerätetraining sorgen oder mit Übungen, für die du ausschließlich das eigene Körpergewicht nutzt.

Selbstverständlich verfügen Läufer – selbst wenn sie überhaupt gar kein Krafttraining machen – immer noch über mehr Kraft als Couch-Potatos. Sportmediziner weisen darauf hin, dass sich eine vielseitige sportliche Betätigung positiv auf den Organismus auswirkt. Der Trainingsplan sollte also aus unterschiedlichen Aktivitäten bestehen. Dies ist auch aus einem anderen Grund von Vorteil: Der Körper mag keine Routine (genauso wenig wie der Verstand). Wenn die Trainingseinheiten also abwechslungsreich sind, gelangst du schneller ans Ziel – ohne dich zu langweilen und mit mehr Freunde.

Aerobes Training bezeichnet Fitnessübungen von geringer bis mittlerer Belastung, die über einen längeren Zeitraum ausgeführt werden. Bei einem solchen Workout werden die Muskeln mit viel Sauerstoff versorgt, was die Glukoseverbrennung (aus dem Glykogen in den Muskeln) und damit dein Energielevel erhöht. Zu dieser Trainingsart zählen unter anderem Laufen, Aerobic oder Radfahren. Wenn du dich beim Laufen verhältnismäßig normal unterhalten kannst, dann trainierst du aerob – also sauerstoffreich. Das aerobe Training ist effektiv und gesund, wenn dein Blutdruck bei 65–80 % des maximalen Pulses liegt. Mit der Formel kannst du deinen Maximalpuls grob berechnen: 220 minus Alter.

Anaerobes Training basiert auf einer sehr intensiven, jedoch kurzen Anstrengung. Da das Blut bei einer solch großen Anstrengung nicht mehr in der Lage ist, genügend Sauerstoff bereitzustellen, beziehen die Muskeln ihre Energie aus Prozessen, in denen Kohlenhydrate ohne Zuhilfenahme von Sauerstoff umgewandelt werden. Zum anaeroben Training zählt unter anderem Krafttraining.

Das Functional Training konzentriert sich auf Übungen, „die Alltagsbewegungen nachahmen", so Ashley Borden aus Los Angeles, Trainerin zahlreicher Celebritys und Fitnessexpertin. „Es geht um das In-die-Knie-Gehen, Sich-Strecken, Drehen, das Aufheben von Gegenständen vom Boden und das Heben von Gegenständen über den Kopf." Diese Trainingsart beansprucht zahlreiche Muskelpartien, verbessert hervorragend die Kondition und bereitet den Organismus sowohl auf die Anstrengungen des Alltags als auch auf die Herausforderungen des Profisports vor. Ich persönlich schätze das funktionelle Training sehr. Es gehört immer dazu, wenn ich mich auf Karate-Meisterschaften vorbereite. Beim Functional Training wird vor allem das eigene Körpergewicht genutzt, aber es gibt auch Übungen mit Geräten (Lang- und Kurzhanteln, TRX, Rip Trainer, Trainingsbänder, Medizinbälle, Bosu-Ball, Trainingshürden, Sandsäcke, Koordinationsleitern, Widerstandsbänder, Gymnastikbälle, Kugelhanteln usw.).

Das Intervalltraining wiederum basiert auf der zyklischen Veränderung der Trainingsintensität (z. B. Laufen und Walken im Wechsel). Dabei wird zwischen großer Anstrengung (schnelles Laufen) und Erholungsphasen (Walken) abgewechselt. Diese Trainingsart eignet sich hervorragend zum Konditionsaufbau.

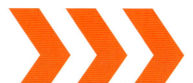

Tabata ist ein vierminütiges, ungeheuer intensives Intervalltraining. Woher der Name kommt? Tabata ist benannt nach einem japanischen Wissenschaftler, der diese Trainingsart für die japanische Olympiamannschaft entwickelt hat.

Dabei handelt es sich um ein interdisziplinäres Training. Tabata ist sowohl für Berufs- als auch für Freizeitsportler geeignet – auf jeden Fall für alle, die sich um ihre Fitness kümmern oder abnehmen möchten. Korrekt ausgeführte Tabata-Übungen verbessern die aerobe und anaerobe Leistungsfähigkeit und beanspruchen mehrere Muskelgruppen gleichzeitig.

Das Prinzip ist einfach: Du wiederholst eine Übung so oft, wie du sie innerhalb von 20 Sekunden ausführen kannst, dann machst du 10 Sekunden Pause. Dann wieder 20 Sekunden anstrengen und 10 Sekunden erholen. Das Ganze insgesamt 8 Mal. Die Grundvoraussetzung für wirkungsvolles Tabata: **Du gibst alles**. Du verbrennst mehr als bei normalem Training, weil dein Körper auch danach noch Fett verarbeitet. Wenn du nach dieser Methode trainieren möchtest, kannst du dir natürlich eine einzelne Übung aussuchen; ich empfehle allerdings in der Regel eine Kombination aus Sprint auf der Stelle, 6 unterschiedlichen Übungen und erneutem Sprint.

Das Stabilisationstraining beansprucht die tief sitzende Wirbelsäulenmuskulatur. Es stärkt den Muskelbereich von den Schultern bis zum Becken. Nicht jeder ist sich bewusst, dass die Funktionsfähigkeit dieser Muskeln die Koordination der oberen und unteren Extremitäten bestimmt. Ein systematisches Training dieser Muskeln bewahrt dich vor Rückenschmerzen oder lindert sie zumindest und stärkt die Bauchmuskulatur. Zusätzliches Ziel dieses Trainings ist es, die eigene Körperhaltung zu korrigieren. Nach ausgeheilten Verletzungen ist ein stabilisierendes Training ungeheuer wichtig.

UND HIER EINIGE BEISPIELE FÜR STABILISATIONSÜBUNGEN

Führe jede Übung **30 SEKUNDEN** lang mit angespanntem Bauch und Po aus und wiederhole dies 3 Mal. Achte darauf, dass der Lendenwirbelbereich stets gerade ist.

1.

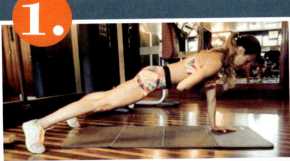
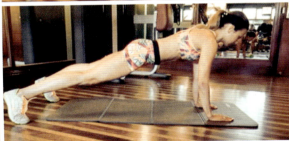
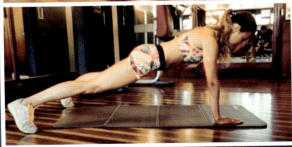

2.

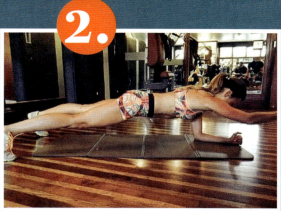
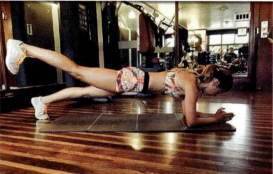
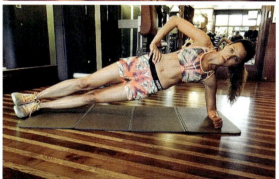
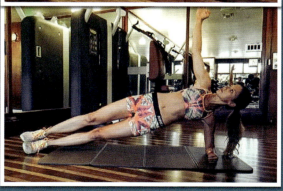

Trainier systematisch

WÄHREND DES TRAININGS LAUFEN IM ORGANISMUS PROZESSE AB, MIT DENEN ER SICH AN DIE ANSTRENGUNG ANPASST UND DIE SEINE LEISTUNGSFÄHIGKEIT STEIGERN.

Die dadurch eingeleiteten Veränderungen stellen sich rasch ein. Ein Sportler, der jedoch nur 1 Mal pro Woche oder seltener trainiert, zwingt seinen Körper, diesen Prozess jede Woche von Neuem zu beginnen. Daher bleiben seine Anstrengungen wirkungslos – keine bessere Kondition, kein Gewichtsverlust, keine Verbesserung der Lungenfunktion.

Man sollte 3 Mal pro Woche Sport treiben. Es müssen nicht jedes Mal ausgedehnte und anstrengende Trainingseinheiten sein. Doch der Körper sollte wechselnden sportlichen Herausforderungen ausgesetzt werden. Dadurch werden die eigene Ausdauer, Kraft, Beweglichkeit usw. gesteigert.

VORSICHT: Zwischen den Trainings muss der Körper sich ausruhen. Du solltest also nicht übertreiben und nicht zu häufig trainieren. Gönn deinem Körper etwas Zeit, um sich zu regenerieren.

BEUG VERLETZUNGEN VOR

Dazu solltest du die vier folgenden Trainingsbestandteile beachten:

▶ Warm-up und Stretching;

▶ das eigentliche Training;

▶ Stretching;

▶ Erholung.

Das **Warm-up** ist vor jedem Workout wichtig, unabhängig von seiner Art und Dauer. Es erhöht die Temperatur der Muskeln, lockert und bereitet sie auf die Beanspruchung vor. Dadurch sinkt das Verletzungsrisiko und das eigentliche Training fällt leichter.

Achte darauf, beim Aufwärmen möglichst alle wichtigen Muskelgruppen zu berücksichtigen.

Ein Beispiel:

DYNAMISCHES WARM-UP:

▶ auf der Stelle marschieren und dabei die Knie anheben;

▶ Sprint auf der Stelle;

▶ Überkreuzschritt;

▶ einige Kniebeugen;

▶ auf der Stelle laufen mit kreisenden Armen;

▶ Hampelmänner/Sprünge;

▶ Ausfallschritte nach vorn, die Arme bei jedem Schritt seitlich hochnehmen.

STATISCHES WARM-UP (STRETCHING):

▶ Kopf, Schultern, Unterarme, Hüfte, Unterschenkel, Füße (Sprunggelenk) kreisen;

▶ Arme gestreckt zur Seite öffnen, bis sich die Schulterblätter berühren;

▶ Oberkörperdrehung mit Händen auf den Hüften;

▶ Rumpfbeuge (Dehnung der hinteren Oberschenkelmuskulatur);

▶ Ferse zum Po (Dehnung der vorderen Oberschenkelmuskulatur) gezogen halten;

▶ seitlichen Oberkörper beugen (Dehnung der seitlichen Muskulatur);

▶ im Stehen abwechselnd die Zehen und Fersen vom Boden wegdrücken (Dehnung der Waden).

Zieh dir bequeme **Sachen** und passende **Schuhe** an.

Mach dich vor dem Workout mit der Technik der einzelnen Übungen vertraut. Falsch ausgeführte Übungen können zu Verletzungen führen. Falsch Erlerntes lässt sich nur mühsam korrigieren.

Achte während des gesamten Workouts auf die korrekte **Atmung**. Sie sollte gleichmäßig und auf die Körperbewegungen abgestimmt sein. Vor allem solltest du nie damit aufhören! Atme beim Anspannen der Muskeln ein und beim Entspannen aus.

Dehn deine Muskeln, bis du spürst, dass sie sanft gespannt sind, und harre in dieser Position 30 SEKUNDEN aus (währenddessen das Atmen nicht vergessen!).

Sei beim **Haupttraining** konzentriert. Achte auf die korrekte Haltung des gesamten Körpers. Führe die Übungen richtig aus und lass lieber eine Wiederholung weg, wenn es zu anstrengend wird, die richtige Position zu halten.

Dehn deinen Körper nach dem Haupttraining erneut, warte aber nicht zu lange, damit die Muskeln noch warm sind.

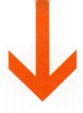
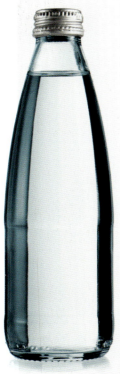

TRINK WÄHREND UND NACH DEM TRAINING WASSER.

Gönn deinem Körper nach dem Training etwas **Zeit, damit er sich regenerieren kann**; belaste ihn nicht zu schnell mit neuer Anstrengung. Besonders wichtig während dieser Zeit ist, dass sich dein Körper erholen kann und dass du ihn pflegst. Er sollte mit allen erforderlichen Nährstoffen, die er braucht, versorgt werden, um sich regenerieren zu können.

Nutze Trainingsgeräte

Trainingszubehör ist nicht zwingend notwendig, bringt aber Abwechslung in die Workouts und hilft dabei, manche Übungen zu erlernen. Es lohnt, sich schrittweise ein paar Fitnessgeräte anzuschaffen. Die Folgenden sind sinnvoll:

- ▶ **Hanteln** – Du kannst aber auch Wasserflaschen nehmen.
- ▶ **Medizinball** – Mit einem solchen Ball kannst du jeden Muskelbereich trainieren. Ich persönlich liebe Bauch- und Armübungen. Medizinbälle gibt es in unterschiedlichen Größen und Gewichtsklassen.
- ▶ **Gymnastikball** – ist ein großer aufblasbarer Ball. Er hilft bei Verspannungen und ist ideal für Schwangere. Ich nutze ihn für Stabilisationsübungen.
- ▶ **Trainingsbänder** – zählen zu meinen Lieblingen unter den Fitnessgeräten. Wenn ich laufen gehe, nehme ich sie mit und mache unterwegs ein paar stärkende Übungen. Die Bänder gibt's in verschiedenen Farben und Längen, die verschiedenen Widerständen (Kräften) der Bänder entsprechen. Workouts mit Bändern stärken die Muskeln, steigern die Kraft und sind hervorragend für das Stretching geeignet.
- ▶ **Springseil** – ist ein großartiges Werkzeug für aerobes Training. Moderne Springseile sind mit Gadgets ausgestattet, die z. B. die Regulierung der Länge oder das Anhängen zusätzlicher Gewichte erlauben, manche enthalten einen Sprung- oder Kalorienzähler. Übungen mit einem Springseil trainieren die Beinmuskulatur – vom Po bis zu den Waden. Beim Springen stärken wir unsere Gelenkbänder, verbessern die Kondition und die Durchblutung.

HAB SPASS

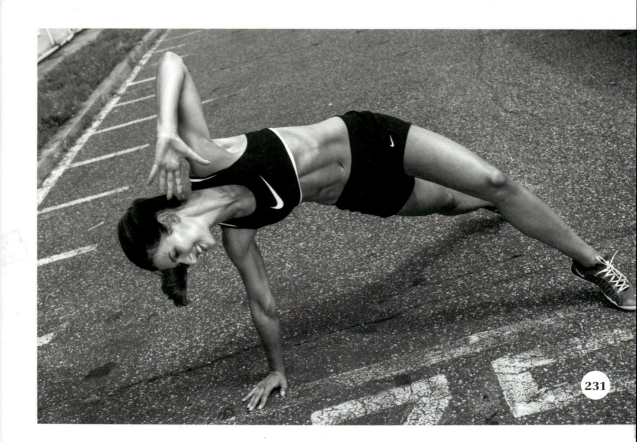

Sport sollte Spaß machen. Vielleicht funktioniert das nicht gleich von Anfang an – aber du hast dir vorgenommen, Sport zu einem Teil deines Lebens zu machen, also such dir Disziplinen aus, die du magst. Zum Glück ist die Auswahl riesengroß.

Wichtig:
Richtig regenerieren!

BEI PHYSISCHER AKTIVITÄT, AUCH MODERATER, SETZEN WIR KÖRPER UND PSYCHE EINEM BESTIMMTEN PROZESS AUS. EIN KONSTANTES UND WICHTIGES ELEMENT DIESES PROZESSES SOLLTE DIE REGENERATION SEIN.

Ich habe den Experten **Gregor Zieleznik** – ehemaliger Physiotherapeut des FC Schalke 04 und der polnischen Fußballnationalmannschaft – um einige Worte zu diesem Thema gebeten.

Effektive Regeneration nach Belastungsphasen

Es ist selbsterklärend, dass die physische Regeneration für Sportler genauso wichtig ist wie das Training. Man sollte auf jeden Fall auf die Qualität, Art und Möglichkeiten von komplexer biologischer Regeneration achten. Zu großen Teilen hängt davon die sportliche Leistung und die psychophysische Kondition eines Sportlers ab.

Die Akkus aufladen

Die biologische Regeneration „lädt die Akkus" des Organismus auf. In dieser Phase wird der Körper optimal auf anstehende Trainingszyklen sowie auf die intensiven physischen Belastungen bei Wettbewerben vorbereitet. Zunächst sollte man darauf hinweisen, dass ein wichtiges Element der professionellen biologischen Regeneration ein ausgewogener Ernährungsplan ist, der blitzschnell Energiedefizite kompensieren kann, wertvolle Nährstoffe liefert und vor allem den Körper wirksam entsäuert.

Kehren wir aber zurück zur biologischen Regeneration aus physiologischer Sicht.

Aktive und passive Regeneration

Wie bei jeder wissenschaftlichen Disziplin üblich, wird auch die biologische Regeneration klassifiziert. Die allgemeinste Klassifikation ist die Einteilung in aktive und passive Regeneration (deren wichtigstes Element SCHLAF ist).

AKTIVE REGENERATION

→ AUFWÄRMEN

Ich bin davon überzeugt, dass zu den grundlegenden Elementen aktiver Regeneration bestimmte Komponenten des Trainings selbst zählen, wie leichtes Aufwärmen, aerobe Übungen sowie Stretching, also das Dehnen einzelner Muskelgruppen.

All dies bildet das Grundgerüst des Warm-ups, unabhängig von der Sportdisziplin und vom Leistungsstand des einzelnen Sportlers.

Die Komponenten eines vernünftigen Warm-ups senken die Muskelspannung, verbessern die allgemeine Beweglichkeit und beseitigen Verspannungen, gleichzeitig sorgen sie für die Relaxation des Nervensystems.

→ STRETCHING

Bei sehr intensiven Trainings, die die Muskeln stark beanspruchen, steigt das Risiko der Muskelübersäuerung (vor allem nach einer längeren Trainingspause). In einem solchen Fall sollte man von dynamischem Stretching absehen.

WARUM? Laut einer Theorie zur Übersäuerung entsteht sie infolge mikroskopisch kleiner Verletzungen der Muskelfasern; folglich kann intensives Stretching sie noch verschlimmern.

PASSIVE REGENERATION

Zur passiven Regeneration zählen vor allem:

▶ eine ausgewogene Ernährung, die effektiv Energiedefizite beseitigt und dem Organismus einen kompletten Satz wichtiger Nährstoffe liefert;

▶ ein ausgeglichener Wasserhaushalt des Organismus;

▶ gesunder Schlaf in einer ergonomischen Position;

▶ alle Formen regenerativer Physiotherapie: Massage, passive Muskeldehnung, Wärme-Kälte-Anwendungen, Sauna usw.

Höherer Regenerationsbedarf

Der moderne Sport basiert vor allem auf Athletik und einer hervorragenden physischen Vorbereitung; daher steigt die Intensität der Trainingsprogramme sowie der Wettkämpfe immer weiter an. Das führt dazu, dass die biologische Erholung der Sportler immer unerlässlicher wird – da ohne schnelle und wirksame Rekreation:

▶ das Verletzungsrisiko steigt und

▶ die Leistungsfähigkeit sinkt.

TRAININGSBEISPIELE

Diese Workouts steigern die Kraft, Ausdauer sowie Fitness und helfen, den Alltag besser zu bewältigen.

Alle Workouts bestehen aus 8 bis 11 Übungen. Jede Serie solltest du 3 Mal wiederholen und zwischen den einzelnen Serien 1-minütige Kardioübungen einlegen, zum Beispiel auf der Stelle Sprinten mit Knieanheben (die Arme dabei nicht vergessen) oder Sprint auf der Stelle mit Punches.

Ich empfehle dir drei Workouts:

→ **Stärkung der Bauchmuskulatur (mithilfe eines Medizinballs);**

→ **Workout mit Kurzhanteln;**

→ **Training mit dem eigenen Körpergewicht.**

Workout 1

Stärkung der Bauchmuskulatur (mithilfe eines Medizinballs)

Aufwärmen und Stretching
Haupttraining – Übungen:

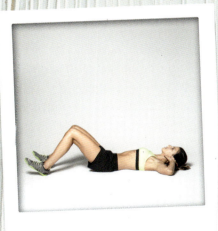 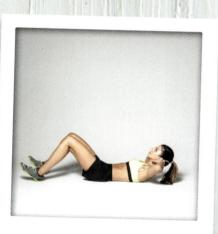

1. **KLASSISCHE CRUNCHES.** Ausgangsposition: Rückenlage, Beine im 45°-Winkel angezogen und hüftbreit aufgestellt. Die Hände an den Schläfen, die Ellenbogen zeigen so weit wie möglich nach außen. Mithilfe der Bauchmuskeln die Schultern vom Boden anheben, ohne dabei mit dem Kopf nachzuhelfen. **30 SEKUNDEN**.

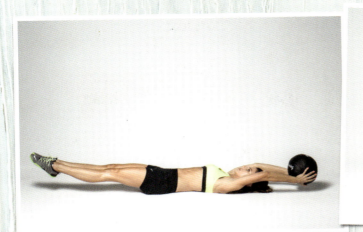
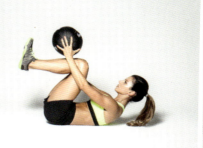

2. **REVERSE CRUNCHES MIT MEDIZINBALL.** Ausgangsposition: Rückenlage; die ausgestreckten und aneinandergepressten Beine etwas anheben. Die Zehen sind gestreckt, genauso wie die Arme hinter dem Kopf, beide Hände umfassen den Medizinball. Die Knie Richtung Brust anziehen, die Schulterblätter anheben, dabei den Ball mit gestreckten Armen bis zu den Unterschenkeln führen. Zeitgleich die Füße flexen (die Zehen Richtung Schienbein ziehen, bis der Fuß senkrecht steht). Zurück zur Ausgangsposition. **30 SEKUNDEN**.

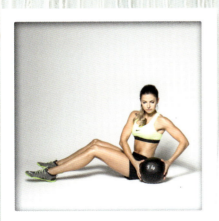
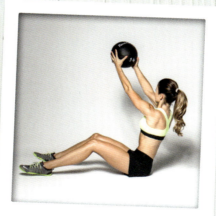

3. **RUSSIAN TWIST – BALLVERSETZEN ÜBER KREUZ.** Ausgangsposition: gerade Sitzposition, Beine hüftbreit und leicht angewinkelt, gerader Rücken. Der Medizinball befindet sich zunächst links der Hüfte und wird dann nach rechts oben bewegt, die Arme werden dabei gestreckt (wie auf dem Bild). Der Rücken ist die ganze Zeit durchgestreckt, der Bauch angespannt. **30 SEKUNDEN**. Seitenwechsel.

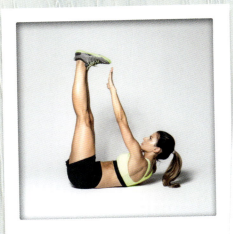 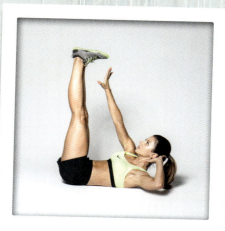

4. **BEINE GESTRECKT, HAND ZUM FUSS.** Ausgangsposition: Rückenlage. Beine Richtung Decke strecken, die Füße sind geflext – die Fersen drücken nach oben; die Hände befinden sich an den Schläfen, die Ellenbogen zeigen nach außen. Den Halsbereich nicht belasten, sondern durch die Hand stützen, Schulterbereich anheben, die linke Hand zum rechten Fuß strecken, dann Seite wechseln. Diese Übung beansprucht auch die seitlichen Bauchmuskeln. **30 SEKUNDEN**. Achte darauf, dass der Lendenwirbelbereich auf dem Boden bleibt.

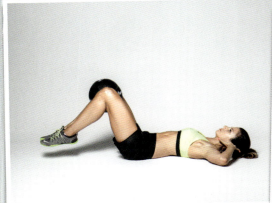 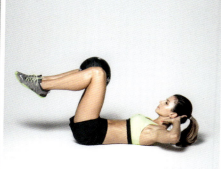

5. **REVERSE CRUNCHES MIT MEDIZINBALL.** Ausgangsposition: Rückenlage, Hände an den Schläfen, Ellenbogen nach außen, Medizinball zwischen die Knie geklemmt; Füße aneinandergepresst, leicht angehoben. Den Bauch anspannen, gleichzeitig die Schultern anheben und die Knie mit dem Ball in Richtung Brust ziehen. **30 SEKUNDEN**.

Workout 1

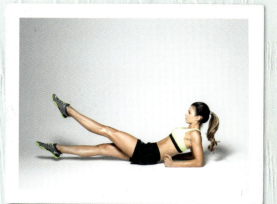 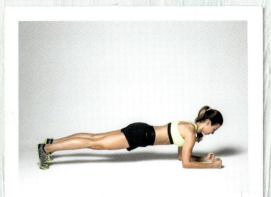

6. **SCHERE WAAGERECHT.** Ausgangsposition: rücklings, aufgestützt auf den Ellenbogen, Beine und Füße gestreckt einige Zentimeter über dem Boden halten. Die Beine `30 SEKUNDEN` lang auf und ab bewegen.

7. **UNTERARMSTÜTZ (PLANK).** Blick Richtung Boden, auf die angewinkelten Arme stützen. Die Beine strecken und in den Stütz hochdrücken. Den Rücken durchstrecken, sodass Rücken, Po und Beine eine Linie bilden. Der Bauch ist angespannt. Diese Position `1 MINUTE` lang halten.

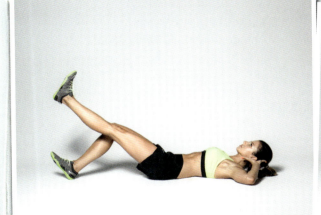 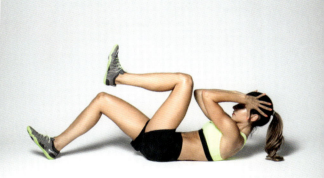

8. **ELLENBOGEN-KNIE-CRUNCHES.** Ausgangsposition: Rückenlage, Hände an den Schläfen, Ellenbogen nach außen. Die Beine hüftbreit aufgestellt, ein Bein strecken (wie auf dem Bild). Das ausgestreckte Bein beugen und das Knie zum Körper bewegen, die Schultern anheben und den Brustkorb in Richtung des angewinkelten Knies anheben. Zurück zur Ausgangsposition. Übung wiederholen. `30 SEKUNDEN` pro Seite.

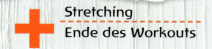

Stretching
Ende des Workouts

Workout 2 mit Kurzhanteln

Aufwärmen und Stretching
Hauptttraining – Übungen:

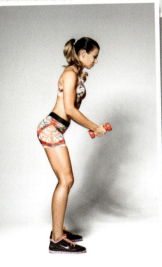
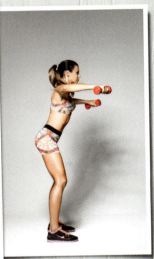

1. **SEITHEBEN MIT KURZHANTELN.** Ausgangsposition: hüftbreiter Stand. Die Knie sind leicht gebeugt, Oberkörper leicht nach vorn neigen, dabei die Hände mit den Hanteln zusammenführen. Die im rechten Winkel gebeugten Arme auf Schulterhöhe anheben, sodass sie mit dieser eine Linie bilden. Darauf achten, dass die Ellenbogen im 90°-Winkel gebeugt bleiben. Der Bauch ist angespannt. Hanteln absenken und Übung wiederholen. **30 SEKUNDEN**.

2. **SEITLICHE PUNCHES MIT GEWICHTEN.** Ausgangsposition: hüftbreiter Stand (oder weiter für mehr Stabilität), Arme an den Seiten angewinkelt, die Hände mit den Gewichten auf Brusthöhe. Einen kräftigen Punch nach links ausführen, dabei den Arm ausstrecken und den Oberkörper drehen (siehe Bild). Seitenwechsel. Der Bauch bleibt angespannt. **30 SEKUNDEN**.

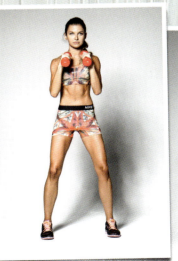
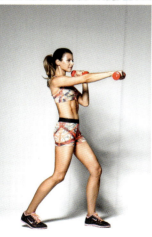

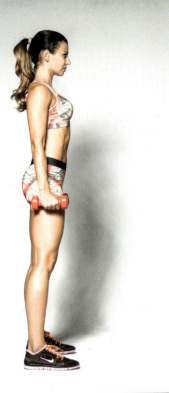
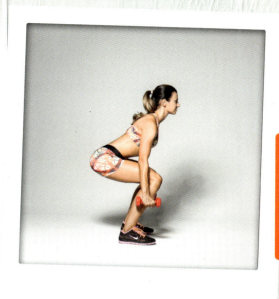

3. **KNIEBEUGE (SQUAT) MIT KURZHANTELN**. Ausgangsposition: gerader Stand, Beine hüftbreit auseinander, Bauch angespannt, Rücken gerade. Die Knie beugen, dabei bleibt der Rücken gerade und der Bauch angespannt. **30 SEKUNDEN**. Wichtig ist, dass in der Kniebeuge die Knie nicht über die Fußspitzen hinausragen.

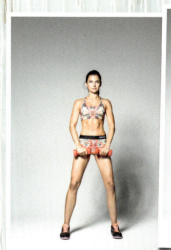
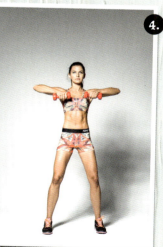

4. **FRONTHEBEN MIT KURZHANTELN**. Ausgangsposition: gerader Stand, Beine hüftbreit auseinander, die Hände mit den Hanteln vor dem Körper halten. Bauch ist angespannt, Rücken gerade. Die Arme langsam bis zur Schulterlinie anheben, die Ellenbogen zeigen nach außen (siehe Bild). Zurück zur Ausgangsposition. **30 SEKUNDEN**.

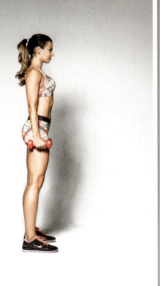
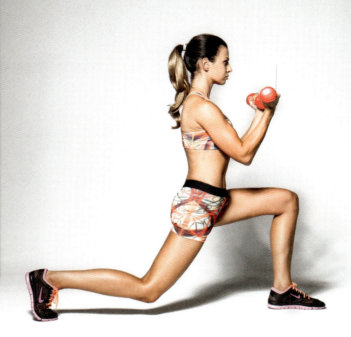

5. **RÜCKWÄRTS-LUNGES MIT KURZHANTELN.** Ausgangsposition: gerader Stand, Beine hüftbreit auseinander, die Arme hängen seitlich, in jeder Hand eine Hantel. Mach mit einem Bein einen weiten Schritt zurück, der Bauch ist angespannt, der Oberkörper gerade, das vordere Bein ist im 90°-Winkel gebeugt, das Knie des hinteren Beins berührt nicht den Boden. Um den Bizeps zu trainieren, gleichzeitig die Arme mit den Hanteln nach oben beugen. Der Rücken bleibt gerade, der Bauch angespannt. Zurück zur Ausgangsposition, Beinwechsel. **30 SEKUNDEN**.

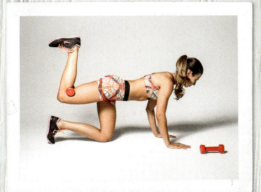

6. **DONKEY KICK MIT GEWICHT.** Ausgangsposition: Vierfüßlerstand, Hände unterhalb der Schultern aufgestützt, die Hantel liegt in der Kniebeuge. Hebe das Bein mit dem Gewicht an (wie auf dem Bild) und beweg es auf und ab. Die Füße sind dabei geflext. Bauch angespannt, Rücken gerade. Zurück zur Ausgangsposition. **30 SEKUNDEN**. Beinwechsel.

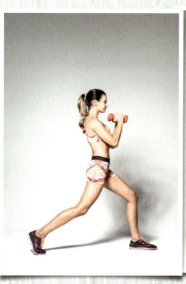 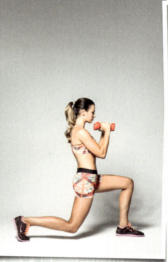 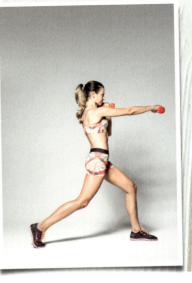

Workout 2

7. LUNGES MIT KURZHANTEL-PUNCH. Ausgangsposition: gerader Stand, Beine leicht auseinander, Arme gebeugt, nah am Oberkörper. Mach mit dem linken Bein einen weiten Ausfallschritt nach vorn, das Knie sollte in der Endposition nicht über die Zehen hinausragen; das Knie des hinteren Beins berührt nicht den Boden; das Körpergewicht ruht auf dem vorderen Bein. Beweg dich zurück zur Ausgangsposition, dabei einen kräftigen Punch mit der Hantel der rechten Hand ausführen (wie auf dem Bild). Übung wiederholen. **30 SEKUNDEN** auf jeder Seite.

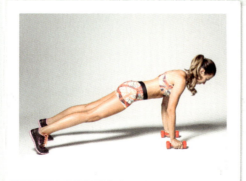 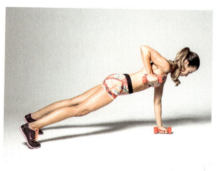

8. RUDERN MIT HANTELN IN LIEGESTÜTZPOSITION. Ausgangsposition: Arme gerade und schulterbreit auseinander, Hände unterhalb der Schultern auf den Hanteln abgestützt (Bild 1), Rücken gerade, Bauch angespannt, Po in einer Linie mit Rücken und Beinen; Beine hüftbreit, auf den Zehen abgestützt. Heb einen Arm kraftvoll und eng am Körper an (Bild 2). Zurück zur Ausgangsposition. Seitenwechsel. **1 MINUTE**.

241

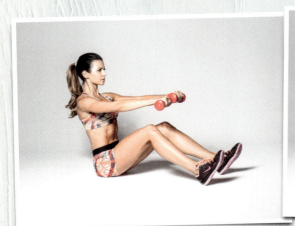
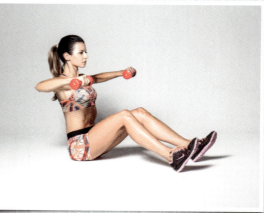

9. KURZHANTELDRÜCKEN IM SITZEN. Ausgangsposition: Sitzposition, Rücken gerade, Füße etwa hüftbreit auf den Fersen aufgestellt, die Arme ausgestreckt auf Schulterhöhe. Zieh die Arme zum Körper und beweg dabei die Ellenbogen so weit wie möglich nach hinten. Die Arme bleiben dabei auf Schulterhöhe. Der Rücken bleibt gerade, der Bauch angespannt. Zurück zur Ausgangsposition, Übung wiederholen. **1 MINUTE**.

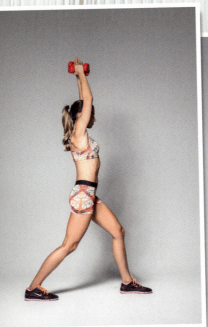
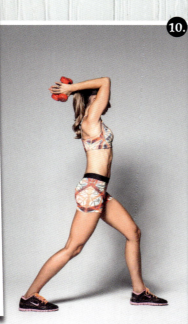

10. TRIZEPSDRÜCKEN IM HALBEN AUSFALLSCHRITT. Ausgangsposition: gerade Haltung, Beine leicht auseinander, die Hanteln in den Händen; leichter Ausfallschritt nach vorn, beide Knie leicht gebeugt (wie auf dem Bild). In dieser Position die Arme mit den Hanteln nach oben strecken. Die Arme in den Ellenbogen beugen, das Gewicht hinter dem Kopf absenken. Die Oberarme sind nah an den Ohren und bewegen sich nicht. Anschließend Hanteln nach oben drücken, bis beide Arme wieder durchgestreckt sind. **30 SEKUNDEN**, das Ausfallschrittbein wechseln und wieder **30 SEKUNDEN**.

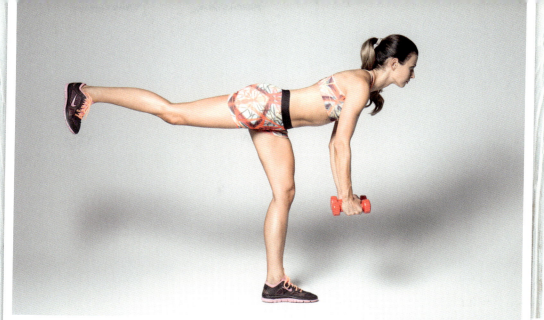

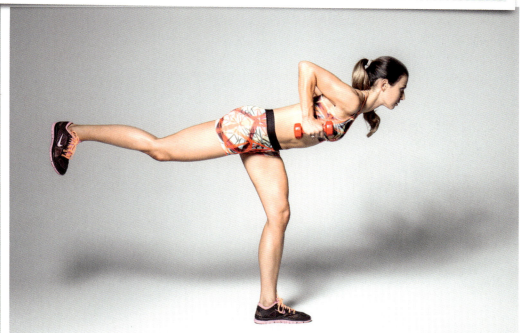

11. **RUDERN MIT KURZHANTELN IN DER STANDWAAGE.** Ausgangsposition: Aus dem Stand begeben wir uns in die Waagerechte (wie auf dem Bild) – der Rücken ist gerade, der Bauch angespannt, der Fuß des schwebenden Beins geflext; der Rücken und das schwebende Bein bilden eine Linie, die Arme mit den Hanteln hängen locker. Die Ellenbogen langsam nach oben ziehen. Zurück zur Ausgangsposition. **30 SEKUNDEN**, Beinwechsel und wieder **30 SEKUNDEN**.

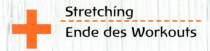

Workout 3

Aufwärmen und Stretching
Haupttraining – Übungen:

Training mit dem eigenen Körpergewicht

1. **JUMP-SQUAT.** Kniebeuge und Sprung nach oben. Für diejenigen, die Knieprobleme haben: Kniebeugeposition, dann Körper durchstrecken, auf Zehenspitzen stellen, Po anspannen. **20 MAL WIEDERHOLEN.**

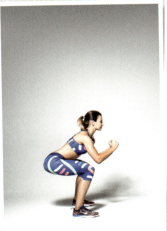 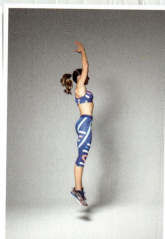

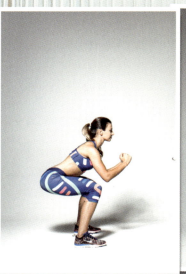 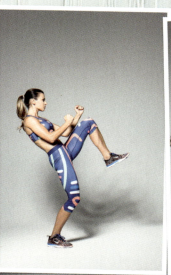 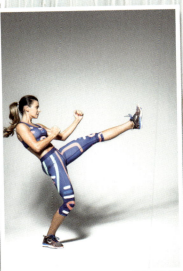

2. **KNIEBEUGE (SQUAT) MIT KICK NACH VORN.** Ausgangsposition: Beine hüftbreit auseinander, die Knie beugen und in die Kniebeugeposition gehen. Die Arme sind gebeugt, die Hände zu Fäusten geballt und aneinandergepresst (wie auf dem ersten Bild), Rücken gerade. Mit einem Bein einen kräftigen Kick ausführen, bis das Bein gestreckt ist, der Rücken bleibt dabei gerade. **20 WIEDERHOLUNGEN MIT JEDEM BEIN.**

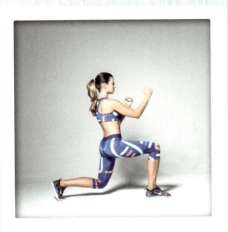
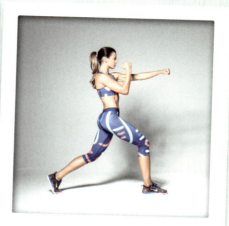

3. **LUNGES MIT PUNCH.** Ausgangsposition: gerader Stand, Beine hüftbreit auseinander, Arme gebeugt und nah am Oberkörper. Mit dem rechten Bein tiefen Ausfallschritt nach vorn ausführen, das Knie geht dabei nicht über die Fußspitze hinaus; das Knie des hinteren Beins berührt nicht den Boden; das Körpergewicht liegt auf der Ferse des vorderen Beins. Zurück zur Ausgangsposition, dabei einen kräftigen Punch mit dem linken Arm ausführen (siehe Bild). Übung wiederholen. **30 SEKUNDEN AUF JEDER SEITE.**

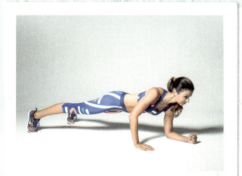
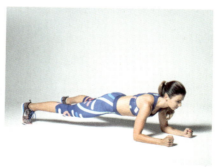

4. **UNTERARM-LIEGESTÜTZ / PLANK-PUSH-UP.** Ausgangsposition: Unterarmstütz. Rücken gerade, der Po hängt weder durch noch ragt er in die Höhe, Beine gestreckt, Bauch angespannt. Drück dich mit dem einen, dann mit dem anderen Arm in einen Liegestütz hoch, dann in umgekehrter Reihenfolge zurück in die Ausgangsposition. **20 WIEDERHOLUNGEN.**

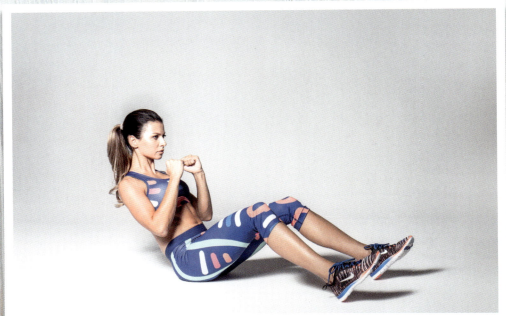

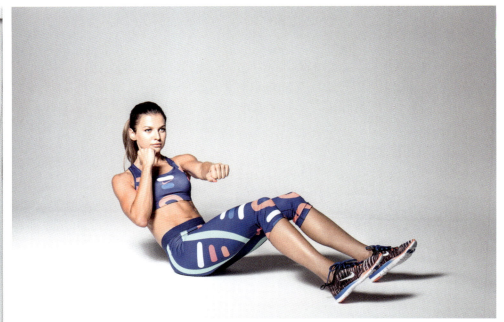

5. **SIT-UPS MIT CROSS-PUNCHES.** Ausgangsposition: Rückenlage, die Beine hüftbreit aufgestellt. Mithilfe der Bauchmuskulatur den Oberkörper anheben, den Rücken gerade halten und abwechselnd je einen Punch mit dem rechten und dem linken Arm ausführen, zurück zur Ausgangsposition. **20 MAL WIEDERHOLEN**.

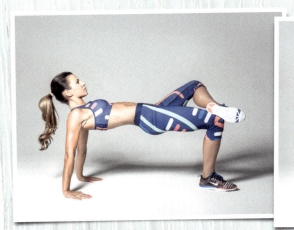
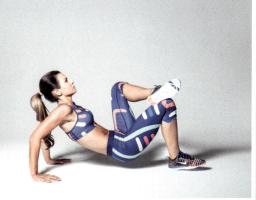

6. **DIPS IN RÜCKENLAGE.** Ausgangsposition: sitzend, die Arme hinter den Schultern auf dem Boden abgestützt, Beine nah am Po angewinkelt aufgestellt. Den linken Fuß auf das rechte Knie legen. Den Po anheben, bis er auf einer Linie mit dem Oberkörper steht. Dann die Arme beugen und den Po wieder Richtung Boden absenken, aber nicht absetzen. **20 MAL AUF JEDER SEITE WIEDERHOLEN**.

Workout 3

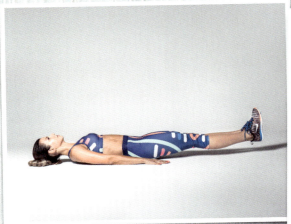
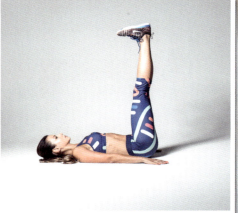

7. **BEINHEBEN IM LIEGEN.** Ausgangsposition: Rückenlage, die Arme ausgestreckt neben dem Oberkörper, die Füße aneinandergepresst halten. Die geraden Beine vom Boden abheben und Richtung Decke strecken. Dabei nur die Hüfte leicht anheben. Zurück zur Ausgangsposition, die Füße jedoch nicht am Boden ablegen. Diese Übung sollte langsam ausgeführt werden. **20 MAL WIEDERHOLEN**.

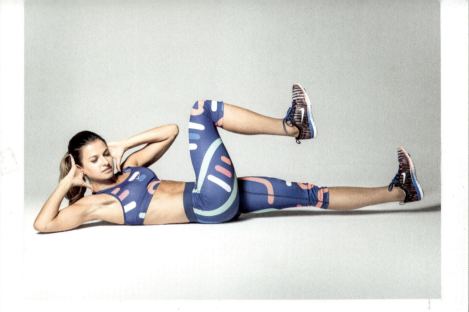

8. **CRISS-CROSS**. Ausgangsposition: Rückenlage, Hände an den Schläfen, Ellenbogen nach außen. Die Beine sind gestreckt und leicht angehoben. Die Schulterblätter ebenfalls vom Boden anheben und gleichzeitig das rechte Bein angewinkelt Richtung Brust und den linken Ellenbogen in Richtung rechtes Knie bewegen. **20 MAL AUF JEDER SEITE WIEDERHOLEN**.

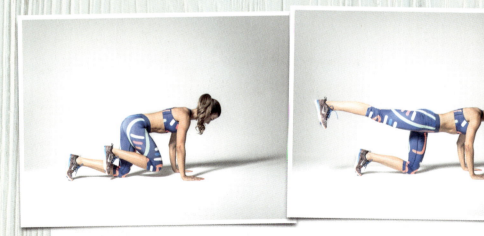

9. **RÜCKWÄRTS-KICKS**. Ausgangsposition: Vierfüßlerstand mit leicht gebeugten Armen, Rücken gerade, Bauch angespannt. Mit einem Bein nach hinten treten (wie auf dem Bild). **20 WIEDERHOLUNGEN MIT JEDEM BEIN**.

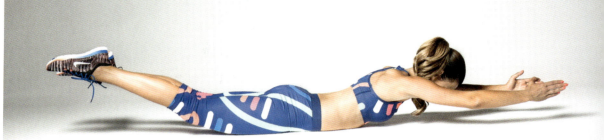

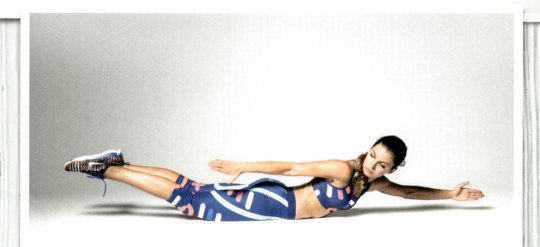

10. **SCHWIMMER.** Ausgangsposition: auf den Bauch legen, die Arme und die Beine strecken und möglichst hoch anheben. Diejenigen, die Probleme im Lendenwirbelbereich haben, lassen die Beine am Boden. In dieser Position abwechselnd den einen, dann den anderen Arm durchgestreckt nach hinten führen. **20 MAL WIEDERHOLEN.**

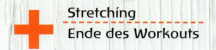

LASST UNS LAUFEN!!!

ICH FREUE MICH RIESIG, DASS IN DEN PARKS UND AUF
DEN STRASSEN IMMER MEHR LÄUFER ANZUTREFFEN SIND.
OBWOHL SIE UNTERSCHIEDLICH ALT UND UNTERSCHIEDLICH
GEBAUT SIND, TRAINIEREN ALLE MIT DEMSELBEN EIFER.

Ich hoffe, dass Laufen in naher Zukunft für viele Menschen zu so einer selbstverständlichen Tätigkeit wird wie zum Beispiel Zähneputzen – noch etwas, das wir aus Gründen der Körperpflege tun :). Da sich dieses Buch vor allem an jene richtet, die einen gesunden Lebensstil annehmen möchten, habe ich Paweł Januszewski – einen in Polen bekannten Leichtathleten und Vorsitzenden der Stiftung Laufen – um ein paar Tipps gebeten, die das Laufen zu einem Abenteuer und nicht zu einer Qual machen. Ich bin sicher, dass dieser Text viele von euch davon überzeugen wird, damit anzufangen :).

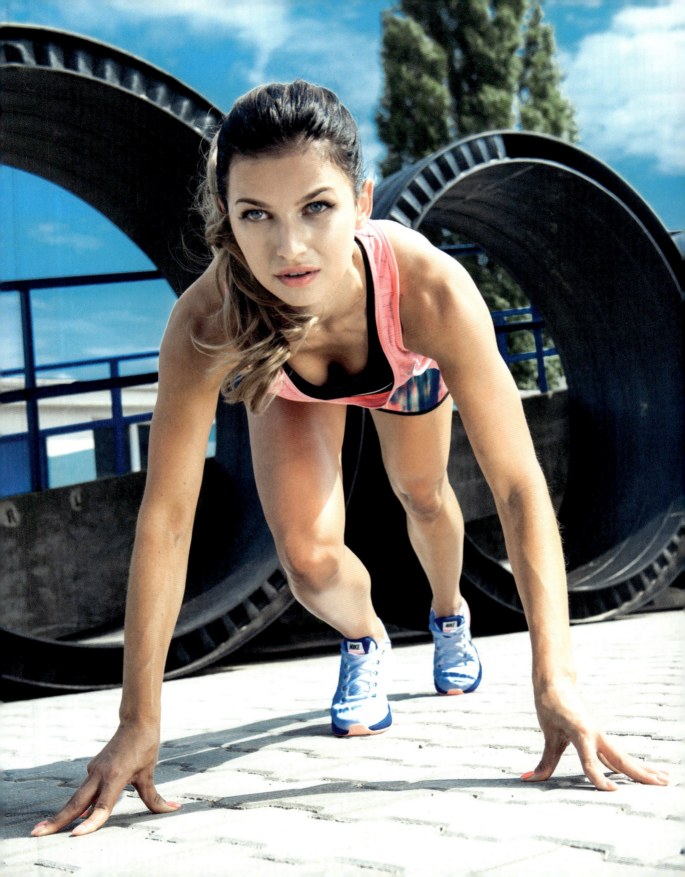

Fangen wir an

MIT DEN ERSTEN SCHRITTEN EINES LAUFANFÄNGERS (JEDER
LÄUFER WÜRDE NATÜRLICH START SAGEN!) KOMMEN
OFT GLEICHZEITIG ZWEIFEL UND FRAGEN AUF.

Aus der Kategorie „Zweifel" stammen die folgenden, vielfach gehörten Bedenken: „Schaffe ich das?", „Das ist nichts für Leute in meinem Alter ...". Aber diese Bedenken gehören eher in die Kategorie „Ausreden". Laufen kann jeder! Man muss nur herausfinden, wie man richtig damit anfängt. Los geht's ...

Wo?

Das kann jeder selbst entscheiden, Regeln gibt es dafür nicht. Am gesündesten ist es, „weich" zu laufen: auf Gras, Sandwegen oder im Wald. Aber diese Gegebenheiten stehen natürlich nicht jedem unmittelbar zur Verfügung – Stadtbewohnern bleiben meist nur gepflasterte Wege und davon sind die härtesten aus Pflasterstein und Betonpflaster. Asphalt ist übrigens unter den harten Oberflächen für das Laufen am besten geeignet, was viele gar nicht wissen. Hin und wieder auf solch hartem Untergrund zu laufen schadet nicht – vorausgesetzt, die Wege der Laufstrecke sind abwechslungsreich. Zusammengefasst sollte harter Untergrund den geringsten Anteil der gesamten Strecke ausmachen.

An besonders kalten oder regnerischen Tagen kann man alternativ sehr gut auf einem Laufband mit regulierbarer Geschwindigkeit und Neigungseinstellung trainieren.

Wann?

Besser morgens oder am Nachmittag? Gleich nach dem Aufstehen oder zum Feierabend? Darauf gibt es so viele Antworten, wie es Läufer gibt. Dem Organismus ist es allerdings nicht egal. Wenn wir morgens mit leerem Magen laufen, verbraucht der Körper gespeicherte Fettreserven anstatt der Energie, die wir ihm mit dem Frühstück zugeführt hätten.

Es muss allerdings jeder selbst entscheiden, wann er laufen geht, und dabei seine Bedürfnisse, Möglichkeiten und Ziele bedenken. Am besten entscheidet man sich für die Variante, mit der man regelmäßig trainieren kann und die keine Möglichkeit bietet, sich mit „ich hab's nicht geschafft", „heute hatte ich keine Zeit" usw. herauszureden.

#joggen

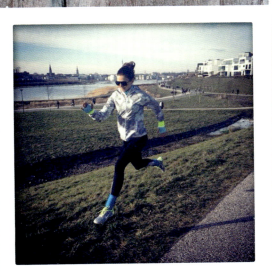
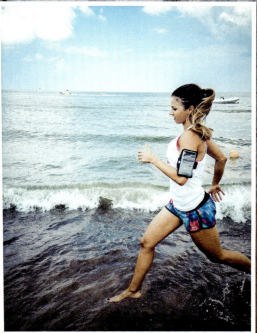
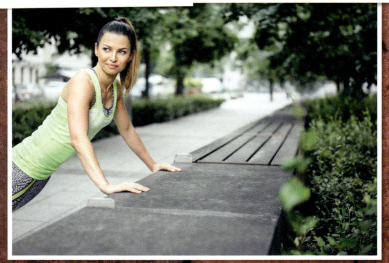

LAUFEN KANN JEDER!
MAN MUSS NUR HERAUSFINDEN,
WIE MAN RICHTIG DAMIT ANFÄNGT.

Dazu sollte der Trainingsplan deinem Tagesrhythmus angepasst sein: deinen Arbeitszeiten, wann du deine Kinder aus der Schule abholst oder anderen wichtigen Aufgaben. Wenn du nicht gern früh aufstehst, lauf lieber abends, aber denk dran, dass man nach einem Arbeitstag müde und schnell auch mal kraftlos ist (oder vielleicht einfach nur öfter faul?). Gute Organisation ist das A und O. Die anstehenden Tage durchdacht und realistisch zu planen, bewahrt dich davor, das Training zu schwänzen und dich herauszureden.

Worin?

ICH BESCHRÄNKE MICH IN MEINER ANTWORT AUF DIE SCHUHE.
GUTE LAUFSCHUHE STÖREN NICHT UND SIND BEQUEM.

Kauf sie in einem guten Laden, der eine Gelegenheit bietet, sie vorher auszuprobieren. Laufschuhe sollten außerdem einen halben Zentimeter zu groß sein, da sich der Fuß im Schuh immer etwas nach vorn bewegt. Für den passenden Schuh zählen folgende Faktoren: Wie viel wiege ich? Welche Strecken will ich laufen? Auf welchem Untergrund werde ich laufen? Außerdem gibt es verschiedene Kategorien: Straßenlaufschuhe (leichteres Gewicht) für Strecken auf Gehwegen, Asphalt oder Straßenpflaster sowie Trailschuhe (griffigeres Sohlenprofil) für Laufstrecken in der Natur. Die Schuhauswahl ist auch immer davon abhängig, wie man den Fuß beim Laufen aufsetzt. Unterschieden werden hier drei Typen: Überpronation – das Fußgelenk knickt stärker nach innen ein; Neutral – Fuß rollt von der Ferse bis zu den Zehen gleichmäßig ab; Supination – übermäßige Belastung der Fußaußenseite.

Wie?

UNSERE ANTWORT: RUHIG! VERGISS NICHT, WER DU BIST – DAS HEISST,
BERÜCKSICHTIGE FAKTOREN WIE DEIN ALTER, GESCHLECHT, GEWICHT,
DEINEN GESUNDHEITSZUSTAND UND DEINEN BISHERIGEN LEBENSSTIL.

Ruhig meint, dass der Elan der Aufbruchstimmung nicht deine körperlichen Möglichkeiten übersteigen darf. Sei nachsichtig mit deinem Körper. Wenn du den Großteil deines bisherigen Lebens sitzend verbracht und dich auch sonst nicht großartig körperlich betätigt hast, erwarte keine Höhenflüge. Der Anfang ist nie leicht. Stell dich erst mal auf Erschöpfung, Kurzatmigkeit und Muskelschmerzen (Muskelkater) ein – sie sind jedoch noch lange kein Grund aufzugeben. Indem du deinen Körper anfangs nicht übertrieben und übermäßig forderst (weil du unbedingt sofort Ergebnisse sehen willst), dankt er es dir später; mit der Zeit wird er sich neuen Herausforderungen immer besser und leichter anpassen.

„Menschen, die nicht regelmäßig laufen, geben häufiger auf"

– sagt **Jeff Galloway**, amerikanischer Läufer und Trainer.

Bevor du losläufst, beginn mit der natürlichsten Form der Bewegung: dem Gehen. Das ist kein Witz. Geh erst mal ein bisschen und versuch, dich nicht zu hetzen. Bei der Stiftung Laufen sprechen wir davon, die eigenen Bestmarken zu erreichen – auf dieses Ziel muss man sich gründlich vorbereiten, und es kann bei jedem ein anderes sein: ein Fünfer, Zehner oder sogar ein Marathon. Wenn man sich unvorbereitet zu diesem Ziel aufmacht, kann eine Verletzung einem schnell und gründlich die Lust am Sport verhageln. Schließlich ist es furchtbar, 10 Kilometer mit Seitenstechen und heraushängender Zunge zu laufen.

Der erste Etappensieg besteht darin, deinen inneren Schweinehund zu überwinden. Die nächste Etappe: Lauf-Marsch, also abwechselnd laufen und gehen. In welchem Verhältnis? So, wie du es schaffst. Versuch, Freude an der Bewegung zu haben, nicht zu verkrampfen, und denk daran, im Rhythmus deines Körpers ruhig zu atmen. Dein Körper ist nicht dein Rivale, zwing ihm nichts auf. Wenn du dich zu müde fühlst, dann sag dir auch mal: „Für heute reicht's. Morgen ist auch noch ein Tag." Das bedeutet überhaupt nicht, dass du aufgibst, sondern dass du klug deinen Trainingsplan verfolgst. Von Tag zu Tag wirst du dich stärker fühlen, und dank der Endorphine, die beim Laufen in dein Blut gepumpt werden, freust du dich aufs nächste Training. So kannst du beginnen: 5 Minuten gehen + 1 Minute laufen. Und dies 3 Mal wiederholen.

Hast du es geschafft? In dem Fall kannst du in der folgenden Woche die Trainingsbelastung erhöhen. Klingt ernst, ist aber keine große Sache. Geh diesmal 5 Minuten und lauf dann 3. In der nächsten Woche: 5 Minuten laufen + 4 Minuten ausruhen, und so weiter. Insgesamt kommst du damit auf 20 bis 30 Minuten Bewegung. Täglich? Bestimmt denkst du jetzt: Allzu viel ist ungesund … Und ja: Es reichen 2 bis 3 Trainings pro Woche. Ein wichtiges Element sind nämlich die Erholungsphasen, in denen sich der Körper regeneriert und Kräfte sammeln kann. Ohne diese Phasen bleibt der Trainingsprozess wirkungslos.

EIN WEITERER ETAPPENSIEG

Trainierst du mit Sinn und Verstand, verbessert sich die Verfassung deines Organismus stetig. Und sicherlich taucht früher oder später in deinem Kopf der

Gedanke auf, an einem Halbmarathon teilzunehmen – in solchen Momenten solltest du umgehend an das schreckliche Seitenstechen und die bis zum Kinn heraushängende Zunge denken! Die Zeit, schnell zu laufen, kommt schon noch. Für den Moment lautet deine Aufgabe: Bereite dich gut darauf vor.

Laufen im Grundlagenausdauer-Bereich 1

Bist du in der Lage, eine bestimmte Strecke ohne Pause zu laufen, befindest du dich im Grundlagenausdauer-Bereich 1. Diese Bezeichnung klingt zwar sehr wissenschaftlich, im Grunde geht es aber nur darum, dass du 7 bis 9 Minuten am Stück langsam laufen und dich dabei unterhalten kannst. Das ist eine solide Basis, auf der man aufbauen kann. In dieser Phase solltest du unbedingt die Ratschläge eines Lauftrainers beachten – und auf keinen Fall Trainingsplänen aus dem Internet Glauben schenken. Ich wiederhole es wie ein Mantra: Jeder von uns ist anders, jeder hat eine andere Laufhistorie, einen anderen Organismus, und nicht jeder passt in die Schablone der Trainingspläne, die in den unterschiedlichsten Quellen zu finden sind. Denk daran, dass nur du deinen Körper wirklich kennst und nun sogar noch besser kennenlernen wirst. Es bringt viel, anfangs auf den Rat erfahrener Läufer zu hören – und sei es nur, um deren Fehler nicht zu wiederholen.

Der Mensch lebt nicht vom Laufen allein ...

Das Lauftraining beschränkt sich nicht auf den eigentlichen Sport – auch das sogenannte Ergänzungstraining gehört dazu: Dehnübungen sollten fest in deinen Trainingstag integriert sein, genauso wie die Stärkung deiner Bauch- und Rückenmuskulatur.

Unabhängig davon, ob du vorhast, ein paar Kilos zu verlieren, dein generelles Selbstbefinden zu verbessern oder 10 Kilometer in weniger als einer Stunde zu schaffen – ohne die richtige, ausgewogene Ernährung wird der Weg dorthin entschieden härter sein. Unser Körper braucht Nahrung als Treibstoff. Kalorien sollten ihm daher je nach Bedarf zugeführt werden, aber vergiss nicht, dass dieser sich verändert hat – schließlich trainierst du neuerdings 3 Mal die Woche.

Laufen für Fortgeschrittene

Als besonnener Läufer stellst du dich neuen Herausforderungen erst, wenn du für sie bereit bist. Hast du einen gesamten Trainingszyklus absolviert, sprich, den Grundlagenausdauer-Bereich 1 (GA 1) und die Basis-Fitness erlangt, kannst du den Grundlagenausdauer-Bereich 2 (GA 2) angehen. Konkret heißt das: Ab nun bereitest du dich auf Sprints und Anstiege vor.

Was aber beinhaltet dieser zweite Bereich? Es geht darum, bei 70–80 % des Maximalpulses zu laufen. Der Maximalpuls ist die Anzahl von Herzschlägen, die pro Minute erreicht werden kann (den ungefähren Wert berechnet man so: 220 minus Lebensalter). Denk daran, dass die anfänglichen Prinzipien auch weiterhin gelten: Wir erhöhen die Belastung schrittweise, ohne Eile.

BEISPIELTRAINING: 2 Mal 1,5 bis 2 Kilometer mit einer Gehpause von 5 bis 7 Minuten.

Das Training ergänzen wir mit Sprints, also sehr schnellen Läufen, im Bereich 75–85 % der maximalen Leistungsfähigkeit. Aber denk dabei immer an die korrekte Lauftechnik. Indem du mehrere Sprintabschnitte von 60 bis 100 Metern bewältigst, kannst du deine Technik schrittweise verbessern und dein Lauftempo steigern.

Die Anstiege hingegen erhöhen die Muskelkraft. Es geht nicht darum, gleich den Brocken zu bewältigen. Optimalerweise schaffst du möglichst stolperfreie Anstiege von circa 40 Metern Länge und mit geringer Steigerung in maximalem Lauftempo. Und schon bald wird dein generelles Lauftempo schneller. Wann? Geduld! Die Anzahl der Wiederholungen, Einheiten und Pausen hängt immer vom jeweiligen Menschen ab. Hör auf deinen Körper, und die Fortschritte kommen von allein.

Technik

Die Lauftechnik haben wir zwar schon kurz angeschnitten, jetzt widmen wir ihr aber noch etwas mehr Aufmerksamkeit. Denn die Art, wie wir laufen, ist entscheidend für den Energieaufwand, den wir erbringen müssen. Kurz gesagt: Je fehlerhafter die Lauftechnik, desto anstrengender wird es. Wie vermeidet man Fehler?

► **Schau nach vorn und nicht auf deine Füße.**

► **Die Armarbeit ist wichtig** – Sie sollten parallel zur Laufrichtung schwingen: seitlich vor und zurück, und nicht vorm Oberkörper. Balle die Hände nicht zu Fäusten.

► **Halte dich gerade** – Mach keinen Buckel, lehn dich nicht nach vorn und achte darauf, deinen Oberkörper nicht zu verdrehen. Dessen Position beeinflusst, ob die Hüften auf den Körperachsen bleiben.

► **Heb die Knie, aber nicht zu hoch.** Du hast noch einen weiten Weg vor dir und du kannst ihn nicht mit den Knien unterm Kinn bewältigen.

► **Der Fuß sollte auf dem Mittelfuß landen**, wird dann über die Zehen abgerollt und stößt kräftig vom Boden ab.

Aufwärmen

Jetzt, wo die Technik sitzt, kümmern wir uns ums Aufwärmen. Warum erst jetzt? Je häufiger wir laufen und je fortgeschrittener wir sind, desto häufiger vergessen wir, uns aufzuwärmen. Wir erliegen der Illusion, dass sich unser Organismus inzwischen an die Anstrengung gewöhnt hat und deshalb jederzeit dazu bereit ist. Dieser Trugschluss kann uns teuer zu stehen kommen. Beim Laufen ist das wichtigste Prinzip, sich nicht zu verletzen. Um dieses Risiko zu verringern, muss das Knochen-, Muskel- und Gelenksystem gründlich auf die bevorstehende Anstrengung vorbereitet werden. Sich aufzuwärmen ist ein Muss – und zwar vor jedem Training –, und je vielseitiger man das tut, desto besser, da so möglichst viele Muskeln und Gelenke auf die harte Arbeit vorbereitet werden. Ferner machen unterschiedliche Übungen das Training abwechslungsreicher – das ist wichtig, vor allem, wenn du eine mehrere Kilometer lange Strecke angehen möchtest.

Atmen

EINATMEN → 3 SCHRITTE → AUSATMEN → 3 SCHRITTE ... Anfänger haben oft zu kämpfen, weil sie irgendwo gehört haben, man solle durch die Nase atmen. Kein Wunder, dass einige schließlich das Laufen aufgeben. Diejenigen, die bis hierhin durchgehalten haben, können wir trösten: Es ist ein Mythos! Wer auch immer solche Ratschläge in die Welt setzt (vielleicht Yogameister?) hat insofern recht, als es im Alltag tatsächlich besser ist, durch die Nase zu atmen. Doch beim Laufen brauchen wir Sauerstoff, Sauerstoff und nochmals Sauerstoff. Und wir sollten ihn auf jedem möglichen Weg aufnehmen: über den Mund, die Nase und, wenn jemand weiß wie, von mir aus auch über die Ohren. Die Sauerstoffaufnahme ist aber definitiv über den Mund am effektivsten.

Ein weiterer Mythos: Im Winter durch den Mund zu atmen, führt zu Atemwegserkrankungen. Klar, bei starkem Frost wird das Laufen problematisch, ungeachtet unserer Art zu atmen. In einem solchen Fall sollte man schlicht nicht laufen (zumindest nicht unter freiem Himmel). Die tiefste Temperatur, bei der langes Laufen (über eine Stunde) noch empfehlenswert ist, sind −15 °C, und kürzere Läufe, um sich aufzuwärmen, kann man auch noch bei bis zu −18 °C antreten – bei noch niedrigeren Temperaturen empfehlen wir aber, nicht zu laufen.

ZUSAMMENGEFASST: LAUFEN IST DIE SORTE FITNESS, BEI DER MAN NICHT NUR **DURCH DEN MUND ATMEN** SOLLTE, SONDERN SOGAR MUSS. UND ÜBERHAUPT: MYTHEN GEHÖREN INS REICH DER FANTASIE, BEIM SPORT IST FÜR SIE KEIN PLATZ.

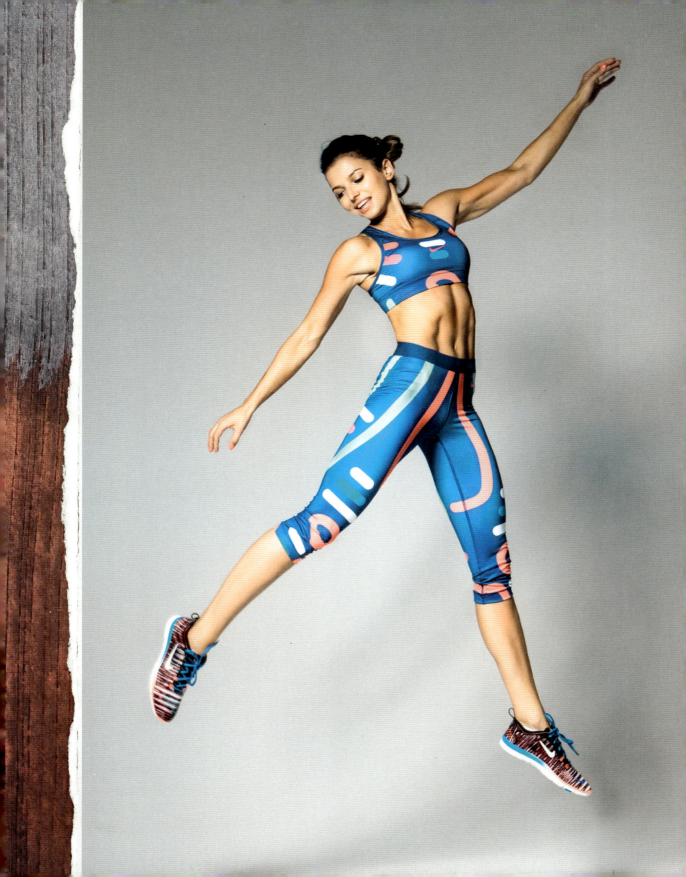

No : ....

MON TUE WED THU FRI SAT SUN Date :

> *Du hast täglich die Wahl,*
> *wie du heute und morgen*
> *leben willst, und wie es deinem*
> *Organismus in 5, 10 oder*
> *20 Jahren gehen wird.*

ZEIT FÜR EIN RESÜMEE

Abschließend fasse ich stichpunktartig noch mal alle Grundsätze zusammen, die die drei Säulen des gesunden Lebens bilden. Lies dir die Ratschläge durch und denk darüber nach, wie es wäre, sie zu befolgen. An die Grundsätze, die ich hier vorschlage, halte ich mich auch selbst. Sie basieren auf dem Wissen, das ich mir angeeignet habe, meiner Selbstbeobachtung und dem meines Umfelds sowie den Erfahrungen von äußerst klugen Menschen.

Die folgenden Grundsätze sind eine Art allgemeine Basis, aber jeder von uns ist anders, hat unterschiedliche Erfahrungen gemacht, unterschiedliche Gewohnheiten, ein anderes Gewicht, eine andere Körpergröße, ist ein anderer Stoffwechseltyp, hat ein anderes Temperament, andere Neigungen und Gene. Daher können Grundsätze, die für mich gut sind, bei jemand anderem ganz unterschiedlich wirken. Beobachte deinen Körper und dein Allgemeinbefinden. Hör auf die Signale, die dein Organismus dir sendet, wenn er sich gegen schädliches Essen oder ungesunde Aktivitäten wehrt. Ignoriere es nicht, wenn dein Körper oder deine Psyche dir mitteilen, dass sie erschöpft sind. Vertiefe dein Wissen. Und bleib deinen Vorsätzen treu.

Grundsätze
des gesunden
Lebens

261

Ernährung

VIELFALT IST DIE BASIS

Dein wöchentlicher Speiseplan sollte möglichst viele gesunde, aber unterschiedliche Nahrungsmittel enthalten. So kannst du sichergehen, dass dein Körper mit allem versorgt wird, das er benötigt. Nimm täglich Proteine, Kohlenhydrate, gesunde Fette und so viel Gemüse wie möglich zu dir.

→ **Kohlenhydrathaltige Mahlzeiten** liefern Energie. Du solltest sie also während der ersten Tageshälfte essen.

→ **Dasselbe gilt für Obst**, das du außerdem separat essen solltest.

→ **Proteinhaltige Mahlzeiten** nimmst du während der zweiten Tageshälfte zu dir.

→ Versuch, Nahrungsmittel wie folgt zu kombinieren: Kohlenhydrate + Gemüse, Proteine + Gemüse. Wenn du Brot essen möchtest, dann mit Butter und Gurke, aber ohne Käse oder Fleisch.

→ Iss eher mehrere kleine Mahlzeiten.

→ **Versuch, regelmäßig zu essen.** Ein Organismus, der alle 2 bis 4 Stunden Nahrung bekommt, reguliert den Stoffwechsel und speichert keine Fette ein.

→ Iss saisonale Produkte – sie haben den höchsten Nährwert und kosten weniger.

→ Bleib bei Lebensmitteln, die dir guttun, und meide solche, die dir schaden.

→ **VERZICHTE AUF STARK VERARBEITETE LEBENSMITTEL.**

→ Verzichte auf Zucker.

→ Schränk deinen Weizenkonsum ein.

→ Schränk deinen Salzkonsum ein.

→ **NIMM WENIGER KUHMILCH-PRODUKTE ZU DIR.**

→ Setz Nüsse, Kerne und Samen auf deinen Speiseplan.

→ Lagere Nahrungsmittel ordnungsgemäß.

→ Nimm dir Zeit für die richtige Zubereitung von Mahlzeiten.

→ Halt deine Küche sauber.

→ Kümmere dich um den Wasserhaushalt deines Organismus, trink mindestens 2 Liter Wasser pro Tag, teilweise auch z. B. in Form von Kräutertees.

→ Während du isst, solltest du nicht trinken; nimm max. 30 Minuten vor und frühestens 30 Minuten nach einer Mahlzeit Flüssigkeit zu dir.

→ Iss nicht zu viel; versuch eine Mahlzeit zu beenden, bevor sich das Sättigungsgefühl einstellt.

→ **ISS NICHT ZWISCHEN DEN MAHLZEITEN.**

→ Bleib schon im Supermarkt stark, dann gerätst du zu Hause vor dem Kühlschrank nicht mehr in Versuchung.

→ Kauf Lebensmittel gezielt ein und nicht erst dann, wenn du hungrig bist.

→ Hab keine Angst vor Fett – pflanzliche Fette sind gesund und unentbehrlich.

→ Iss rohes Gemüse mit Fett.

→ Verzichte auf Desserts. Desserts bestehen gewohnheitsmäßig aus einer süßen Speise – am besten gewöhnt man sie sich gleich ab. **Wenn du dennoch ein Dessert essen willst, dann besser vor der Hauptmahlzeit.**

→ Süßigkeiten solltest du vorsichtig dosieren, und wenn du welche isst, dann nur in gesunder Form. Kauf keine „fertigen" Süßigkeiten – sie enthalten sehr schädliche Inhaltsstoffe in den schlimmsten Kombinationen.

→ Sorg im Winter dafür, dass dein Organismus warm bleibt, indem du viel Wurzelgemüse und warme Mahlzeiten isst und wärmende Gewürze verwendest.

→ Kräuter kannst du als Gewürze oder auch für Aufgüsse verwenden.

→ **ISS LANGSAM, BEISS UND KAU GRÜNDLICH – DAS IST WICHTIG!**

Essen soll schmecken!

Körperlich aktiv sein

Das Training (mindestens 3 Mal pro Woche) sollte als fester wiederkehrender Termin in deinem Kalender stehen.

→ **Wähle unterschiedliche Fitnessformen.** Dies fällt in einem Fitnessklub leichter, der unterschiedliche Trainingsarten anbietet. Du kannst aber auch zu Hause oder im Freien abwechslungsreich trainieren. Das ist wichtig, um alle Muskelgruppen zu aktivieren und aufzubauen.

→ Versuch, deine Workouts zu variieren: Kardio- und Krafttraining sollten dazugehören, v. a. aber Ganzkörpertraining. **Optimal dafür ist das funktionelle Training** – es hilft auch im Alltag.

→ **ACHTE AUF DEINE WIRBELSÄULE.** Mit einem Workout pro Woche solltest du dich Yoga, Pilates, Schwimmen, stabilisierendem Training oder einer Sportart widmen, die die Wirbelsäule und die Rückenmuskulatur stärkt, denn viele Beschwerden und Erkrankungen, die mit dem Erwachsenenalter kommen, wurzeln in der Vernachlässigung der Wirbelsäule. Dabei ist die Wirbelsäule nicht nur das zentrale Element unseres Skeletts, sondern auch wesentlicher Teil unseres Nerven- und Energiesystems.

→ Such dir eine Sportart aus, die dir Spaß macht. Die Auswahl ist riesig!

→ Wenn du erst jetzt mit dem Sport beginnst oder lange pausiert hast – **gewöhn deinen Körper langsam an die Anstrengung.** Ein Sprung ins kalte Wasser kann dir womöglich den Spaß verderben oder deiner Gesundheit schaden. Geh deinen sportlichen Wiedereinstig mit RUHE an. Geh nicht davon aus, dass du nach einer Woche problemlos joggen und 2 Kilo verlieren wirst.

→ **HAB KEINE ANGST VOR DER ANSTRENGUNG.** Der Kopf ruft bei manchen solche Ängste hervor – das ist ganz normal –, dieser Falle kannst du jedoch entgehen. Mit der Zeit wirst du den Sport mögen, das ist unvermeidlich, du musst lediglich die Anfangszeit überstehen.

→ **HAB KEINE ANGST VOR SCHMERZEN.** Wenn irgendwas beim Workout wehtut – hör mit der Übung auf. Manchmal schmerzen Muskeln, die du aktivieren willst, leicht; vergiss daher nicht, dich zu dehnen, um genau das zu vermeiden.

→ Dehn dich ordentlich nach JEDEM Workout. Dehnübungen helfen bei der Muskelregeneration, verhindern Verletzungen, und machen deinen gesamten Körper biegsamer und gelenkiger.

→ **VOR JEDEM TRAINING MUSST DU DICH AUFWÄRMEN.**

→ Dehn deine Muskeln auch nach einseitigen Trainings wie Laufen oder Radfahren.

→ **ZWISCHEN ESSEN UND WORKOUT SOLLTEN MINDESTENS 30 MINUTEN VERGEHEN.**

→ Du kannst morgens vor der Arbeit oder der Schule trainieren, auch auf nüchternen Magen, trink aber vorher ein Glas warmes Wasser oder Leinsamensud. Frühstücke erst (kohlenhydrathaltig), wenn du geduscht hast.

→ Wenn du hingegen abends trainierst und danach hungrig bist, bereite dir eine kleine, eiweißhaltige Mahlzeit zu, z. B. warmen Fisch mit Gemüse.

→ **TRINK BEIM UND NACH DEM SPORT.**

→ Um Muskelkater zu vermeiden, dusch nach dem Training abwechselnd warm und kalt, hör aber mit warm auf.

→ Trage beim Trainieren bequeme und geeignete Kleidung, das gilt vor allem für die Schuhe.

→ Trainier in gut durchlüfteten Räumen.

→ **Betrachte das Atmen als Teil des Trainings.** Frag deinen Trainer, wie du atmen sollst. Wenn du keinen Trainer hast, schau dir Videos an oder lies Artikel, die dieses Thema klar und übersichtlich erklären.

→ Bei den Übungen gilt: Qualität vor Quantität. 30 Mal mit dem Bein zu wedeln bringt gar nichts, wenn du dich währenddessen nicht auf die korrekte Haltung, die Muskelarbeit usw. konzentrierst.

→ **SEI** beim Training auf die Übungen **FOKUSSIERT.** Trainier ruhig, nimm dir Zeit, sofern die Übung es nicht anders verlangt.

→ Wenn dir Übungen, die du in einem Fitnessvideo siehst, zwar gefallen, deren Tempo aber für dich zu hoch ist, dann führ sie langsamer aus – anstatt aufzugeben und dir zu sagen: „Das ist nichts für mich."

→ **SETZ DIR NEUE TRAININGS-ZIELE – ABER REALISTISCHE!**

→ Kümmere dich nicht um die Meinung anderer bezüglich deines Workouts, Aussehens oder deiner Kondition. Aber auch du solltest nicht über andere urteilen und dich nicht mit ihnen vergleichen. Dein Hauptziel: besser zu sein als heute.

→ Bewerte die Trainingsergebnisse nicht anhand deines Körpergewichts; wenn du messbare Ergebnisse sehen möchtest, beobachte lieber deinen Körperumfang. Deine bessere Fitness, Kraft und Beweglichkeit werden dich glücklich machen.

TRAINIER MIT KÖPFCHEN – ENTSPRECHEND DEINER KONDITION UND DEINER PSYCHISCHEN MÖGLICHKEITEN, BEMITLEIDE DICH ABER NICHT SELBST!

Psychisches Gleichgewicht

Wenn du von etwas abhängig bist (Alkohol, Zigaretten, ungesundem Essen, Arbeit, Computerspielen usw.) – lass dich schnellstmöglich behandeln oder versuch aus eigener Kraft, davon loszukommen. Harmonisch zu leben ist so nicht möglich, denn Süchte und gesundes Leben schließen sich aus. Wenn du glaubst, du kannst „jederzeit damit aufhören", dann tu es in diesem Moment. Sollte das nicht klappen – such dir Hilfe.

→ **NIMM DIR JEDEN TAG ETWAS ZEIT FÜR DICH, DENK ÜBER DICH NACH UND SPRICH MIT DIR.**

→ **Überleg, in welchem Verhältnis deine Alltagspflichten zueinander stehen.** Wenn du dich von der Kinderbetreuung erdrückt fühlst, such nach einer Lösung: Teile die Aufgaben mit deinem Partner anders auf, vielleicht findet ihr auch jemanden, der euch bei der Kinderbetreuung unterstützt – du verdienst es, dich zu erholen.

→ Denk in aller Ruhe darüber nach, ob deine Arbeit nicht zu zeitraubend ist. Vielleicht kannst du sie umorganisieren oder weniger, aber dafür effizienter arbeiten, und die frei gewordene Zeit deiner Familie oder dem Sport widmen. Viele Menschen verschwenden bspw. sehr viel Zeit an stumpfe Computerspiele. Das macht träge.

→ Du musst ausreichend und zu angemessener Zeit schlafen, damit du dich wirklich erholen kannst, denn der Organismus regeneriert sich im Schlaf. Gibst du ihm nicht die Gelegenheit dazu, stürzt er irgendwann in sich zusammen wie ein vernachlässigtes Gebäude.

→ Erhol dich regelmäßig. Fang in der Urlaubszeit nicht an, dein Haus zu renovieren, sondern gönn Körper und Psyche eine Auszeit.

→ **NIMM DIR JEDEN TAG ETWAS ZEIT, UM DICH ZU ENTSPANNEN.** Leg dich rücklings auf den Boden und lass nacheinander alle Muskeln, auch die Gesichtsmuskulatur, locker. Geh in Gedanken 10 Minuten lang zu jedem Körperteil und beruhige ihn, spüre sein Gewicht. Denk an nichts. Dreh dich dann auf die Seite und steh langsam auf. So kannst du z. B. ein Workout ausklingen lassen.

→ Treibe maßvoll Sport – es wird dir mehr Lebensfreude geben und Stress lindern.

→ Achte auf richtige Ernährung. Sie beeinflusst deine Laune und Lebenslust wesentlich. Viele berichten, dass Weißbrot und süße Backwaren sie tagsüber träge, müde oder nervös machen. **DAS STIMMT!**

→ Ärgere dich nicht über jeden und alles – das ist es nicht wert.

→ WAS DU NICHT ÄNDERN KANNST, MUSST DU AKZEPTIEREN.

→ Wenn dich jemand negativ beeinflusst und du die Beziehung zu ihm beenden kannst – dann tu es. Umgib dich mit Menschen, die positive Energie ausstrahlen, und teile sie mit ihnen.

→ Du darfst negative Emotionen in dir nicht noch fördern. Wenn sie doch auftauchen, entlade sie in einem Gespräch mit einem Freund oder beim Training.

→ Urteile nicht über andere – du kannst nie wissen, wer sie wirklich sind – und fühl dich genauso wenig beurteilt. Diese Probleme existieren nur in deinem Kopf und bringen nichts.

→ VERGLEICH DICH NICHT MIT ANDEREN, VERGLEICH DICH NUR MIT DEINEM VORTAGES-SELBST.

→ Wenn du mit irgendetwas nicht zurechtkommst, bitte um Hilfe; viele Menschen können das nicht, was sehr schade ist, denn man muss sich nicht dafür schämen. Du wirst dich irgendwann dafür revanchieren, indem du auch jemandem hilfst.

→ Nicht alle müssen dich mögen, also lern, damit zu leben. Du magst auch nicht jeden und alle, oder? Wir sind verschieden, und das ist wunderbar.

→ **Schätze die Meinung von Menschen, die du als klug erachtest;** nimm es an, wenn sie dich mal kritisieren. Es bereichert und hilft dabei, sich zu bessern.

→ Nimm Komplimente ruhig an und freu dich über sie, such aber auch bei anderen nach Gründen für freundliche Worte, mit denen du sie beschenken kannst.

→ **Wenn du Geld hinterherrennst aufkosten der Zeit für deine Liebsten und dich selbst, wirst du es früher oder später nur noch für Arztbesuche ausgeben.**

→ Pflege regelmäßigen Kontakt mit anderen, realen Menschen: deiner Familie, Freunden, Kollegen, und warte nicht beleidigt darauf, dass sie sich bei dir melden.

→ BEWAHRE UND ENTWICKLE DEINE LEIDENSCHAFTEN.

→ **Setz dir neue Ziele** (kleine und große).

→ **Sei glücklich** – es steckt in dir, du musst nur dafür offen sein.

Puh, das ist viel, aber noch lange nicht alles. Die Richtung ist, denke ich, klar – die Details kannst du individuell selbst gestalten.

VORSORGEUNTERSUCHUNGEN

Die eigene Gesundheitsvorsorge basiert auf regelmäßigen Untersuchungen. Leider gehen viele Menschen erst dann zum Arzt, wenn etwas bereits wehtut. Untersuchungsergebnisse, die eventuell von der Norm abweichen, müssen nicht zwangsläufig auf eine Krankheit hinweisen, sie deuten aber oft zumindest auf eine Bedrohung hin, die beseitigt werden sollte, zum Beispiel mithilfe einer passenden Diät oder durch Supplementierung. Viele gefährliche Krankheiten weisen im Anfangsstadium keinerlei Symptome auf; sie können aber dank Vorsorgeuntersuchungen trotzdem früh entdeckt und behandelt werden.

Viele Menschen erwägen solche Untersuchungen nicht einmal. Bei Arztpraxen denkt man automatisch an Krankheiten, und der vorsorgliche Gang dorthin gilt bei vielen als Zeitverschwendung. Sie reden sich ein: „Solange ich von der Krankheit nichts weiß, gibt es sie nicht." Andere halten es sogar für besonders stark, dass sie „schon so viele Jahre" nicht mehr beim Arzt waren. Die Selbstsorge-Kultur befindet sich gewissermaßen noch immer in der Pubertät, aber ich hoffe, dass regelmäßige Untersuchungen schon bald zur Normalität gehören. Hier sind vor allem die jungen Menschen gefragt, ihre Eltern und Großeltern von Vorsorgeuntersuchungen zu überzeugen.

MAN DARF VORSORGEUNTERSUCHUNGEN NICHT ALS VERGEUDETE ZEIT BETRACHTEN. SIE SIND EINE INVESTITION IN DICH SELBST UND IN DEINE LIEBEN. ES IST BESSER, SICH EINEN VORMITTAG LANG UNTERSUCHEN ZU LASSEN, ALS MÖGLICHE LEIDEN UND BEHANDLUNGSKOSTEN ZU RISKIEREN.

- ► **EINMAL PRO JAHR** – grundlegende Blut- und Urinuntersuchung.
- ► **EINMAL PRO JAHR** – Haaranalyse.
- ► **EINMAL PRO HALBJAHR** – Kontrolluntersuchung beim Zahnarzt.
- ► Frauen: **EINMAL PRO JAHR** – Untersuchung beim Gynäkologen + zytologische Untersuchung.
- ► Frauen: **REGELMÄSSIGES** Brustabtasten, ab dem 25. Lebensjahr regelmäßige Ultraschalluntersuchungen, ab dem 40. Lebensjahr einmal jährlich Mammografie.
- ► Männer ab dem 50 Lebensjahr: Kontrolle beim Urologen und Prostata-Untersuchung.
- ► Ab dem 30. Lebensjahr: **JÄHRLICHE** Augenkontrolle (u. a. Augeninnendruck, Augenhintergrund, Sichtfeld), auch wenn keine Augenbeschwerden vorliegen.
- ► Ab dem 35. Lebensjahr: **ALLE 2 JAHRE** – EKG.
- ► Raucher und ehemalige Raucher: **EINMAL PRO JAHR** – Röntgen der Lunge (es gibt keine Ausreden: Wenn du dich aus Angst nicht untersuchen lässt, hör vor allem auf zu rauchen und gib dir selbst die Chance, dich behandeln zu lassen, sollte die Diagnose positiv sein).
- ► **ALLE PAAR JAHRE** – eine Ultraschalluntersuchung des Bauchs.

Mit jedem Lebensjahr kommen mehr notwendige prophylaktische Untersuchungen hinzu, und die wenige Zeit, die wir dafür investieren müssen, ist verschwindend gering im Vergleich zu jener, die uns eine solche Untersuchung verschaffen kann. Auf der anderen Seite sollte man natürlich auch nicht übertreiben und krampfhaft nach einer Erkrankung suchen. Es ist bereits sehr hilfreich, seinen Körper zu beobachten und die Alarmsignale, die er aussendet, nicht zu ignorieren. Manchmal genügt eine geringfügige Ernährungsumstellung, damit alles wieder ins Lot kommt; Vernachlässigung hingegen kann zu Krankheiten führen.

DANKSAGUNG

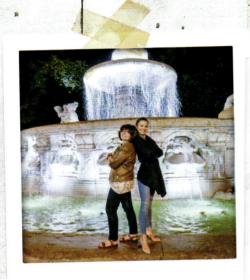
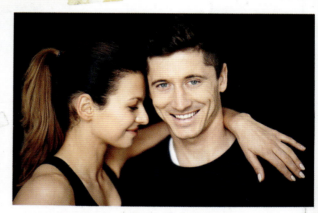
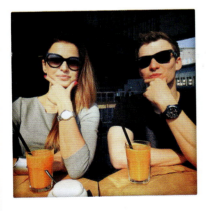
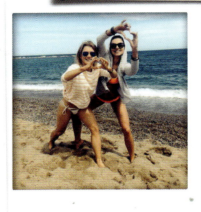
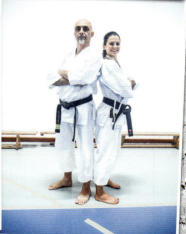